刘献琳系列讲稿

《温病条辨》语释

编著　刘献琳

整理　吕翠霞　陶汉华　刘　鹏

中国医药科技出版社

图书在版编目（CIP）数据

《温病条辨》语释/刘献琳编著 . —北京：中国医药
科技出版社，2014.6
　（刘献琳系列讲稿）
　ISBN 978 – 7 –5067 – 6348 – 6

　Ⅰ.①温…　Ⅱ.①刘…　Ⅲ.①《温病条辨》 –注释
Ⅳ.①R254.2

中国版本图书馆 CIP 数据核字（2013）第 207341 号

美术编辑　陈君杞
版式设计　郭小平

出版　中国医药科技出版社
地址　北京市海淀区文慧园北路甲 22 号
邮编　100082
电话　发行：010 – 62227427　邮购：010 – 62236938
网址　www. cmstp. com
规格　710 × 1020mm $^1/_{16}$
印张　**20 ¾**
字数　339 千字
版次　2014 年 6 月第 1 版
印次　2014 年 6 月第 1 次印刷
印刷　三河市百盛印装有限公司
经销　全国各地新华书店
书号　ISBN 978 – 7 – 5067 – 6348 – 6
定价　39. 80 元
本社图书如存在印装质量问题请与本社联系调换

内 容 提 要

《温病条辨》为清代著名温病学家吴鞠通所著，以创立三焦辨治体系为特征，是温病学的代表之作。由于吴氏对条文的解释，有些过于玄奥，不易理解。刘献琳教授自青年学医之始对《温病条辨》就深有研究，而且结合临床对应用三焦辨证有体会，1983 年编写了《温病条辨语释》一书。

本书以人民卫生出版社根据问心堂排印的《温病条辨》为蓝本，其中药物剂量方药剂量仍照原样，使用时可用公制换算；

每编写体例，原文之后列有校勘、词解、提要、语释、方解、临床应用和按语数项。校勘是对原文中脱误或有疑义的字和词，根据其他版本或注家，所作的必要校正；词解是对原文中的古词义，进行注解；提要是该条的内容概要；语释是对原文的详解，包括阐理、述症、释方、解药，既包括医理，也包括文义，既条分大意，也缕析字词，使读者深刻理解原文及医圣的辨治思路、学术思想及特色；方解是根据原文的病机、治法，解释方药组成的功效主治、配伍意义；临床应用主要根据《临证指南医案》、《南雅堂医案》以及其他文献记载和个人临床经验，将该方对其他疾病的应用也做扼要介绍。

该书做为《温病条辨》原文的参考书，适用于有一定中医或温病研究基础的在校中医院校师生、临床中医师，及中医爱好者学习参考。

刘献琳先生生平

刘献琳，字璞亭，男，山东省中医学院教授，我国当代名老中医。1928 年 12 月出生于山东省曹县刘楼村一中医世家，其祖父刘自醒、父亲刘文翰皆行医于家乡。先生 6 岁入私塾，苦读经史近 10 年，1946 年考入山东省师范专科学校（曲阜师范前身），1948 年以优异成绩毕业，在曹县朱集小学任教。受家庭熏陶，自幼在父亲指导下，诵读《医学三字经》、《汤头歌诀》、《药性赋》、《濒湖脉学》、《医学实在易》等中医启蒙读物，奠定了日后习医的基础。

1949 年，先生为了实现夙愿，毅然弃教从医，师从当地名中医李光济为师。先生得以从内科、妇科全面提高，并在老师指导下，刻苦读书，计有《内经》、《难经》、《伤寒论》、《金匮要略》、《温病条辨》、《医宗金鉴》等医籍，两年后返乡悬壶，很快因善治杂病而闻名乡里。1952 年先生被安排任乡卫生所医生，时值建国之初，百废待兴，先生急国家所急，积极协助政府开办医学讲习班，为基层培养民办医生，此期间边行医边教学，认真编写教案讲稿，先后主讲《伤寒论》、《金匮要略》、《传染病学》、《中医妇科》等课程，广受好评。

1958 年进山东省中医进修学校学习，后被推荐到南京中医学院教学研究班研修。一年后以优异成绩毕业，紧接着被山东省卫生厅调到山东中医学院任教。先后讲授中医内科学及金匮要略课程，教学成绩突出，深受学生们的欢迎和赞誉。先后任中医内科及教研室主任、山东中医学院附院内科副主任、山东中医学院金匮教研室主任、山东省卫生厅医学科学委员会委员、山东省中西医结合研究会顾问，光明中医函授大学山东分会顾问等职。1992 年退休。2000 年因心脏病突发逝世，卒年 73 岁。

自 1958 年山东中医学院建院之初即来校任教，几十年来桃李满天下，自 1978 年始至 1994 年培养硕士研究生 17 名。在职期间，先生曾任 1984 年全国统编教材《金匮要略选读》编委；任 1981 年由山东科技出版社出版的《金匮要略语释》主编；1976 年山东人民出版社出版《中医内科学》由刘老任内科教研室主任时所在山东中医学院中医内科教研室任主编，1985 年刘献琳编写《金匮要略语释附翼》（校内印刷）做为研究生补充教材，1983 年编写《温病条辨语释》等，发表论文数十篇。

刘老素承家传，自幼习医，一生勤于治学，态度谨严，在中医学术上造诣深厚，尤其在中医内科方面，有许多独到见解。对中医经典著作娴熟，特别对《金匮要略》、《温病条辨》、《医宗金鉴》等。毕生坚持临床，学验俱丰，授课又声情并茂，因而广受患者、学生欢迎。概括刘老治学经验，主要有：

一是读经典，提倡《素问·著至教论》五字诀："诵"、"解"、"别"、"明"、"彰"。即背"诵"是看家本领；理"解"是关键，需长期从书本到实践反复磨练；"别"即是广泛涉猎基础上精思明鉴，已达到学问的精深；"明"是善于发现问题，提出问题，并最终解决问题。"彰"是善于总结学习探索的结果，并发皇古义，融会新知，敢于提出新观点。

二是"纸上觉浅，躬身实践"。先生初期主要在学院附属医院从事临床工作，至学院教研室工作后，仍一直临证诊病，身体力行。常告诫教研室年轻教师，作为中医院校老师，肩上担子更重，不仅要有坚实的理论功底，较高的专业水平，还要尽可能多的实践经验，才能担负起"传道、授业、解惑"的重任。刘老熟谙药材及药物炮制，从开方、辨识地道药材、药材炮制层层把关，深得药房药工钦佩。

三是"融会新知，衷中参西"。先生虽出身中医世家，但从不墨守成规，先生认为尽管东汉末年医圣张仲景就创立了辨病辨证相结合的的体系，但随着科技的进步，中医的病与西医的病名相比，显得笼统，缺少客观指标，若仅以此为依据遣方用药，难免会影响疗效，并通过撰文《治疗病毒性肝炎的几点体会》举例说明之。

做为山东老一代金匮乃至中医内科的学术带头人，先生的学术经验是中医事业的一笔巨大财富，总结他们的经验，弘扬他们的医德，继承他们的学术，学习他们的治学方法，既是今天振兴中医事业的需要，也是历史赋予我们的重任。也是对先生英灵的一点安慰和纪念。

2

🪷 前言

刘献琳教授是全国著名的中医学家，曾任山东中医药大学中医内科教研室副主任，并创建金匮教研室且任主任。其一生辛勤耕耘于杏林，既精于临床，拯疾救难，为患者解除痛苦；又忠于教育事业，培养中医人才。其治学严谨，精研方药，学术上建树颇多。尤其在中医内科、金匮要略、温病学等方面有较深研究。

刘老一生勤于著述，曾主编《中医内科学》，参加全国高等医药院校本科教材《金匮要略选读》的编写等。

作为老一代学术带头人，他们的学术经验是中医事业的一笔巨大财富，为了使更多中医同仁能够一睹刘献琳先生学术原貌，我们编辑刘献琳系列讲稿，其中，《金匮要略语释》1981 年第 1 次出版，本次是再版发行。其他两部书稿《金匮要略语释附翼》和《温病条辨语释》均是第 1 次发行。《金匮要略语释附翼》是刘老为研究生讲课所写的讲稿；《温病条辨语释》也是刘老生前的心血，可惜未能及时出版，此次一并整理出版，以飨读者。

先生虽已谢世，目睹讲稿手迹，其音容笑貌历历在目，作为山东中医药大学金匮教研室的后继者，整理研究先生的学术思想、医论治验，责无旁贷。此次将刘老的三部力作付梓，贡献给中医同仁，甚为幸事。

编　者
2014 年 3 月

原序

《温病条辨》为清代著名温病学家吴鞠通所著。吴氏总结了他以前的医家，特别是叶天士治疗温病的经验，结合他本人的临床体会，确立了三焦辨证的体系。由于书文简要，便于记诵，因而流传甚广，对温病学说的普及做出了突出的贡献。近几年来，业界把本书列为中医四大经典著作之一。但吴氏对其条文的解释，有些嫌于玄奥，不太容易理解，因而对这本医籍的学习和研究带来不少困难。为使医务人员易学易懂，便于掌握，更好地继承发扬中医学遗产，在院党委的领导和支持下，特编写了《温病条辨语释》这本书。

本书编写以问心堂本排印的《温病条辨》为蓝本，其中药物计量，悉照原样，使用时可按公制换算。在每节条文之后，分【校勘】、【词解】、【提要】、【语释】、【按语】、【方解】和【临床应用】数项。【校勘】是对原条文中有疑义的文字或词句，根据其他版本，做必要的校正。【词解】是对某些文字、名词或术语，加以通俗的解释。【提要】是将本节条文的内容简明扼要地写出，便于掌握其主要精神。【语释】是以通俗的语言，根据中医理论体系，对每节原文进行全面的解释和阐发，使读者加深对原文的理解和体会。【按语】是根据笔者的体会，阐发【语释】中未尽之意。【方解】是根据原文的理、法解释方药组成的作用，使理、法、方、药有机地结合起来。【临床应用】主要根据《临证指南医案》、《南雅堂医案》以及其他文献记载和个人的临床经验，将该方对其他疾病的应用，做扼要地介绍，这样可使源流分明，供读者临床参考。

在编写过程中，由我的学生刘志勇、王济生和王东亚同志襄助誊写，特为说明和致谢。

由于我们水平所限，编写中的缺点和错误在所难免，恳切希望广大读者批评指正。

刘献琳

1983 年 5 月

于山东中医学院金匮教研室

目录

卷首　原病篇 ……………… （1）

卷一　上焦篇 ……………… （12）

　风温、温热、温疫、温毒、冬温

　…………………………… （12）

　　暑温 ………………… （41）

　　伏暑 ………………… （51）

　　湿温、寒湿 ………… （56）

　　温疟 ………………… （63）

　　秋燥 ………………… （66）

卷二　中焦篇 ……………… （76）

　风温、温热、温疫、温毒、冬温

　…………………………… （76）

　　暑温、伏暑 ………… （102）

　　寒湿 ………………… （107）

　　湿温 ………………… （122）

　　秋燥 ………………… （162）

卷三　下焦篇 ……………… （164）

　风温、温热、温疫、温毒、冬温

　…………………………… （164）

　　暑温、伏暑 ………… （192）

　　寒湿 ………………… （198）

　　湿温 ………………… （209）

　　秋燥 ………………… （225）

卷四　杂说 ………………… （227）

　　汗论 ………………… （227）

　　方中行先生《或问·六气论》

　…………………………… （228）

伤寒注论 …………………… （229）

风论 ………………………… （233）

医书亦有经子史集论 ……… （237）

本论起银翘散论 …………… （238）

本论粗具规模论 …………… （239）

寒疫论 ……………………… （240）

伪病名论 …………………… （241）

温病起手太阴论 …………… （244）

燥气论 ……………………… （245）

外感总数论 ………………… （246）

治病法论 …………………… （247）

吴又可温病禁黄连论 ……… （248）

风温、温热气论 …………… （249）

治血论 ……………………… （250）

九窍论 ……………………… （252）

卷五　解产难 ……………… （254）

　　解产难题词 ………… （254）

　　产后总论 …………… （255）

　　产后三大证论一 …… （255）

　　产后三大证论二 …… （257）

　　产后三大证论三 …… （257）

　　产后瘀血论 ………… （259）

　　产后宜补宜泻论 …… （261）

　　产后六气为病论 …… （263）

　　产后不可用白芍辨 … （264）

　　产后误用归芎亦能致瘕论 ………

　…………………………… （265）

产后当究奇经论…………（266）
下死胎不可拘执论…………（267）
催生不可拘执论…………（268）
产后当补心气论…………（269）
产后虚寒虚热分别论治论
………………………（270）
保胎论一 …………………（270）
保胎论二 …………………（271）
卷六　解儿难 ……………（274）
解儿难题词 ………………（274）
儿科总论 …………………（277）
俗传儿科为纯阳辨………（277）
儿科用药论 ………………（278）
儿科风药禁 ………………（280）
痉因质疑 …………………（280）
湿痉或问 …………………（282）
痉有寒热虚实四大纲论……（283）
小儿痉病瘛病共有九大纲论
………………………（284）

小儿易痉总论………………（293）
痉病瘛病总论………………（294）
六气当汗不当汗论…………（296）
疳疾论 ……………………（298）
痘证总论 …………………（301）
痘证禁表药论………………（302）
痘证初起用药论……………（304）
治痘明家论 ………………（304）
痘疮稀少不可恃论…………（307）
痘证限期论 ………………（308）
行浆务令满足论……………（309）
疹论 ………………………（310）
泻白散不可妄用论…………（311）
万物各有偏胜论……………（314）
草木各得一太极论…………（316）

附：方剂索引 ……………（317）

卷首　原病篇

　　"原"是源的本字。"病"指温病。这是吴鞠通引《内经》之文，来探讨温病之源。其内容包括温病的病因；温病的分类；温病的鉴别；温病的诊断；温病的预后；五脏热病的临床表现等。

　　1.《六元正纪大论》曰：辰戌①之岁，初之气②，民厉③温病。卯酉之岁，二之气④，厉大至，民善暴死，终之气⑤，其病温。寅申之岁，初之气，温病乃起。丑未之岁⑤，二之气，温厉大行，远近咸若⑥。子午之岁，五之气⑦，其病温。已亥之岁，终之气，其病温厉。

【词解】

①辰戌：是十二地支中的两个。古人计年是用十个天干（甲、乙、丙、丁、戊、己、庚、辛、壬、癸）的一个和十二地支（子、丑、寅、卯、辰、巳、午、未、申、酉、戌、亥）的一个配合起来，如甲子年，乙丑年等，每六十年轮流一遍。下卯酉、寅申、丑未、子午同。

②初之气：一年分六个主气，是固定不变的。初之气是指大寒、立春、雨水、惊蛰到春分这四个节气。厥阴风木所主。

③厉：通"疠"，指传染疫病。

④二之气：指春分、清明、谷雨、立夏到小满四个节气。少阴君火所主。

⑤终之气：指小雪、大雪、冬至、小寒到大寒四个节气。太阳寒水所主。

⑥咸若：皆是一样之意。

⑦五之气：指秋分、寒露、霜降、立冬到小雪四个节气。阳明燥金所主。

【提要】指出温病的发生与气候不正常有关。

【语释】辰戌之岁，如壬辰、壬戌、戊辰、戊戌、甲辰、甲戌、庚辰、庚戌、丙辰、丙戌年，皆是太阳寒水司天，太阴湿土在泉。初之气皆为少阳相火用事。而上年终之气，为少阴君火用事，二火之交，所以人多患疫疠温病。卯酉之岁，如丁卯、丁酉、己卯、己酉、乙卯、乙酉、辛卯、辛酉年，皆是阳明燥金司天，少阴君火在泉。二之气，皆为主气君火，客气相火，二火交炽，所以疫疠大至，民多暴死。终之气，皆少阴君火用事，故多发温病。寅申之岁，如壬寅、壬申、甲寅、甲申、庚寅、庚申年，皆是少阳相火司天，厥阴用木在泉，初之气，皆是君火用事，而兼相火司天，故气候大温，温病乃起。丑未之岁，如丁丑、丁未、癸丑、癸未、己丑、己未、乙丑、乙未、辛丑、辛未年，皆是太阴湿土在天，太阴寒水在泉。二之气，客主之气，皆少阴君火用事，火气大盛，故温疠大行，远近都是一样情况。子午之岁，如壬子、壬午、戊子、戊午、甲子、甲午、庚子、庚午年，皆是少阴君火司天，阳明燥金在泉。五之气，皆为相火临，时寒气热，故多温病。巳亥之岁，如丁巳、丁亥、癸巳、癸亥、己巳、巳亥、乙巳、乙亥、辛巳、辛亥年，皆是厥阴风木司天，少阳相火在泉。终之气，皆为相火司气，时寒气热，故多温病疫疠。

【按语】本节为吴氏摘引《素问·六元正纪大论》之文，说明六十年中运气的变化与温病发生的关系，可做临床的参考。

2. 《阴阳应象大论》曰：喜怒不节，寒暑过度，生乃不固。故重①阴必阳，重阳必阴，故曰：冬伤于寒，春必病温。

【词解】①重：音虫 chóng，重叠之意。

【提要】指出情志刺激，气候反常，可发生温病。

【语释】喜和怒均是七情之一，是正常的生理状态，但如喜怒过度，对人体则有损害，所谓暴喜伤心，暴怒伤肝，就是这个意思。寒和暑均是六气之一，是季节的正常气候，但如寒暑过度，对人体也有损害，均能导致正气受伤，病邪就易于乘虚而入，导致疾病，有害生命和健康。

"冬伤于寒，春必病温"，是讲春温病的病因。由于正气亏虚，冬季为寒邪所伤，不即发病，寒邪伏于少阴或募原，郁而化热，至春天阳气升动，随之发作，就是春温病。

"重阴必阳，重阳必阴"，是讲病机阴阳寒热可相互转化。如阴寒之体，复感寒邪，则阴寒更盛，即为重阴，但当机体阳气来复，阳气渐盛，亦可转化为阳证，故云"重阴必阳"。阳盛之体，复感热邪，则阳热更盛，即为重阳，但当机体正气渐衰，正气虚脱时，也可转化为阴证，故云"重阳必阴"。

3. 《金匮真言论》曰：夫精①者身之本也，故藏于精者，春不病温。

【词解】①精：有两个意思，一是指先天之精，即肾中之阴精；一是指后天之精，即水谷之精微。二者皆为生命活动的营养物质。

【提要】精气不足，正气亏虚，是发生温病的原因之一。

【语释】先天之阴精和后天水谷之精微，均是机体功能活动的物质基础，所以为人身之本。若精气不足，则正气必定虚衰，病邪就易于侵入而发病。若精气充足，则正气必定旺盛，抗病力强，则病邪不易侵入而健康无病。

【按语】藏精的意义较广。吴鞠通说："不藏精非专指房劳说，一切人事之能动摇其精者，皆是。即冬时天气应寒而阳不潜藏，如春之发泄，甚至桃李反花之类，亦是也"。这是很正确的。

此节与上节有一定的内在联系，正如柳宝贻说："冬伤于寒，正春温病之由；而冬不藏精，又冬时受寒之由也"。正是说明了这个精神。

4. 《热论篇》曰：凡病伤寒而成温者，先夏至日者为病温；后夏至日者为病暑，暑当与汗出，勿止。

【提要】指出温病的分类。

【语释】凡感受外寒，不即发病，寒邪伏藏于体内，郁而化热，如果夏至以前（包括芒种、小满、立夏、春分、惊蛰、雨水、立春）发病，或为风温之邪所诱发的，即叫做温病。如果夏至以后（包括小暑、大暑）发病，或为暑邪所诱发的，即叫做暑病。暑为阳热之邪，王孟英说："暑也，热也，暍也，皆夏令一气之名也"。叶天士说："夏暑发自阳明"。所以暑病最易出汗，这是热盛于内，迫津外泄所致。只可以清其里热，里热清则汗自止。绝不可止其表汗，止汗则热不得外泄，里热益盛，病必加剧。

5. 《刺志论》曰：气盛身寒，得之伤寒；气虚身热，得之伤暑。

【提要】指出伤寒伤暑的鉴别。

【语释】凡伤寒为病必身寒。《伤寒论》第1条说："太阳之为病，脉浮，头项强痛而恶寒。"第3条说："太阳病，或已发热，或未发热，必恶寒。"如果寒盛阳衰，则四肢厥冷。此寒为阴邪，寒性收引之故。因寒不伤气，故云"气盛身寒，得之伤寒。"凡伤暑为病必身热，因暑为阳邪，且最善耗气。陈修园《医学实在易》说："暑证心烦脉已虚，溺红热渴自歔歔。"故云："气虚身热，得之伤暑。"

【按语】伤暑亦有兼外寒者，多为夏季炎热，乘凉饮冷太过，以致风寒外束，暑热内郁。临床表现除心烦、口渴、溺赤、身热，气短，脉虚等暑证外，必兼恶寒或头痛、身痛等证。

6. 《生气通天论》曰：因于暑汗，烦则喘喝①，静则多言。

【词解】①喘喝：喘是喘促；喝是大声呼喝。

【提要】指出暑温的症状。

【语释】暑为火邪，暑热内盛，迫津外泄，故最易汗出。暑先入心，则心烦不宁。火刑肺金，火热耗气，故气喘短促；甚而大声呼喝。就是在其安静之时，亦不免自言不休。这是由于暑邪入心，暑热伤阴，精神内乱所致。

7.《论疾诊尺篇》曰：尺肤①热甚，脉盛躁者，病温也；其脉盛而滑者，病且出也。

【词解】①尺肤：是前臂内侧自肘关节至腕关节的皮肤。

【提要】提出温病的诊断和预后。

【语释】尺肤热其身必热，为火邪伤阴所致。脉盛大而躁动不宁，是阳邪有余，所以为温病。若其脉盛大滑而有力，躁动之象已去，是正盛邪衰，邪欲外出，疾病将愈之兆。

【按语】凡脉躁动数急，是邪盛之象；不躁而静，是邪衰之兆。《伤寒论》第4条说："伤寒一日，太阳受之，脉若静者，为不传。颇欲吐，若躁烦，脉数急者，为传也。"可做对比参考。

8.《热病篇》曰：热病三日，而气口①静，人迎②躁者，取之诸阳，五十九刺，以写③其热而出其汗，实其阴以补其不足者。身热甚，阴阳皆静者，勿刺也；其可刺者，急取之，不汗出则泄。所谓勿刺者，有死征也。热病七日八日，动[1]喘而弦者，急刺之，汗且自出，浅刺手大指间④。热病七日八日，脉微小，病者溲血，口中干，一日半而死，脉代者一日死。热病已得汗而脉尚躁，喘，且复热，勿刺肤，喘甚者死。热病七日八日，脉不躁，躁不散数，后三日中有汗，三日不汗，四日死。未曾汗者，勿腠刺之。热病不知所痛，耳聋不能自收，口干，阳热甚，阴颇有寒者，热在骨髓，死不可治。热病已得汗而脉尚躁盛，此阴脉之极也，死；脉盛躁，得汗静者，生[2]。热病不可刺者有九：一曰汗不出，大颧发赤，哕⑤者死。二曰泄而腹满甚者死。三曰目不明，热不已者死。四曰老人婴儿热而腹满者死。五曰汗大出，呕，下血者死。六曰舌本烂，热不已者死。七曰咳而衄，汗不出，出不至足者死。八曰髓热者死。九曰热而痉者死，腰折、瘛疭、齿噤齘也。凡此九者不可刺也。太阳之脉色荣颧骨，热病也，与厥阴脉争见者，死期不过三日。少阳之脉色荣颊前，热病也，与少阴脉争见者，死期不过三日。

【校勘】（1）热病七日八日动：《类经》、《灵枢》俱作脉口动。是。

（2）脉盛燥，得汗静者，生：《灵枢》、《类经》皆作"其得汗而脉静者，生。"是。

【词解】

①气口：右手寸部脉的别称。

②人迎：左手寸部脉的别称。

③写：通"泻"，宣泄之意。

④手大指间：指少商穴位。

⑤哕：即呃逆。

【提要】指出温病的预后和禁刺证。

【语释】温病三日而右寸脉平静，左寸脉躁动数急，寸脉以候上，知其邪犹在表，病居上焦，故取之诸阳经穴位，针刺以泻其热，阳气得通则汗自出，汗出而上焦之热自解。阳盛则阴衰，泻阳之有余，即是补阴之不足，故云"实其阴以补其不足"。

温病身体热甚，而寸、关、尺之脉皆平静，是阳证见阴脉，脉证不应，邪盛正脱，是将死的征象，故不宜针刺。若身热甚而脉浮躁，这是邪盛正盛，脉证相应，则可针刺，当急取阳经穴位而急刺之，令其热邪从汗而解。

热病七八日，邪必深至阴分，若寸口之脉动疾而弦，是风火在表之象，又加喘促有力，是肺气有热，急宜针刺，浅刺手大指间之少商穴，以宣肺泄热，肺宣热解而汗自出，病自痊愈。

热病七八日，脉象微小，是正气亏虚之象。邪热深入下焦血分，故尿血。肾阴亏虚，津液不能上潮，故口中干。病尿血口干，脉至微小，不仅阴气竭而阳气也脱，则为死证，故云"一日半死"。若脉来变乱失常，是为代脉，其死尤速，故云"一日死"。

热病已得汗，则邪气当退。若脉仍尚躁，气喘，身复发热的，是热不为汗衰，金被火刑，而化源欲绝之象。故勿刺其肤，刺而重伤其气，若喘甚的则死。

凡热病七八日后，若邪欲解散的，脉必躁盛，乃为将汗之兆。今热病七八日，而脉仍不躁，或有躁意而力不散大，至不数疾，皆正气衰微，不能鼓动病邪外出，病必不解。故当身俟三日，希能有汗，则邪随汗解。若三日不汗，又逾四日，则病将半月，阴阳不应，必邪盛正脱而死。凡是此种情况，皆不能汗，其气必虚，故不要在肤腠进行针刺。

凡热病有痛而不知痛所，是正衰不能与邪相争之象。耳聋寂无所闻，是阴伤精欲脱之征。体重不能收持，是正气衰惫所致。口干热甚，是阳邪独盛的结果。阴颇有寒，乃热邪深入阴分，外虽似寒，其实是热在骨髓，故曰死不治。其有阴精未至涸竭的，间有可救的。

热病已得汗，则邪气当退，脉当平静。若汗后而脉仍尚躁盛，是孤阳不敛，阴脉虚极，有阳无阴之象，乃为逆证，故死。若得汗后其脉即静的，是邪去正复之象，乃为顺证，故生。

热病脉躁无汗，这是阳热亢极，阴液衰竭，邪无出路，有阳无阴，是为逆证，故死。若脉躁有汗，这是邪热亢盛，阴津虚弱，正气尚能与邪相争，邪有去路；若汗出之后，热退脉静，这是邪退正复，是为顺证，故生。

热病不可刺者，以其有死征的缘故。热病不可刺有九种情况：一为汗不得出，乃阴液亏虚，不能作汗所致。大颧发赤，乃阴亏于下，而阳浮于上，是为戴阳证。哕即呃逆，乃脾胃气败，气机上逆所致，故主死。二为泄则不当，腹胀痛，今泄而腹胀满更甚，是为脾气败绝所致，故主死。三为"五脏六腑之精皆上注于目而为之精"，目不明，乃脏腑精气衰竭所致。《灵枢·决气》篇说："气脱者，目不明"。《难经》说："脱阴者，目盲也。"精气皆脱，而热犹不已，则仍烁其精而伤其气，故死。四为腹满者宜泄之，今老人婴儿不任大泄，既不任泄，热无出路，老人婴儿阴液不足之体，阴涸津竭，故死。五为汗不出热内逼，上干清道以为呕；迫烁于营而下血。阴液两夺，故死。六为心、肝、脾、肾之脉皆系于舌本，今舌本烂，加之发热不已，是三阴之阴俱损所致，故死。七为咳而衄血，乃邪闭肺结，上行清道所致，汗出邪泄可生。若汗不出，或出不至足者，是化源欲绝之象，故死。八为髓是肾之所生，骨之所充，为至阴精，邪入最深，乃为髓热，为肾气败竭，故死。九为发热而痉，角弓反张为腰折，肢体抽搐为瘛疭，牙关紧闭为齿噤，咬牙切齿为齘，都是痉病发作之象。既热且痉，肝阴败竭，故死。凡此九者，皆为热病之死征，故不可针刺，刺之必死。然而针刺固不可，亦可用药物治疗而愈的，这是因为刺法能泄能通，开热邪之闭结最速，至于益阴以存津液，实刺法之所短，为药物治疗之所长。

手太阳之脉，别从缺盆循颈上颊，故颧骨色荣赤，为温热病。足厥阴之脉，其支者，从目系下颊里。手太阳小肠属火，足厥阴肝属木，故与厥阴脉争见者，则木火相煽，真阴欲竭，故死期不过三日。

手少阳之脉，其支者，挟耳后直上，出耳上角，以屈下颊至顿。故颧骨色荣赤为温热病。手少阳三焦属相火，与少阴脉争见，少阴属君火，二火相炽，真阴耗竭，故死期不过三日。

9. 《评热病论》曰：帝曰：有病温者，汗出辄①复热，而脉躁疾，不为汗衰，狂言不能食，病名为何？岐伯曰：病名阴阳交，交者死也。人所以汗出者，皆生于谷，谷生于精。今邪气交争于骨内而得汗者，是邪却而精胜也。精胜则当能食而不复热。复热者，邪气也，汗者，精气也。今汗出而辄复热者，邪气胜也；不能食者，精无俾②

也；病而留者，其寿可立而倾也。且夫《热论》曰：汗出而脉尚躁盛者死。今脉不与汗相应，此不胜其病也，其死明矣。狂言者，是失志，失志者死。今见三死，不见一生，虽愈必死也。

【词解】

①辄：音折 zhé，总是，即，就之意。

②俾：音比 bì，助益之意。

【提要】又指出温病的预后。

【语释】汗为阴之液，凡身热脉躁的，皆为阳邪盛。温病汗出之后，则当邪从汗解，热退脉静。今其汗出之后而仍发热，脉仍躁疾，不为汗衰，乃阳盛之极，阴气不能恢复，故为狂言，为不能食。正以阳邪内陷，阴液外泄，阴阳交相错乱，故名阴阳交。阴阳交为死证。

汗为五液之一，乃水谷之所化，故云："人之所以汗出者，皆生于谷。"水谷之所以能化，全赖肾中精气之蒸腾，脾气之健运，故云"谷生于精"。温病汗出，则邪随汗泄，是邪却精胜之象。精气胜则当能食而化精微，其邪亦泄而不复发热。今乃汗出而仍复热，是精却而邪胜所致。所以不能食，则精微无源，精气失于助益滋养，因而其病留连，其寿命可立待而倾之。古论说："汗出而脉尚躁盛者死"。正是言精却而邪气胜，若正胜邪退，则当脉静热退，今脉不与汗相应，是正不胜邪所致，故其预后必死。况且狂言者，是为失志，为神乱之象，是死证之一；汗出复热，是精却邪胜，是死证之二；汗不与脉相应（即汗出而脉尚躁盛），是死证之三；今见三死证，不见一生证，所以其结果虽似愈终必死亡。

10.《刺热篇》曰：肝热病者，小便先黄，腹痛多卧，身热。热争则狂言及惊，胁满痛，手足躁，不得安卧，庚辛甚，甲乙大汗，气逆则庚辛日死。刺足厥阴、少阳，其逆则头痛员员①，脉引冲头也。

【词解】①员员：眩晕之意。

【提要】指出肝热病的症状及预后。

【语释】肝脉络阴器，肝病不能疏泄，故热郁而小便黄。脾主四肢大腹，肝气乘脾，脾气亏虚，故腹痛多卧。肝热内盛，熏蒸于外，故身热。热甚而与正气相争，犯于手经心包络，则狂言及惊，手足躁动，不能安卧。肝脉布胁肋，肝气不舒，故胁满痛。庚辛属金，为克木之日，故病甚。甲乙属木，为肝旺之日，故汗出而愈。若病气甚者，而不顺其可愈之期；更逢克木之日，故死。足厥阴与足少阳为肝、胆之脏，相为表里，故可刺足厥阴经及足少阳经穴位，乃病在脏，必泻其腑，以求邪有出路。因足厥阴之脉，连目系，上出额，与督脉

7

会于巅顶，且肝主风，所以肝气逆而上升，则头痛眩晕。

11. 心热病者，先不乐，数日乃热。热争则卒①心痛，烦闷善呕，头痛，面赤，无汗；壬癸甚，丙丁大汗，气逆则壬癸死。刺手少阴、太阳。

【词解】①卒：音促 cù，同猝，突然，急暴之意。

【提要】指出心热病的症状及预后。

【语释】心包名膻中，为心主之宫城，代心用事。《素问·灵兰秘典论》说："膻中者，臣使之官，喜乐出焉"。故心热病先不乐而发热。热邪与正气相争，故卒然心痛。心主火，心热故烦。心气不舒故闷。呕属肝病，木火同气，且病邪在上，胃气上逆，故呕吐。火邪上升，故头痛。火邪上越，故面赤。壬癸属水，为克火之日，故病甚。丙丁属火，为旺之日，故汗出而愈。若病气甚者，而不顺其可愈之期，更逢克火之日，故死。手少阴与手太阳是心与小肠，为表里之脏，故可刺手少阴和手太阳经的穴位，以病在脏治其腑，使邪有出路。

12. 脾热病者，先头重，颊痛，烦心，颜青，欲呕，身热；热争则腰痛，不可用俛①仰，腹满泄，两颔②痛；甲乙甚，戊己大汗，气逆则甲乙死。刺足太阴、阳明。

【词解】

①俛：音府 fǔ，同俯。

②颔：音汗 hàn，下巴。

【提要】指出脾热病的症状及预后。

【语释】脾属湿土。《内经》说："湿之中人也，首如裹。"故脾热病，先头重。颊为少阳部位，且左颊属肝，土木互为胜负，土病则木病亦见。更何况脾与胃为表里，脾病必及于胃，阳明胃脉循颊车上耳前，故颊痛。"足太阴之脉，其支别者，复从胃别上膈，注心中。"脾热注心，故烦心。脾病则肝木乘之，青为肝之色，故脸上色青。脾病及胃，胃气上逆，故欲呕。太阴阳明主肌肉，脾热故身热。腰为肾之府，脾病不能制水，湿邪痹于肾之外府，故腰痛。再脾病胃不能独治，阳明主束骨而利关节，故腰痛不可俯仰。脾司健运，主大腹，"湿胜则濡泻"，故腹满泄。阳明之脉，循颐后下廉出大迎，脾病及胃，故两颔痛。甲乙属木，为克土之日，故病甚。戊己属土，为脾旺之日，故汗出而愈。若病气甚者，则不顺其可愈之期，更逢克土之日，故死。足太阴脾与足阳明胃，为表里之脏，故可刺足太阴经及足阳明胃经的穴位，以病在脏，兼治其腑，以求邪有出路。

13. 肺热病者，先淅然①厥，起毫毛，恶风寒，舌上黄，身热；热争则喘咳，痛走胸膺②背，不得太息③，头痛不堪，汗出而寒；丙丁甚，庚辛大汗，气逆则丙丁死。刺手太阴、阳明，出血如大豆，立已。

【词解】
①淅然：形容恶寒的样子。
②膺：音英 yīng，胸，指两乳间的部位。
③太息：大声叹气之意。

【提要】指出肺热病的症状和刺法。

【语释】肺主皮毛，肺热病，故发热恶风寒，好像汗毛竖起来的样子。手太阴肺之脉起于中焦，循胃口，肺热入胃，则胃热上升，故舌上黄而身热。邪气盛与正气相争，则肺气上逆，故轻则为咳，重则为喘。肺为胸中之脏；背为胸中之府，肺气郁结，故胸膺背部走串疼痛，不敢大声叹气。肺居上焦而主皮毛，风热郁肺，故头痛不堪，汗出恶寒。丙丁属火，为克金之日，故病甚。庚辛属金，为肺旺之日，故汗出而愈。若病气甚，则不能顺其愈期，再逢克肺之日，故死。针刺手太阴经、手阳明经的穴位，使出血如豆大，以泄肺热，则其病立愈。

14. 肾热病者，先腰痛，胻①酸，苦渴数饮，身热；热争则项痛而强，胻寒且酸，足下热，不欲言，其逆则项痛，员员澹澹②然；戊己甚，壬癸大汗，气逆则戊己死。刺足少阴、太阳。

【词解】
①胻：音航 háng；又音 héng 横。脚胫的部位。吴鞠通、柳宝贻注：腨即胻也。
②澹：音淡 dàn，澹澹其意有二：一是水波动貌；二是静止之意。张景岳注：精神短少貌。

【提要】指出肾热病的症状及预后。

【语释】腰为肾之府，又肾脉贯脊，会于脊之长强穴，故肾热者，先腰痛。因足少阴之脉，别入跟中，上腨内，邪热灼耗肾阴，故胻酸。肾主五液，肾阴被邪热煎熬，津伤则饮水自救，故苦渴饮水。肾与太阳为表里，太阳之脉从巅下背，抵腰走足，故为身热。太阳之脉别下项，邪热与正气相争，由少阴之里及于太阳之表，故项痛而强，胻寒且酸。肾阴不足，阴虚则生内热，故足下热，不欲言语，有无可奈何之痛苦。邪气上逆，则项更痛，眩晕而精神短少。戊己属土，为克水之日，故病甚。壬癸属水，为肾旺之日。故汗出而愈。若病气甚则不顺其愈期，再逢克肾之日，故死。针刺足少阴经与足太阳经穴位，以病在脏，治其腑使邪有出路。

15. 肝热病者，左颊先赤；心热病者，颜①先赤；脾热病者，鼻先赤；肺热病者，右颊先赤；肾热病者，颐先赤。病虽未发，见赤色者刺之，名曰治未病。

【词解】①颜：指前额的部位。《说文》，颜，为眉目之间。

【指要】指出五脏热病将发之先兆症状。

【语释】人面南而立，则左颊为东，右颊为西，前额为南，下颐为北，鼻居中央。肝属甲乙木，故左颊属肝，所以肝热病欲发之先，左颊先现红色；心属丙丁火，故额部属心，所以心热病欲发之先，前额先现红色；脾属戊己土，故鼻部属脾，所以脾热病欲发之先，鼻部先现红色；肺属庚辛金，故右颊属肺，所以肺热病欲发之先，右颊先现红色；胃属壬癸水，故下颐属肾，所以肾热病欲发之先，颐部先现红色。五脏的热病虽然未发，见到何部出现红色，就针刺该部所属脏器之经的穴位，这样就可以已病防变，杜微防渐，防止传变了，这就是治未病。

16. 《热论篇》曰：帝曰：热病已愈，时有所遗者，何也？岐伯曰：诸遗者，热甚而强食之，故有所遗也。若此者，皆病已衰而热有所藏，因其谷气相薄①，两热相合，故有所遗也。帝曰：治遗奈何？岐伯曰：视其虚实，调其逆从，可使必已也。帝曰：病热当何禁之？岐伯曰：病热少愈，食肉则复，多食则遗，此其禁也。

【词解】①薄：音搏 bó，附着、搏结之意。

【提要】指出食复的病机、治则及温病的禁忌。

【语释】热病已愈，有时余邪未尽，因而复发，这是什么道理呢？这是因为温病热甚，而勉强饮食，所以疾病已愈，而又引起复发。所以造成这个情况，是因为病虽衰而余热未除，尚有所藏，因而强食，则病气与食气相并，两热合邪，以致留连不解，故名曰遗。

治食复之法如何呢？主要是辨其虚实，食滞于中的则是实证；脾弱不能运化的则是虚证。实则用泻法、清法；虚则用补法。虚实不误，则逆从可调，病必自愈。

温病有何禁忌呢？凡病后脾胃气虚，未能消化饮食，肉类之物难于消化，饮食过多，则必伤脾胃，所以应禁肉食，禁多食，故云："食肉则复，多食则遗"，这就是温病的禁忌。

【按语】　此节主要说明食复的病机和治则。《伤寒论》398 条说："病人脉已解，而日暮微烦，以病新瘥，人强与谷，脾胃气尚弱，不能消谷，故会微烦，损谷则愈。"可以与此节相对照。吴坤安《伤寒指掌》亦提出瘥后食复、瘥后酒复、瘥后劳复及瘥后色复等，可做参考。

17.《刺法论》曰：帝曰：余闻五疫①之至，皆相染易，无问大小，病状相似，不施救疗，如何可得不相移者？岐伯曰：不相染者，正气存内，邪不可干。

【词解】　①五疫：是多种疫病的总称。

【提要】　提出避免疫病传染的方法。

【语释】　疫病到来，皆相传染，不论年龄大小，症状均大致相同，如不经治疗，怎样才能使其不传染呢？要想不使传染，主要是加强体育锻炼，饮食有节，情志不要太过，务使正气旺盛，抗病能力自然增强，则可避免疫病传染，这就是"正气存内，邪不可干"。

18.《玉板论要》曰：病温虚甚死。

【提要】　指出温病的预后。

【语释】　所谓"藏于精者，春不病温。"则凡患温病者，其阴气先虚可知。若或虚而未至于甚，则养阴透邪，治之如法，犹可治愈。若患温病而至虚甚，则热邪内讧，阴精先涸，无阴以胜温热，故死。所谓"病温多死于阴竭"，就是这个道理。

19.《平人气象论》曰：人一呼脉三动，一吸脉三动而躁，尺热曰病温，尺不热脉滑曰病风，脉涩曰痹。

【提要】　指出温病的诊断。

【语释】　人一呼脉三至，一吸脉三至，则一息，六至谓之数脉，若再加急疾躁动，尺肤热则必身热，身热、尺肤热而脉躁动而数，则为风温病无疑。若数滑而尺肤不热的，则当病风，病因风邪伤人，其变不一，不独在于肌表，故尺肤不热。如脉动躁而兼涩，是气有余而血不足，故为痹病。

卷一 上焦篇

三焦（上焦、中焦、下焦）之名，始见于《内经》、《素问·灵兰秘典论》说："三焦者，决渎之官，水道出焉。"《灵枢·荣卫生会》篇说："上焦出于胃上口，并咽以上贯膈而布胸中……中焦亦并胃中，出上焦之后……下焦者，别回肠注于膀胱而渗入焉。"说明三焦是三个部分，而且有相互的联系。后汉·张仲景开创三焦辨证的先河。《金匮要略·五脏风寒积聚病脉证并治》说："三焦竭部，上焦竭善噫，何谓也？师曰：上焦受中焦气未和，不能消谷，故能噫耳。下焦竭，即遗溺失便，其气未和，不能自禁制。"又说："热在上焦者，则咳为肺痿；热在中焦者，则为坚；热在下焦者，则尿血，亦令淋秘不通。"这不仅明确的提出了三焦的辨证，而且也比较明确地指出了三焦的部位与所属脏腑。清代叶天士极力倡导温病应用三焦进行辨证论治。《临症指南医案·暑门·杨案》说："仲景伤寒先分六经；河间温热须究三焦。"又说："上焦不解，漫延中下，此皆急清三焦，是第一章旨。"叶氏虽已提出了温病的三焦分治，但具体叙述三焦的症状，确定三焦的范围，直到吴鞠通才完成了这一学说的体系。

上焦在部位上指咽喉至胸膈。在脏腑指肺与心包。在病程指温病的初期。在证候群指"太阴之为病，脉不缓，不紧而动数，或两寸独大，尺肤热，头痛，微恶风寒，身热自汗，口渴，或不渴而咳，午后热甚"等。

风温 温热 温疫 温毒 冬温

这五种疾病，都是新感温病，其传变的规律相同，故合在一起进行讨论。

1. 温病①者：有风温，有温热，有温疫，有温毒，有暑温，有湿温，有秋燥，有冬温，有温疟。

【词解】①温病：指多种热性病的总称。

【提要】指出温病的分类。

【语释】温病一般包括时令病和传染病。时令病也叫时病，如风温、温热、暑温、湿温、秋燥、冬温等。传染病如温疫、温毒、温疟等。

大寒、立春、雨水、惊蛰，这四个节气的六十天，所患的新感温病，多为风温。

春分、清明、谷雨、立夏，这四个节气的六十天，所患的新感温病，多为温热。

小满、芒种、夏至、小暑，这四个节气的六十天，所患的新感温病，多为暑温。

大暑、立秋、处暑、白露，这四个节气的六十天，所患的新感温病，多为湿温。

秋分、寒露、霜降、立冬，这四个节气的六十天，所患的新感温病，多为秋燥。

小雪、大雪、冬至、小寒，这四个节气的六十天，天应寒而反大温，这个时候的新感温病，多为冬温。

凡感受疫疠之毒而发生的急性热病，其特点是发病急剧，病情险恶，而有强烈的传染性，能引起大流行的，叫做温疫。温疫亦有不属于新感者。

凡感受温毒之邪，除具有一般外感见证外，并出现局部红肿热痛，甚则溃烂等证的，就叫做温毒。

凡感受疟邪，定时发作，热多寒少，通过蚊虫叮咬可以传染的，就叫做温疟。

【按语】温病分类，除此九种外，最常见的还有春温（即冬伤于寒，春必病温）、伏暑（即长夏受暑，过夏而发。故又名晚发），这是属于时病的伏邪温病。温疫有温热疫（如吴又可《温疫论》所述）、暑燥疫（如余师愚《疫病论》所述之分，在临床上不一定皆有肺卫的症状，温毒有大头温、烂喉痧等之区别。此外，还有痢疾，黄疸（疫黄）等。

2. 凡病温①者，始于上焦，在手太阴②。

【词解】

①病温：主要指新感温病，如风温、温热、冬温等。

②手太阴：指肺。

【提要】指出新感温病的纲领。

【语释】新感温病，多是感受温热之邪，温自上受，由口鼻而入，肺开窍于鼻，鼻通于肺，肺为五脏之华盖，其位最高；且温为火邪，肺脏属金，未有火不克金者。叶天士说："温邪上受，首先犯肺。"所以新感温病皆开始于上焦，在肺之卫分。

其传变有二：一为顺传，即由上焦而中焦而下焦。所谓"上病不治，则传中焦，胃与脾也；中焦病不治，即传下焦，肝与肾也。"一为逆传，例如温邪首犯上焦肺，逆传心包，所谓"肺病逆传，则为心包。"

13

【按语】 叶天士《外感温热论》说："温邪上受，首先犯肺，逆传心包。"此十二字为新感温病的纲领，与此节的精神完全相同。王孟英说："盖温邪始从上受，病在卫分，得以外解，则不传矣。不从外解，必致里结，是由上焦气分以及中、下二焦者为顺传。惟包络上居膻中，邪不外解，又不下行，易于袭入，是以内陷营分者为逆传也。"正是说明温病传变的规律。

风温的病因，是春季阳气升发，气候温暖多风，素裹不足之人，腠理失于致密，或因起居不慎，触冒风热而发病。叶天士说："风温者，春月受风，其气已温。"正是说明这个情况。温热的病因，是春末夏初，气候已热，感受温热病毒而发病。冬温的病因，是当冬之季，天气当寒不寒，乃更温暖，人或正气有亏，感受风热病毒而发病。温疫的病因，是感受湿热疫毒或暑燥淫热疫毒所引起。温毒的病因，是感受温毒之邪而发病，一般多发生于冬春两季，多为气候失常所诱发。

温病一般分新感温病（也叫暴感温病）和伏邪温病（也叫伏气温病）两大类，二者的发病原因和治疗原则迥然不同，在临床上绝不能混淆。柳宝诒《温热逢源》说："冬时伏邪，郁伏至春夏，阳气内动，化热外达，此伏气所发之温病也。另有一种风温之邪，当春夏间感受温风，邪郁于肺，咳嗽发热，甚则发为痧疹。《内经》所谓"风淫于内，治以辛凉"；叶氏《温热论》所谓"温邪上受，首先犯肺"者，皆指此一种暴感风温而言也。伏气由内而发，治之者以清泄里热为主，其见证至繁且杂，须兼六经形证，乃可随机立法。暴感风温，其邪专在于肺，以辛凉清散为主；热重者，兼用甘寒清化。其病与伏气温病之表里出入，路径各殊，其治之轻重深浅，亦属迥异。"盖新感温病，邪自上受，初起即见肺卫表证，其传变由上而下，自表而里。伏气温病，是邪伏于里，自内而发，初起即见里热症状，其传变由里达表；如为外邪诱发者，则可同时兼有肺卫表证。

外感性热病，一般分温病和伤寒两大类，其病因病机，传变途径，各不相同。因温为火之气，风为火之母，肺属金之脏，未有火邪不克金者，且温邪自口鼻而受，故温病多从手太阴肺经开始。其病机是热邪最易化燥伤阴，热感津伤是其病理的特点。其传变是自上而下，由卫分而气分、营分、血分。寒为阴邪，自皮毛而受，膀胱为寒水之经，主一身之表，寒为水之气，同类相从，故伤寒多从足太阳膀胱经开始。其病机是寒邪最易伤阳。寒郁化热亦可伤阴，是其病理的特点。其传变由表及里，由太阳、少阳、阳明而少阴、太阴、厥阴。

3. 太阴①之为病，脉不缓不紧而动数，或两寸独大，尺肤热，头痛，微恶风寒，身热自汗，口渴，或不渴而咳，午后热甚者，名曰温病。

【词解】①太阴：指手太阴肺。

【提要】指出风温病的提纲。

【语释】温邪侵犯手太阴肺卫之病，它的脉象既不是浮缓，也不是浮紧，而是躁动不宁，至数快，实质上就是浮数，或两寸部的脉象较其他部位（关、尺部）特别大一些，从肘关节至腕关节的皮肤灼热，并有头痛微恶风寒，身发热自汗，口渴或不渴而咳嗽，午后发热更甚的，这就是风温病。

头痛，恶风寒，身热自汗，是温病和伤寒的共有之证，但其病机、脉、舌及其兼证则大有差异。寒为阴邪，自皮毛而受，先伤足太阳膀胱经，"足太阳之脉，起于目内眦，上额，交巅上。其直行者，从巅入络脑，还出别下项。循肩髆内，挟脊抵腰中。"风寒之邪，伤于太阳之经所以头痛，恶风寒。《伤寒论》说："太阳之为病，脉浮，头痛项强而恶寒。"又说："太阳病，或已发热，或未发热，必恶寒，体痛呕逆，脉阴阳俱紧者，名为伤寒。"这是太阳伤寒的脉证。"太阳病，发热汗出，恶风脉缓者，名为中风。"这是太阳中风的脉证。温为火邪，自上（口鼻）而受，首先犯肺，肺主气，气郁于上；或春气上升，火邪炎上，所以头痛，则不必兼有项强。又因肺主皮毛，温邪伤于肺卫，所以也恶风寒。伤寒是风寒束于肌表，阳气被郁，故发热不甚或不发热。温病是温邪袭于肺卫，故发热较重。太阳病中风证之自汗，是表虚不固；温病自汗，是毛窍疏开。太阳伤寒，脉必浮紧，是寒气凝滞，毛窍闭塞之象；太阳中风，脉必浮缓，是风主疏泄，表虚不固之征。太阴温病，脉必浮数，是风火相煽之故。或两寸独大，是温邪在上，火盛克金所致。尺肤热，因尺肤属肾，是火克水之象。且温为火邪，火必伤阴，故口渴。温邪伤肺，肺失清肃，故咳。午后是阳明旺时，阴被火克，故午后热甚。太阳伤寒，苔薄白而舌质淡；太阴温病，苔薄白而舌质红。这都是风温病的特点，而太阳伤寒所没有的。

【按语】风温之脉，两寸独大，尤以右寸为甚。其右手脉大于左手脉者，在风温病中亦属常见。再则风温为病，多兼有咽喉红肿疼痛；而太阳伤寒则绝无，这也是一个鉴别点。

4. 太阴风温、温热、温疫、冬温，初起恶风寒者，桂枝汤主之；但热不恶寒而渴者，辛凉平剂银翘散主之。温毒、暑温、湿温、温疟，不在此例。

【提要】指出太阴温病邪在肺卫的治法。

【语释】手太阴温病，不论风温、温热、温疫、冬温，凡初起发病的时候，恶风寒的，均用桂枝汤来主治。服桂枝汤以后，但发热不恶寒而口渴的，用辛

15

凉平剂银翘散来主治。其他温毒、暑温、湿温、温疟等治法与此不同，故不在此例。

【按语】风温、温热、温疫、冬温，初起恶风寒者，用桂枝汤治疗，是不够恰当的。因手太阴温病，邪在肺卫，最忌辛温发汗，只宜辛凉疏解。且桂枝辛温动血，实温病之所当禁，所谓"桂枝下咽，阳盛则毙"，这是应当注意的。笔者认为风温病初起，恶风寒者，或但热不恶寒而渴者，均宜辛凉平剂银翘散主之。若恶风寒甚者，用银翘散加防风；或恶风寒重，且头身疼痛甚者，用银翘散加川羌9克，板蓝根30克，皆有卓效。叶天士《临证指南医案·湿热门·谢案》说："温邪上受，内入于肺，肺主周身之气，气窒不化，外寒似战慄，其温邪内郁，必从热化，……用辛凉轻剂为稳。"又《临证指南医案·风温门·郭案》说："风温入肺，气不肯降，形寒内热，胸痞，皆膹郁之象，辛凉佐以微苦，手太阴主治。"这都说明温病恶风寒者，当以辛凉解表为宜。俞根初《通俗伤寒论·风温伤寒》说："风寒搏束温邪者，初起头痛怕风，恶寒无汗，继即身热咳嗽，烦渴自汗，咽痛喉肿，舌苔白燥边红，甚则白燥起刺，或由白而转黄。先与新加三拗汤（麻黄、荆芥穗、桔梗、金橘饼、杏仁、薄荷、甘草、大枣）减轻麻黄，重加牛蒡，微散风寒以解表。继与连翘栀豉汤（连翘、豆豉、桔梗、焦山栀、枳壳、橘络、白豆蔻）轻泄温邪以清里。"又"冬温兼寒，初起头痛身热，鼻塞流涕，咳嗽气逆，咽干痰结，始虽怕风恶寒，继即不恶寒而恶热，心烦口渴。……先与葱豉桔梗汤（鲜葱白、淡豆豉、桔梗、焦山栀、薄荷、连翘、甘草、竹叶）加栝楼皮、川贝母辛凉宣肺以解表"。这都值得参考。

吴鞠通向来反对以治伤寒之法治温病，且在《杂说》中有"本论起银翘散论"。盖当吴氏之世，伤寒温病之争甚剧，诚如汪廷珍所云："温病首桂枝，宗仲景也。"我们要了解其用心所在，决不能以桂枝汤来治疗太阴温病，这是应当特别注意的。

上节是风温病的提纲，本节银翘散就是上节的正治方。

桂枝汤方

桂枝六钱　芍药（炒）三钱　炙甘草二钱　生姜三片　大枣（去核）二枚

煎法服法，必如伤寒原文而后可，不然，不惟失桂枝汤之妙，反生他变，病必不除。

［注］本方用量与《伤寒论》桂枝汤用量有异。仲景桂枝汤，桂枝、芍药、生姜各等量，均为三两。大枣十二枚，分作三服。

［方解］以桂枝宣阳；芍药和阴；二味配合，能调和营卫，解肌止汗。生

姜辛散助桂枝通阳；大枣、甘草甘缓，助芍药以和阴；共成调和营卫，解肌止汗之效。

[临床应用]

（1）太阳中风，阳浮而阴弱，阳浮者热自发，阴弱者汗自出，啬啬恶寒，淅淅恶风，翕翕发热，鼻鸣干呕者。

太阳病，头痛发热，汗出恶风者。

太阳病，下之后，其气上冲者。

太阳病，外证未解，脉浮弱者，当以汗解。

太阳病，外证未解者，不可下也，下之为逆，欲解外者。

太阳病，先发汗不解，而复下之，脉浮者不愈，浮为在外，而反下之，故令不愈，今脉浮，故知在外，当须解外则愈。

病人常自汗出者，此为荣气和，荣气和者，外不谐，以卫气不共荣气和谐故尔，以荣行脉中，卫行脉外，复发其汗，荣卫和则愈。

病人脏无他病，时发热，自汗出而不愈者，此卫气不和也，先其时发汗则愈。

伤寒发汗解，半日许，复烦，脉浮数者，可更发汗。

太阳病，热汗出者，此为荣弱卫强，故使汗出，欲救风邪者。

阳明病，脉迟汗出多，微恶寒者，表未解也，可发汗。

太阴病，脉浮者，可发汗。

吐利止而身痛不休者，当消息和解其外。

下利后身疼痛，清便自调者，急当救表。《伤寒论》

（2）妇人得平脉，阴脉小弱，其人渴（呕）不能食，无寒热，名妊娠。产后中风，续之数十日不解，头微痛恶寒，时时有热，心下闷，干呕，汗出，虽久，阳旦证续在耳（《金匮要略》）。

（3）凡桂枝汤证，病人常自汗出，小便不数，手足温和，或手足指稍露之则微冷，覆之则温，浑身热，微烦，始可行之（《急病论》）。

（4）凡头痛发热，恶风恶寒，其脉浮而弱，汗自出者，不拘何经，不论中风、伤寒、杂病，咸得用此，惟以脉弱自汗为主耳。愚常以此汤治自汗盗汗，虚痒，虚痢，随手而愈（《伤寒附翼》）。

（5）治上冲头痛发热汗出恶风者（《方极》）。

（6）头痛发热汗出恶风者，正证也。头痛一证，亦当投此方矣。若由咳嗽呕逆而头痛者，非此方之所治也。又云：恶寒鼻鸣干呕者，外邪之候也，此方主之（《方机》）。

辛凉平剂银翘散方

连翘一两　银花一两　苦桔梗六钱　薄荷六钱　竹叶四钱　生甘草五钱　芥穗四钱　淡豆豉五钱　牛蒡子六钱

上杵为散，每服六钱。鲜苇根汤煎，香气大出，即取服，勿过煎。肺药取轻清，过煎则味厚而入中焦矣。病重者，约二时一服，日三服，夜一服；轻者三时一服，日二服，夜一服；病不解者，作再服。

加减法：胸膈闷者，加藿香三钱，郁金三钱，护膻中；渴甚者，加花粉；项肿咽痛者，加马勃、元参；衄者，去芥穗、豆豉，加白茅根三钱，侧柏炭三钱；咳者，加杏仁利肺气；二、三日病犹在肺，热渐入里，加细生地、麦冬保津液；再不解，或小便短者，加知母、黄芩、栀子之苦寒，与麦、地之甘寒，合化阴气，而治热淫所胜。

[方解] 温病是感受温热之邪，从口鼻而受，病在手太阴肺经，不比寒邪从皮毛而入，病在足太阳膀胱经。故温病最忌辛温发汗，用辛温则更伤其阴，而致变证百出。因病位在上焦肺，所以用药最喜轻清，若重浊则药过病所，不能治病，反伤他脏。根据《内经》"风淫于内，治以辛凉，佐以苦甘；热淫于内，治以咸寒，佐以甘苦"的治则，又宗喻嘉言"芳香化浊"之说，以银花、连翘辛凉清热解毒；荆芥穗、淡豆豉芳香透邪解表；牛蒡子辛平润肺，解热散结，除风利咽；合薄荷以辛凉透表；其中荆芥穗虽属辛温之品，但不同麻、桂，温而不燥，且配入辛凉解表药中，可无温燥之弊，而有增强解表发汗之功；桔梗、甘草宣肺化痰利咽；竹叶清热除烦；芦根清热生津；为辛凉解表的代表方剂。

胸膈闷者，为兼挟湿邪，阻塞上焦，故加藿香、郁金芳香化浊，理气化湿除满；渴甚者，为热盛伤阴，津液不足，故加花粉以清热生津止渴；项肿咽痛，乃热毒郁结于上，故加马勃、元参以清热解毒；衄者，为血分有热，故去芥穗、豆豉之解表，加白茅根、侧柏炭、栀子炭以清热凉血止血；咳者，为肺气不利，故加杏仁以宣肺利气止咳；若病程稍久，热渐入里，则热盛伤津，舌红少苔，故加生地、麦冬以养阴保津；若小便短者，是热盛津伤，阴液不足，禁用淡渗，故加知母、黄芩、栀子、麦冬、生地，苦甘化阴，以清热生津，热退津复，则小便自通。

[注] 本方为《证治准绳》清心利膈汤（亦名清心利咽汤或清心利膈汤）加减化裁而成。

[临床应用]

（1）本方去芥穗、竹叶、银花、甘草加杏仁、橘红、枳壳、茯苓，治积劳伤阳，卫疏。温邪上受，内入于肺，肺主周身之气，气窒不化，外寒似战慄，其温邪内郁，必从热化，今气短胸满，病邪在上，大便泻出稀水，肺与大肠表里相应，亦由热迫下泄耳。用辛凉轻剂为稳（《临证指南医案》）。

（2）本方治风热初起，头痛身热自汗，不恶寒而渴，或不渴而咳，午后热甚，脉动数，右大于左，或两寸独大者（《温病指南》）。

（3）清心利膈汤（即本方去豆豉加防风、黄芩、黄连、山栀、元参、大黄、芒硝）治咽喉肿痛，痰涎壅盛，胁膈不利，烦躁饮冷，大便秘结。（《证治准绳》）。

（4）本方治发热口渴而不恶寒，脉右大，寸部尤甚。（《南雅堂医案》）

（5）解肌透表汤（即本方去竹叶、薄荷、银花加蝉衣、射干、葛根、马勃、前胡、僵蚕、竹茹、浮萍）治痧麻初起，恶寒发热，咽喉肿痛，妨于咽饮，遍体酸痛，烦闷泛恶等证。（《喉痧证治概要》）

（6）败毒汤（即本方去竹叶、银花、桔梗加生蒲黄、熟石膏、象贝母、益母草、赤芍、僵蚕、板蓝根）治痧麻未曾透足，项颈结成痧毒，肿硬疼痛，身热无汗之症。（《喉痧证治概要》）

（7）葱豉桔梗汤（即本方去芥穗、牛蒡、银花加鲜葱白、焦山栀）治风温风热等初起证候，历验不爽。（《通俗伤寒论》）

（8）本方治感染性发热疾病（如流感、白喉、风疹、水痘、猩红热、丹毒、流行性腮腺炎、急性扁桃腺炎等）。如挟寒，加麻黄、杏仁，加重荆芥量；挟血热加生地，丹皮、丹参；热毒重，加公英、地丁、紫草、甘中黄；挟湿，加茯苓、大豆卷、通草、绿豆衣；若肢体疼痛甚，银花用藤，加桑枝；若发疹，加浮萍、蝉衣。（施今墨．山东中医学院学报，1982：3）又治乙型脑炎，邪在卫气，证见头痛，微恶寒，发热无汗或有汗不透，口渴，呕吐，脉浮数或滑数，舌质正常，苔薄白（《蒲辅周医疗经验》）。

（9）本方治春阳过盛，感受温风而病者，名曰风温。其证发热，微恶风寒，头痛目胀，有汗或无汗，口干或心烦口渴，或不渴，鼻干或塞，或胸闷，咽干或咽痛，或咳或不咳（咳者较轻，不咳者较重），身困或酸，而不甚痛，脉象浮数，右大于左，或细数微浮，舌红苔白或黄，小便黄。兼有微寒者，略佐葱白、苏叶；夹湿者，加滑石、芦根、通草。

（10）清咽散（即本方去豆豉、竹叶、苇根、银花、连翘加炒僵蚕、防风、前胡、枳壳）治一切咽喉疾病，无论红白，初起之时，一吸漱咽可愈。《喉科指掌》

（11）治病毒或细菌传染性疾病，初起有发热、恶寒之肺卫表证者。

（12）治子宫内膜炎有效。

5. 太阴温病，恶风寒，服桂枝汤已，恶寒解，余证不解者，银翘散主之；余证悉减者，减其制。

【提要】 指出服桂枝汤恶寒已解的治法。

【语释】 太阴温病，包括风温、温热、温疫、冬温在内，初起怕风恶寒重的，服了桂枝汤以后，恶寒已解，而身热、口渴、尺肤热、咳嗽等症状仍然存在的，这是表寒已除，温邪外发的现象，故禁用辛温解肌的桂枝汤，当用辛凉平剂的银翘散治疗；如身热、口渴、尺肤热、咳嗽等症状存而很轻时，而银翘散内的药物用量，也应随之减小，这样才能达到药证相应，避免证轻药重的毛病。

【按语】 太阴温病初起恶风寒重的，用银翘散加防风，平稳有效，足以解决问题，不必用辛温之桂枝汤，以犯热热之戒。恶风寒不重者，防风亦不必加。恶风寒轻，发热较重，或有汗者，荆芥穗可减量，而银花、连翘可加量。病情较轻者，剂量宜随之减小，总以药随证变药证相应为宜。何廉臣说："伏温有内发，风寒从外搏，而为内热外寒之证者，予治甚多，重则麻杏石甘汤，加连翘、牛蒡、桑叶、丹皮；轻则桑菊饮加麻黄；惟麻黄用量极轻，约二分至三分为止，但取其轻扬之性，疏肺透表，效如桴鼓。"可做参考。

6. 太阴风温，但咳，身不甚热，微渴者，辛凉轻剂，桑菊饮主之。

【提要】 指出风温病轻证的治疗方剂。

【语释】 手太阴风温病，是温邪侵犯肺经，热伤肺络，故以咳嗽较为突出。因病情较轻，内热不重，伤津不甚，故身不甚热，口只微渴。由于病情轻，所以用辛凉轻剂桑菊饮来治疗。

辛凉轻剂桑菊饮方

杏仁二钱　连翘一钱五分　薄荷八分　桑叶二钱五分　菊花一钱　苦梗二钱　甘草八分　苇根二钱

水二杯，煮取一杯，日二服。

加减法：二、三日不解，气粗似喘，燥在气分者，加石膏、知母；舌绛暮热，甚燥，邪初入营，加元参二钱、犀角一钱；在血分者，去薄荷、苇根，加麦冬、生地、玉竹、丹皮各二钱；肺热甚加黄芩；渴者加花粉。

[**方解**] 此为辛甘化风，辛凉微苦的方剂。因肺为清虚之脏，温邪犯肺，得微苦药则降，得微辛凉药则平，所以只宜辛凉，不宜辛温；只宜轻清，不宜

重浊。本方以桑叶、菊药为主药，因春季是风木旺盛的时候，肝属木，肺属金，木旺则金衰，故用桑叶苦甘寒，轻清发散，祛风清热，平肝木之有余，且能走肺络，宣肺气；菊花芳香味甘，其性清凉，李时珍说："能益金、水二脏，补水所以制火，益金所以平木，木平则风熄，火降则热除"，苦桔梗、杏仁苦辛宣降肺气，祛痰止咳；连翘、甘草清热解毒；芦根清热生津；共奏辛凉解表疏风清热，宣肺止咳之功。为辛凉解表之轻剂。

若二、三日不解，气粗似喘，这是热在气分，必身热口渴苔黄，故加石膏、知母清气热，生津液；若舌绛暮热，甚燥，这是卫营两伤，故加元参、犀角以清营养阴；若热在血分，卫血两燔，则必兼吐血、衄血，故去薄荷、苇根加麦冬、生地、玉竹、丹皮以养阴凉血散血。若肺热甚而苔黄者，加黄芩以若寒清热；渴者为热盛伤津，故加花粉以清热生津止渴。

[注] 本方与银翘散，均以辛凉解表药与清热宣肺药配伍而成。但本方解表药仅用桑叶、薄荷，未用荆芥穗、豆豉、牛蒡；清热药仅用连翘，未用银花、竹叶，故其解表清热的作用较银翘散为弱。所以此为辛凉轻剂，彼为辛凉平剂。再者，此方以桑叶、菊花为主，故风温病头痛突出最为适合。又本方在宣肺方面，增加了杏仁，故宣肺止咳的作用实较银翘散为强。所以风温病咳嗽突出者最为适宜。

临床应用时，应根据病情，灵活加减，如咳嗽较重而兼有气逆者，可加前胡、苏子；痰多舌苔白腻者，可加半夏、陈皮、茯苓；痰多而黄，身热甚，苔黄厚者，可加黄芩、桑皮、冬瓜子、银花、鱼腥草。叶天士说："在表初用辛凉轻剂，挟风，则加入薄荷、牛蒡之属；挟湿，加入芦根、滑石之流；或透风于热外，或渗湿于热下，不与热相搏，势必孤矣。"这是对本方灵活加减的典范。

[临床应用]

（1）本方去菊花、桔梗、苇根加石膏，治体质血虚，风温上受，滋清不应，气分燥也，议清其上。

（2）本方去菊花、桔梗、苇根、连翘，加牛蒡子、象贝母、沙参、花粉、黑山栀皮，治风温上受，寸脉独大，肺受热灼，声出不扬。先与辛凉清上，当薄味调养旬日（以上均见《临证指南医案》）。

（3）本方去桑叶、菊花、苇根加桑皮、川贝、焦枝、花粉，治风温发热，头胀咳嗽，身痛，或腮肿，或鼻流秽浊气腥，或兼溺赤口渴。挟湿，加通草、橘红；气滞加苏梗；胸闷，加枳壳；内热，加黄芩（《未刻本叶氏医案》）。

（4）本方去苇根、菊花，加前胡、川贝，治头痛，身热畏风，咳嗽口渴，脉象浮数，舌薄白，温邪尚在表（《南雅堂医案》）。

（5）本方治温病初起，身不甚热，咳而微渴者，热伤肺络也。（《温病指南》）。

（6）本方去桔梗、连翘、苇根、甘草加香豆豉、贝母、瓜蒌皮、通草，治春季伤风。如口干、溺黄、声重、咽燥，加黄芩、知母、枇杷叶、栀子（《菊仁医话》）

（7）本方治乙型脑炎，邪在卫分，证见头痛，身微热，口微渴，但咳者（《蒲辅周医疗经验》）。

（8）治风热头痛，头风，用本方加减有效。

7. 太阴温病，脉浮洪，舌黄，渴甚，大汗，面赤、恶热者，辛凉重剂白虎汤主之。

【提要】指出温邪在肺胃气分的证治。

【语释】风温、温热、温疫、冬温等病，如邪入气分，则里热炽盛，内热外蒸，故其脉象轻取即感洪大，应指有力。里热炽盛，热盛伤津，故舌苔黄，口渴的厉害。里热盛，迫津外泄，故大汗出。由于高热而火邪上炎，故面色潮红，时时恶热。因邪在气分，内热较重，非辛凉轻剂所能治，故用辛凉重剂，白虎汤来治疗。

【按语】银翘散及桑菊饮证，皆是邪在肺之卫气，必发热微恶风寒，而有肺卫之表证；此节是邪入肺、胃之气分，必壮热、恶热，大渴、大汗，脉洪大，绝无肺卫之表证，若有表证白虎汤是禁用的。《伤寒论》170条说："伤寒脉浮，发热无汗，其表不解，不可与白虎汤。渴欲饮水，无表证者，白虎加人参汤主之。"就是说明这个精神。

辛凉重剂白虎汤方

生石膏（研）一两　知母五钱　生甘草三钱　白粳米一合

水八杯，煮取三杯，分温三服，病退，减后服，不知，再作服。

[方解] 生石膏性味辛甘大寒，入肺胃之经，善于清凉解热；知母性味苦寒，亦入肺胃，善于解热除烦止渴；二味配合，能清肺胃气分之热，生津清热，滋水降火，为邪热入里清热保津之重剂；配甘草、粳米，和胃养阴，并可防石膏、知母寒凉伤胃之弊；是清气热的代表方剂。

[临床应用]

（1）伤寒脉浮滑，此表有热里寒。

三阳合病，腹满身重，难以转侧，口不仁而面垢，谵语遗尿，发汗则谵语，下之则额上生汗，手足逆冷，若自汗出者。

伤寒脉滑而厥者，里有热也（《伤寒论》）。

（2）治伤寒大汗出后，表证已解，心胸大烦渴，欲饮水，及吐或下后，七八日邪毒不解，热结在里，表里俱热，时时恶风，大渴，舌上干燥而烦，欲饮水数升者，宜服之。又治夏月中暑毒，汗出恶寒，身热而渴（《和剂局方》）。

（3）治中暑口渴欲饮水，身热头晕昏昏等证（《集验良方》）。

（4）治一切时气温疫杂病，胃热咳嗽，发斑，及小儿疱疮瘾疹伏热等证（《医宗入门》）。

（5）治大渴引饮，烦躁者（《方极》）。

（6）治手足厥冷或恶寒，而自汗出谵语者。

手足厥冷，胸腹，热剧者。大烦渴，舌上干燥，欲饮水数升者。

无大热，心烦，背微恶寒者。

暑病，汗出恶寒，身热而渴者。

胸腹热剧，或渴，如狂者，本方内加黄连六分（《方机》）。

（7）治赤斑，口渴烦躁（《方舆輗》）。

（8）治麻疹大热谵语，烦渴引饮，唇舌燥裂，脉洪大者。治齿牙疼痛，口舌干渴者（《类聚方广义》）。

（9）本方加竹叶，治热伤气分，用甘寒方（《临证指南医案》）。

（10）本方主治温邪上受，先由口鼻吸入，鼻通于肺，口通于胃，上焦不治，热必传入中焦，是以面赤恶热，午后尤甚，语言重浊，鼻鼾，大小便闭涩，舌苔深黄，脉形浮洪而躁（《南雅堂医案》）。

（11）本方治但热不寒，口干舌燥便黄者，阳明之燥热也。

（12）加味白虎汤（即本方去粳米，加花粉、酒军、生地、枳壳），治舌苔黄燥，兼见消渴引饮者，胃中有热邪也（以上俱见《医学见能》）。

（13）本方治春温汗多，不恶寒，反恶热，口渴烦闷，舌黄脉洪，此邪传阳明气分。

（14）白虎汤加杏仁、通草、连翘、淡竹叶、枇杷叶，治伤暑既汗，头痛虽减，热仍不解，苔白渐黄，脉洪口渴，此邪不汗解，热延气分。

（15）白虎汤加沙参、麦冬、杏仁、玉竹、鲜石斛、连翘，治风湿一二日后，神反清，语反出，舌黄口渴，烦热，脉洪，此邪热内蒸。

（16）白虎加连翘、玄参、杏仁、射干、大青，治斑疹烦热口渴，咽痛齿枯、舌黄尖绛、斑疹透露（以上均见《六因条辨》）。

8. 太阴温病，脉浮大而芤，汗大出，微喘，甚至鼻孔扇[①]者，白虎加人参汤主之；脉若散大者，急用之，倍人参。

【词解】①鼻孔扇，是形容气喘，鼻翼煽动之象。

【提要】指出热盛伤阴，阳气不固的治证治。

【语释】 风温、温热、温疫、冬温病，邪入肺之气分，脉象轻取即应指而大，按之中空无力，这是热伤气阴之象。热蒸迫津外泄，故汗大出。壮火食气，热盛气伤，故有轻度的气喘。严重者，则气喘加剧，两鼻翼不住的煽动，这是热伤气阴，阳气不固，肺的化源欲绝之象。因热盛正虚，非白虎汤所能治，必须用白虎加人参汤，以挟正祛邪固护气阴。如果汗多，鼻煽，脉象散大无力。这是肺气将绝，正气外脱之危象，应当急用白虎加人参汤，加重人参的用量，以扶正固脱。

白虎加人参汤方

即于前方内，加人参三钱

[**方解**] 以白虎汤清气分之热邪；人参补益气阴，固正防脱。

[**临床应用**]

（1）服桂枝汤大汗出后，大烦渴不解，脉洪大者。

伤寒病若吐若下后，七八日不解，热结在里，表里俱热，时时恶风，大渴，舌上干燥而烦，欲饮水数升者。

伤寒无大热，口燥渴，心烦，背微恶寒者。

伤寒脉浮发热无汗，其表不解者，不可与白虎汤，渴欲饮水，无表证者（《伤寒论》）。

（2）若渴欲饮水，口干舌燥者。 太阳中热者，暍是也，汗出恶寒，身热而渴（《金匮要略》）。

（3）化斑汤（即本方），治发斑口躁烦渴中暍（《活人辨疑》）。

（4）治夏月中暑，舌燥发渴，身热脉虚（《六淫分类》）。

（5）变通白虎加人参汤（本方去粳米加生杭芍、生山药）治下痢，或赤或白或赤白参半，下重腹痛，周身发热，服凉药而热不休，脉象确有实热者（《衷中参西录》）。

（6）治暑热，发渴，脉虚（《赤水玄珠》）。

（7）本方治中热，脉大身热，口渴汗多，此热伤元气（《六因条辨》）。

【按语】 白虎汤和白虎加人参汤，在病机上，前者为热在气分，而正气不虚，后者为热在气分，而气阴并虚。在症状上，前者以大热、大渴、大汗，脉洪大四大症状为主；后者除上述症状外，以脉洪大而芤，及时时恶风或背微恶寒为特点。但这个微恶风寒，并非表证，及火盛克金，肺气亏虚所致。陆渊雷说："身热，汗出烦渴，脉洪大浮滑，不恶寒反恶热者，白虎汤证。其有时时恶风，或背微恶寒者，则为例外之证，所以然者，汗出肌疏，且体温与气温相应过远，故时或洒然而寒，与太阳之恶寒自异也。"且少阴病之背恶寒，为口中和，脉微细；白虎加人参汤之背恶寒，为口燥渴，脉洪大而芤，不难鉴别。若汗多，脉散大，喘而欲脱者，可急用生脉散。

9. 白虎本为达热出表，若其人脉浮弦而细者，不可与也；脉沉者，不可与也；不渴者，不可与也；汗不出者，不可与也；常须识此，勿令误也。

【提要】 指出白虎汤的禁忌证。

【语释】 白虎汤本是《伤寒论》治阳明经病的方子，也是治疗温病邪入气分的主方，其主证以大热、大渴、大汗、脉洪大为特点，有清热保津，达热出表的功效。若其人脉浮弦而细，属手足少阳，病在半表半里，非白虎汤所能治，故不可用；脉沉者，属足太阴，为里寒证，白虎汤为其所禁，故不可用；不渴者，知邪不在气分，无内热可知，故不可用；汗不出者，是内热不盛，热不蒸腾，或为表邪未尽，故不可用；必须辨证准确，方能奏效，若辨证不确，必贻误病机，促使病情恶化。

10. 太阴温病，气血两燔①者，玉女煎去牛膝加元参主之。

【词解】 ①燔：音凡 fán，烧烤，焚烧之意。

【提要】 指出气血两燔的治法。

【语释】 风温、温热、温疫、冬温病，邪热在气分未解，又侵入到血分；或在血分之邪，透出气血分，一时尚未透尽。这样既有气分的壮热，汗出气粗，口渴引饮，小便黄赤，苔黄燥，脉洪大等证，又有烦扰不寐，身热夜甚，吐血衄血，或斑疹透露，舌质深绛等血分症状，这就叫做气血两燔。因此在治疗时，不能只顾一面，单治气分或血分，必须两面兼顾，既清气又凉血，气血并治，所以选用张景岳气血两清的玉女煎加减法治疗。

【按语】 上节热在气分，热伤气阴，故用白虎加人参法；此节为气血两燔，故用白虎加地黄法。王孟英说："余治此证（气血两燔），立案必先正名，曰白虎加地黄汤，斯为清气血两燔之正法。"若卫、气两伤，既有表证，又有里热，则白虎必配解表药，《伤寒论》有大青龙汤之例；《衷中参西录》治温病有清解汤、凉解汤（皆为薄荷叶、蝉退、生石膏、甘草四味组成，量有轻重之不同）之例；《通俗伤寒论》新加白虎汤，也是白虎配薄荷等，可资参考。

玉女煎去牛膝熟地加细生地元参方

（辛凉合甘寒法）

生石膏一两　知母四钱　元参四钱　细生地六钱　麦冬六钱

25

水八杯，煮取三杯，分二次服，渣再煎一盅服。

[**方解**] 用生石膏、知母清气热以生津，细生地、麦冬凉血热以养阴，配元参壮水制火；是气血两清的有效方剂。不用牛膝，因其性主下行，不用熟地，因其性重质腻；二者皆下焦药，与本证不合。

[**临床应用**]

（1）本方去麦冬加竹叶心、白芍，治脉数，舌紫渴饮，气分热邪未去，渐渐转入血分（《临床证指南医案》）。

（2）本方治太阴温病，脉数右大，烦渴舌绛者，气血两燔也（《温病指南》）。

（3）玉女煎治水亏火胜，六脉浮洪滑大，少阴不足，阳明有余，烦热干渴，头痛牙痛失血等证，其效如神。若大便溏泄者，大非所宜（《成方切用》）。

（4）本方去元参加竹叶，治热病经旬未解，舌绛口干，胸满，气微促，气血两燔，若不急行清热存阴，恐神识渐将昏冒矣（《南雅堂医案》）。

（5）本方治脉左数右大，烦渴口糜，舌赤唇焦（《湿热类编》）。

（6）本方去元参加桑叶，治脉不浮而细数，大渴引饮，大汗，里不足之热病也。用玉女煎法。

（7）本方去元参加牡蛎，治温热，大渴大汗，脉数，昨用玉女煎法，诸症俱减；平素有消渴病，用玉女煎。大便稀溏，加牡蛎，一面护阴，一面峻下（《吴鞠通医案》）

（8）玉女煎加连翘、元参、鲜石斛、鲜菖蒲、竹叶治春温，烦热口渴，舌黄尖绛，昏谵脉洪，此阳明气血燔蒸。

（9）玉女煎加鲜石斛、花粉、麦冬、梨汁、蔗浆，治伤暑六七日，脉洪而数，口渴，舌干苔红，此热劫胃津，气血燔蒸。

（10）玉女煎加人参、元参，骨皮，柴胡，荷叶，青蒿，鲜菖蒲，治伤暑多日，病仍不解，朝凉暮热，舌黄尖赤，口渴汗多，夜或昏谵，此热伤阴分，邪逗营中。

（11）玉女煎加羚角、元参、沙参、鲜石斛、鲜菖蒲，牛黄丸，治伏暑烦热，舌赤，神昏谵妄，此邪已入营。

（12）玉女煎加地骨皮、百合、麦冬、五味、西洋参，治秋燥犯肺，其人阴分素亏，加以身热汗多气喘，脉洪无力，此燥火刑金。

（13）玉女煎加边翘心、元参心、鲜石斛、鲜菖蒲、青竹叶、牛黄丸，治伤湿热不解，舌黄鲜绛，神昏谵语，脉大而数，此气血两燔，热陷心营。

（14）玉女煎加元参、连翘、人中黄、牛黄丸；治风温舌红尖绛，神昏烦躁，目赤齿枯，此气血燔蒸。

（15）玉女煎加犀角、元参心、连翘心、鲜菖蒲、牛黄丸，治斑疹舌绛而黑，神昏谵语，烦躁亡哭，此热入包。

（以上俱见《六因条辨》）。

11. 太阴温病，血以上溢者，犀角地黄汤合银翘散主之。其中焦病者，以中焦法治之。若吐粉红血水者，死不治；血从上溢，脉七、八至以上，面反黑者，死不治；可用清络育阴法。

【提要】指出卫、血两伤的证治及预后。

【语释】风温、温热、温疫、冬温病，邪在上焦肺卫，则必脉动数，或两寸独大，尺肤热，头痛微恶寒，身热等；再见血从上溢，出于口者为吐血，出于鼻者为衄血。所以这是卫、血两伤，在治疗上一方面用银翘散辛凉解表，败温毒；一方面合用犀角地黄汤清热凉血，散血止血。如果出现壮热烦渴，汗出，脉洪大，或潮热腹满，大便闭结者，这是中焦实热病所引起，应当按中焦或清或下的治法来治疗。如果吐出物为粉红血水，这是大烁肺金，血与津液交混而出，肺之化源欲绝之象，病情严重，预后不良；若吐血衄血，一呼一吸脉来七八至以上，颜面反呈晦暗的黑色，这是血出伤阴，热极伤津，肾水枯竭，不能上济心火，火极而似水的现象，病情极重，预后不良；若用宁血清络，甘寒育阴的方法治疗，或有可挽救的希望。

犀角地黄汤方
（见下焦篇）

银翘散
（方见前）

已用过表药者，去豆豉、芥穗、薄荷。

【按语】清络育阴法，方药未有明确指出，我们只可按法组方。蒲辅周说："春夏之交，一般热病在三、四天之后表证已罢，高热不退，烦渴引饮，或有时谵语，且赤气粗，或汗不出，因肺胃津伤不能达热外出，此时不能再用表剂重伤津液，然而又无里实证，不可用下药再伤正气，惟生津退热轻宣之法引热外出，可用二鲜饮生津退热。方用鲜芦根（切）三两，鲜竹叶一握（约一两许）。浓煎取汁，不拘冷热频频服之。若兼衄加鲜茅根一握（约二两），煎成再加童便半杯兑服，屡获满意效果"。可做临床参考。

12. 太阴温病，口渴甚者，雪梨浆沃①之；吐白沫黏滞不快者，五汁饮沃之。

【词解】①沃：音握 wò，灌，浇之意。

【提要】指出热伤津液的证治。

【语释】风温、温热、温疫、冬温病，若热伤津液，出现口渴严重时，这是其人素未阴亏，复为温热之邪煎熬所致。虽在上焦阶段，即出现阴津亏耗之象，故可用轻清甘寒濡润的雪梨汁灌饮，以生津止渴；若吐白沫，舌红干燥，口渴，而粘滞不快，这是津液为热邪煎熬上迫所致，病情更重，非雪梨浆所能治，必须用甘寒的五汁饮灌服，以清热生津。

雪梨浆方
（甘冷法）

以甜水梨大者一枚薄切，新汲凉水内浸半日，时时频饮。

[**方解**] 梨甘微酸寒，治热嗽止渴。李时珍说："梨有治风热润肺，凉心消痰，降火解毒之功。"又说："用香水梨，或鸭梨，或江南雪梨，皆可取汁，以蜜汤熬或瓶收，无时以热水或冷水调服。"可治消渴饮水。

五汁饮方
（甘寒法）

梨汁　荸荠汁　鲜苇根汁　麦冬汁　藕汁（或用蔗浆）

临时斟酌多少，和匀凉服，不甚喜凉者，重汤炖温服。

[**方解**] 以梨汁、苇根汁、麦冬汁甘寒生津清热止渴；荸荠汁甘微寒，清热化痰；藕汁凉血止渴除烦，总为甘寒濡润之剂。

[**临床应用**]

（1）本方加元参，治本系伏暑，误以为风寒挟食，发表消导，致邪气深入下焦血分，夜热早凉，与煎厥、瘅疟相似，食减脉大，汗多便结，先与救阳明之阴。

（2）本方治不食十余日，诸医不效，面赤脉洪，与五汁饮降胃阴法，兼服牛乳，三日而大食矣。

（3）治温热愈后，午后微热不除，脉弦数，面赤，与五汁饮三日，热退进食，七日痊愈（以上俱见《吴鞠通医案》）。

13. 太阴病得之二、三日，舌微黄，寸脉盛，心烦懊憹①，起卧不安；欲呕不得呕，无中焦证，栀子鼓汤主之。

【词解】①懊憹：懊恼，烦闷之意。

【提要】邪入气分，热扰胸膈的证治。

【语释】太阴温病，经过了两三天的时间，如果病邪仍在肺卫，则应当舌苔薄白，现在舌光微黄，说明病邪已不在卫分，而已入于气分了。同时两手寸部脉象有力，而且感到心中烦闷难过，严重的有起卧不安的现象，而且想着呕吐又呕不出来，这是无形之热邪，阻扰上焦胸膈所致。假如既无壮热烦渴，汗出脉洪大的热炽阳明，胃热亢盛的见证，又无腹部硬满，潮热便闭，或稀水旁流的热结肠道，腑气不通的见证，这时既不能用清法的白虎，也不能用下法的承气，就应当用栀子豉汤来治疗。

栀子豉汤方

（酸苦法）

栀子（捣碎）五枚　香豆豉六钱

水四杯，先煮栀子数沸，后纳香豉，煮取二杯，先温服一杯，得吐止后服。

[方解] 以栀子苦寒清热，香豆豉宣郁达表，共成清宣胸中郁热之功。

【按语】此为表证已解，邪热入里，扰于胸膈气分，郁而不达之证。邪虽入里，但里热未甚，津液未伤，故以舌微黄，心烦懊恼为特点。如表邪未尽者，可加薄荷、牛蒡子；津伤口渴者，可加天花粉；呕吐者，可加竹茹、枇杷叶。本方非吐剂，明之而得吐者极少见。

[临床应用]

（1）发汗吐下后，虚烦不得眠，若剧者，必反复颠倒，心中懊恼。发汗若下之，而烦热，胸中窒者。

伤寒五六日，大下之后，身热不去，心中结痛者，未欲解也。

阳明病，脉浮而紧，咽燥口苦，腹满而喘，发热汗出，不恶寒，反恶热，身重。若发汗则燥，心愦愦，反谵语。若加烧针，心怵惕，烦躁不得眠。若下之，则胃中空虚，客气动膈，心中懊恼，舌上苔者。

阳明病下之，其外有热，手足温，不结胸，心中懊恼，饥不能食，但头汗出者。

下利后更烦，按之心下濡者，为虚烦也（《伤寒论》）。

（2）本方加竹叶、杏仁、郁金、滑石；治脉寸大，头晕，脘中食不多下，暑热气从上受（《临证指南医案》）。

（3）本方加杏仁、郁金、橘红、瓜蒌皮，治风热阳邪，以上而入，肺先受之，阳从热化，灼及上焦，肺气阻遏不通，致心脘烦闷，不饥不纳，宜用微苦辛凉之剂为主。（《南雅堂医案》）。

（4）本方加半夏、枳实、竹茹、陈皮，治春温热退后，不饥不纳者，此胃气不和也（《温热类编》）。

14. 太阴病，得之二、三日，心烦不安，痰涎壅盛，胸中痞塞欲呕者，无中焦证，瓜蒂散主之。虚者加参芦。

【提要】指出邪入气分，痰、热相结的证治。

【语释】太阴温病经过两三天的时间，出现心中烦闷不适，吐痰量多，胸中有痞满阻塞之感，而且有自欲呕吐之象，这是由于无形之热，与有形之痰相结，壅阻胸膈所致。若无中焦壮热烦渴，汗出，脉洪大，或腹满便秘之实热证候，正气尚不太虚的情况下，就可用涌吐的瓜蒂散来主治。因涌吐容易损伤胃气，所以体质虚弱者，加人参芦。

【按语】此节为表证已解，邪热入里，与痰浊相搏，其见证以胸中痞塞，心烦不安，痰涎特多，自欲呕吐为特点。正因为自欲呕吐，以吐为快，说明是正气抗邪向上，有自吐而解之势，所以应因势利导，根据《内经》"在上者因而越之"的治则，而用吐法。

瓜蒂散方
（酸苦法）

甜瓜蒂一钱　赤小豆（研）二钱　山栀子二钱

水二杯，煮取一杯，先服半杯，得吐止后服，不吐再服。虚者，加人参芦一钱五分。

［方解］甜瓜蒂苦寒有毒，善于催吐，合栀子之苦寒，赤小豆之甘酸，成为酸苦涌泄的吐法。体质虚弱者，加入人参芦，因其力能上行，且有补益之功，多用于涌吐虚劳痰饮。

［临床应用］

（1）病如桂枝证，头不痛，项不强，寸脉微浮，胸中痞硬，气上冲咽喉，不得息者，此为胸有寒也，当吐之。

病人手足厥冷，脉乍紧者，邪结在胸中，心中满而烦，饥不能食者，病在胸中，当须吐之（《伤寒论》）。

（2）宿食在上脘，当吐之（《金匮要略》）。

15. 太阴温病，寸脉大，舌绛①而干，法当渴，今反不渴者，热在营中也，清营汤去黄连主之。

【词解】①舌绛：即舌质大红、深红的意思。

【提要】指出邪入营分的证治。

【语释】风温、温热、温疫、冬温病，两手寸部脉象比关、尺部大一些，舌质绛红而干燥少津，邪热伤津，应当发生口渴，现在身热仍甚，反而不口渴的，这是邪热由气分入于营分的特点，因营属阴，邪热侵入，蒸腾营气上升所致。用清营汤治疗，以清营分之热；黄连虽能清热，但苦寒容易化燥伤阴，故减去不用。

【按语】邪入营分，以舌绛，心烦不寐，时有谵语，身热夜甚，口不渴，斑疹隐隐，脉象细数等为主证。叶天士说："营分受热，则血液受劫，心神不安，夜甚无寐，成斑点隐隐。"又说："其热传营，舌色必绛，绛深红色也。"所以一般以舌绛，不渴，夜甚，为入营之候。

清营汤
（见暑温门中）

16. 太阴温病，不可发汗，发汗而汗不出者，必发斑疹；汗出过多者，必神昏谵语。发斑者，化斑汤主之；发疹者，银翘散去豆豉加细生地、丹皮、大青叶，倍元参主之。禁升麻、柴胡、当归、防风、羌活、白芷、葛根、三春柳①。神昏谵语者，清宫汤主之，牛黄丸、紫雪丹、局方至宝丹亦主之。

【词解】①三春柳：即赤柽柳，亦名观音柳、三眠柳等，宗奭曰："今人谓之三春柳，以其一年三秀故名。气味甘咸温无毒，能发汗透疹。

【提要】指出温病误治发生变证的证治。

【语释】风温、温热、温疫、冬温病，皆是感温邪病毒而发病，所以不可用辛温发汗，假如误用辛温发汗法，因温邪太易伤阴，复用辛温发汗，则更伤其阴，阴液损伤，不能作汗，故发汗而汗不出。如此则热邪不能外达，郁在肌表血分，就会发斑或发疹。

如果其人腠理疏松，一经辛温发汗，而汗出淋漓不止，汗为心液，汗出过多，心液损伤，心主神明，心阴伤则神明无主，故必发生神识昏迷，谵言妄语等症状。以上都是误用辛温发汗的变证，在治疗上，应根据病情辨证施治。

如果出现发斑的，因斑色红点大成片，属阳明胃热，故用化斑汤以清胃解毒。

发疹的，因疹色红而点小如粟米，属太阴肺络血热，故用银翘散去豆豉之辛散，加细生地、丹皮、大青叶，加倍用元参，以辛凉透络，凉血清热解毒。升麻、柴胡、当归、防风、羌独、白芷、葛根、三春柳等辛温升散之品，皆能助热伤阴，故应列为温病的禁忌范围。

如果出现神昏谵语的，这是温热之邪，侵入心包所致，故用清宫汤以清心包之热；其他如牛黄丸、紫雪丹、局方至宝丹之类，均俱有芳香开窍，清心安神的作用，皆可根据病情，酌情选用。

【按语】新感温病，病邪在肺，误治多发疹；伏气温病，病邪在里，误治多发斑。疹点小如粟，在皮肤之上，望之有形，触之碍手；斑点大成片，在皮肤之下，望之有形，触不碍手。斑属胃而疹属肺。一般是斑色红者属胃热，紫者热极，黑者胃烂，但前人论斑之轻重，又不全在色之红、黑，叶天士《外感温热论》说："若斑色紫小点者，心包热也。点大而紫，胃中热也。黑斑而光亮者，热胜毒盛，虽属不治，若其人气血充者，或依法治之，尚可救。若黑而晦者，必死。若黑而隐隐，四旁赤色，火郁内伏，大剂清凉透发，间有数红或可救者。"余师愚《疫病论》说："余断生死，则又不在斑之大小紫黑，总以其形之松浮，紧束为凭耳。如斑一出，松活浮于皮面，红如砣点纸，黑如墨涂肤，此毒之松活外见者，虽紫黑成片可生。一出虽小如粟，紧束有根，如履透针，如矢贯的，此毒之有根痼结者，虽不紫黑亦死。"这都是很宝贵的经验，值得我们很好的注意。

发疹，一般以透发为宜，温疹宜清透，挟寒宜温透。《医宗金鉴·麻疹心法》说："麻疹发表透为先，最忌寒凉毒内含。"丁甘仁《喉痧证治概要》说："凡痧子初发时，必有寒热咳嗽，胸闷泛恶骨痛等证，揆度病因，盖外邪郁于腠理，遏于阳明，肺气不得宣通，胃气不得泄越也，必用疏散之剂疏表解郁，得汗则痧麻透而诸证俱解，此治正痧、风痧、红痧之大略也。"因此，升麻、防风、葛根、三春柳，若用之得宜，亦能取效，不必列于禁忌之例。

化斑汤方

石膏一两　知母四钱　生甘草三钱　元参三钱　犀角二钱　白粳米一合

水八杯，煮取三杯，日三服，渣再煮一盅，夜一服。

[方解] 此方是根据《内经》"热淫于内，治以咸寒，佐以苦甘"的治则而制订的。以白虎汤清阳明胃家之热；合犀角、元参凉血清热解毒。因温病发斑，多由胃火旺而血热炽盛所致，不独热在气分，并已热侵血分，而为气血两燔之证，故白虎汤加元参、犀角名化斑汤。

[临床应用]

（1）本方去白虎汤加竹叶心、小青叶、连翘、生地、石菖蒲，治饮酒又能纳谷，是内风主乎消烁。当春尽夏初，阳气弛张，遂至偏中于右，诊脉左弦且坚，肌腠隐约斑点，面色光亮而赤，舌苔灰黄，其中必夹伏温邪。所怕内闭神昏，治法以清络宣窍（《临证指南医案》）。

（2）本方去白虎汤加连翘、鲜生地、远志、石菖蒲，治伏邪热入膻中，心悸怔忡，夜不成寐，舌绛而干（《南雅堂医案》）。

银翘散去豆豉加细生地、丹皮、大青叶倍元参方

即于前银翘散内去豆豉，加：

　细生地四钱　　大青叶三钱　　丹皮三钱　　元参加至一两

[方解] 因疹属邪热郁于手太阴肺，走窜血分，系血络中病。故以银翘散去豆豉之辛散，辛凉透疹；加细生地、丹皮、大青叶、元参以凉血清热解毒。

【临床应用】

（1）本去银花、竹叶、桔梗、甘草、丹皮、大青叶加鲜生地、犀角、沙参、枳壳、郁金、石菖蒲、大黄、元明粉，治病已逾旬，身热不扬，神昏，呼唤稍清，语塞，音仍不出，是邪欲达而未达也。胸膈红点隐约，疏稀而不显明，是斑欲透而未透也，口臭，便秘矢气，乃阳明燥实之故。舌短，边绛，心焦，为膻中邪火内灼之象。

（2）本方去元参、大青叶、加犀角、白芍，治温邪逼迫，血液上走清道，循清窍而生（以上均见《南雅堂医案》）。

清宫汤方

　元参心三钱　　莲子心五分　　竹叶卷心二钱　　连翘心二钱　　犀角尖（磨冲）二钱　　连心麦冬三钱

　加减法：痰热盛，加竹沥、梨汁各五匙；咯痰不清，加瓜蒌皮一钱五分；热毒盛，加金沙、人中黄；渐欲神昏，加银花三钱、荷叶二钱、石菖蒲一钱。

[方解] 此为咸寒甘苦法，以清膻中之热的方剂。因膻中为心之宫城，全方多用心，取以心治心之意。以元参心壮水制火；犀角尖清心解毒，为本方之主药；配以连心麦冬生津液，通心气；竹叶卷心清心热，导火下行；连翘心清心退热；共成清心解毒，涤包络邪热之功。

痰热盛，神识昏迷者，加竹沥、梨汁以生津清热化痰；咯痰不清，是阴虚燥痰，故加瓜蒌皮以润燥化痰；热毒盛，身热甚者，加金沙、人中黄，以清热解毒；渐欲神昏，是温邪蒙蔽心窍，故加银花、荷叶、石菖蒲以清热解毒开窍。

[临床应用]

（1）本方去莲子心，竹叶卷心加鲜生地、石菖蒲，治高年热病，八九日，舌燥烦渴，谵语，邪入心包络中（《临证指南医案》）。

（2）本方加银花、石菖蒲，治温邪由口鼻吸受，其病先入于手太阴肺，非属足太阳之表证，乃被误用发表之剂，故汗出过多，真液受劫，心阳独亢，是以神明昏乱，时作谵语，热邪将欲内陷，势必传入厥阴心包（《南雅堂医案》）。

安宫牛黄丸方

牛黄一两　郁金一两　犀角一两　黄连一两　朱砂一两　梅片二钱五分　麝香二钱五分　真珠五钱　山栀一两　雄黄一两　金箔衣　黄芩一两

上为极细末，蜜老炼为丸，每丸一钱，金箔为衣，蜡护。脉虚者，人参汤下；脉实者，银花、薄荷汤下；每服一丸。兼治飞尸①卒厥②五痫③中恶④大人小儿痉厥之因于热者。大人病重体实者，日再服，甚至日三服；小儿服半丸，不知再服半丸。

【词解】

①飞尸：第六代传尸劳之称。传尸劳，即劳瘵病。

②卒厥：病名，是一种突然昏倒，不省人事的病证。

③五痫：是各种痫证的总称，说法不一，如马痫、羊痫、鸡痫、猪痫、牛痫（见《名医别录》）。又如犬痫、羊痫、牛痫、鸡痫、猪痫（见《小儿药证直诀》）。总的就是癫痫病。

④中恶：病名，出《肘后方·救卒中恶死方》，故人所谓中邪恶鬼祟所致病者，与卒厥之证略同。

[方解] 用犀角、牛黄清营凉血解毒；黄芩、黄连、山栀清热泻火解毒；麝香、郁金芳香开窍醒神；配朱砂、金箔、珍珠镇惊安神；雄黄辟秽解毒。

[注] 此方芳香化浊开窍，清心凉血解毒。属于凉开的方剂。何廉臣说："此方芳香化秽浊而利诸窍，咸寒保肾水而安心体，若寒通火腑而泻心用。专治热陷包络，神昏谵语，兼治飞尸猝厥，五痫中恶，及大人小儿痉厥之因于热者，多效。"对本方的分析，可谓扼要而具体。

紫雪丹方
（从《本事方》去黄金）

滑石一斤　石膏一斤　寒水石一斤　磁石（水煮）二斤　捣煎去渣，入后药：

羚羊角五两　木香五两　犀角五两　沉香五两　丁香一两　升麻一斤　元参一斤　炙甘草半斤

以上八味，并捣锉，入前药汁中煎，去渣入后药：

朴硝、硝石各二斤，提净，入前药汁中，微火煎，不住手将柳木搅，候汁欲凝，再加入后二味：

辰砂（研细）三两　麝香（研细）一两二钱　入前药拌匀。合成退火气，冷水调服一、二钱。

[方解] 用石膏、寒水石、滑石大寒清热；元参、升麻、甘草清热解毒；

羚羊角清肝熄风；犀角清心解毒；朱砂、磁石重镇安神；麝香、木香、沉香、丁香行气开窍；更用朴硝、硝石泄热散结；诸药合用，以奏清热解毒，开窍安神，重镇熄风之功。

［注］此方亦属凉开之剂。温病神昏谵语，而兼大便不通者最宜。徐灵胎说："邪火毒火，穿经入脏，无药可治，此能消解，其效如神。"何廉臣说："此方辟秽开窍，泻火散结。"可做参考。

［临床应用］

（1）本方治小儿惊痫，烦热涎厥，伤寒发斑，一切热毒，喉痹肿痛及疮疹毒气上攻咽喉，水浆不下等证（《阎氏小儿方论》）。

（2）本方治温热秽浊，填塞内窍，神识昏迷，胀闷欲绝者（《临证指南医案》）。

（3）紫雪（即本方加黄金）治内外烦热不解，狂易叫走，发斑发黄，口疮脚气，瘴毒，蛊毒，热毒，药毒（《成方切用》）。

局方至宝丹方

犀角（镑）一两　朱砂（飞）一两　琥珀（研）一两　玳瑁（镑）一两　牛黄五钱　麝香五钱

以安息重汤燉化，合诸为丸一百丸，蜡护。

［方解］以犀角、牛黄、玳瑁清热解毒；麝香、安息香芳香逐秽开窍；朱砂、琥珀镇心安神；共成开窍安神，清热解毒之功。

［注］本方较《和剂局方·至宝丹》少雄黄、龙脑、金箔、银箔。亦为凉开之剂。何廉臣说："此方荟萃各种灵异，皆能补心体，通心用，除邪秽，解热结。"徐灵胎说："安神定魂，必备之方。"

［临床应用］

本方治吸入温邪，鼻通肺络，逆传心包络中，震动君主，神明欲迷，弥漫之邪，攻之不解，清窍既蒙，络内亦痹，逐秽利窍，须藉芳香（《临证指南医案》）。

【按语】安宫牛黄丸、紫雪丹和局方至宝丹均为清热开窍之剂，但三方相较，前人多认为以安宫牛黄丸最凉，紫雪丹次之，至宝丹又次之。且紫雪的镇痉作用，优于牛黄、至宝；而解毒豁痰之功，不及牛黄；开窍之力，稍逊至宝。也就是清心解毒，安宫较优；清热熄风，紫雪较胜；镇静开窍，至宝较强。

17. 邪入心包，舌蹇①肢厥，牛黄丸主之，紫雪丹亦主之。

【词解】①舌蹇：蹇音简 jiǎn，与謇通，为舌体萎缩，转动不灵，言语不清之意。

【提要】指出邪入心包的证治。

【语释】手太阴温病，邪在上焦，逆传而入心包，心包代心用事，心主神明，舌为心之苗，今温邪病毒，逆传心包，故必神昏谵语，舌体转动不灵而说话不清。邪热入里，阳气内郁不能外达，故手足厥冷，这是热深厥深，证属热厥。故用清心解毒之安宫牛黄丸来主治。或用清热熄风的紫雪丹来主治亦可。

牛黄丸、紫雪丹方
（并见前）

18. 温毒咽痛喉肿，耳前耳后肿，颊肿，面正赤，或喉不痛，但外肿，甚则耳聋，俗名大头瘟①，虾蟆瘟者②，普济消毒饮去柴胡、升麻主之，初起一、二日，再去芩、连，三四日加之佳。

【词解】

①大头瘟，病名，又名大头伤寒、大头风。《温疫论》说："大头瘟者，其湿热气蒸上高颠，必多汗，初憎寒壮热体重，头面肿甚，目不能开，上喘，咽喉不利，舌干口燥。"

②虾蟆瘟，病名，指感受温热之邪而腮项赤肿的病证。

【提要】指出温毒的证治。

【语释】温毒多由感受秽浊之气或风热时毒而得，多发于冬春两季。其人多平素少阴阴虚，或少阳火旺，均易感染病邪而患此病。《灵枢·经脉》篇说："足少阴之脉，其直者，从肾上贯肝膈，入肺中，循喉咙，挟舌本。""足少阳之脉，起于目锐眦，上抵头角，下耳后，循颈行少阳之前，……其支者，从耳后，入耳中，出走耳前……其支者，别锐眦，下大迎，合手少阳抵于颐，下加颊车，下颈合缺盆。"今秽浊，时毒，壅遏于上，或循足少阴，足少阳之经脉而上行，故咽病喉肿，耳前耳后肿，颊肿。火邪炎上，故面正赤。毒邪较轻的或喉不痛，但外部肿。肾开窍于耳，少阳经脉绕于耳，故毒邪重者则耳聋。这个病俗名叫做大头瘟、虾蟆瘟，这都是因形象而定名的。如足少阴阴虚偏盛的，就用普济消毒饮去柴胡、升麻之升提来主治。初起一、二日，因里热不盛，舌苔不黄，故去黄芩、黄连之苦寒清热。三、四日卫分症状已减，里热转盛，舌苔变黄，再加用黄芩、黄连为合适。

【按语】大头瘟是温毒病之一。《通俗伤寒论》说："风温将发，更感时毒，乃天行之疠气，感其气而发者，故名大头天行病。又系风毒，故名大头风。状如伤寒，故名大头伤寒。病多互相传染，长幼相似，故通称大头瘟。多发于春冬两季。实质上大头瘟包括现在的痄腮、发颐和颜面丹毒病。

另一种烂喉痧病，也是温毒病之一。曹心怡《喉痧正的》说："喉痧之因，都由温疠之毒，吸入肺胃，又遇暴寒，折郁内伏肠胃募原，复触时令之毒风而发。"又说："喉痧发于肺胃，初起憎寒发热，咽喉肿痛，其琐碎小粒者为痧；其成片如云头突起者为丹。"所以也叫短喉丹痧。又说："喉痧一证，历来鲜善治者，以不敢发畅其表也。不知此证，重在痧子，不重咽喉。"这都是阅历有得之言，很值得我们注意掌握。丁甘仁《喉痧证治概要》说："独称时疫烂喉丹痧者何也？因此症发于夏秋者多，冬春者多，乃冬不藏精，冬应寒而反温，春犹寒禁，春应温而反冷，经所谓非其时而有其气，酿成疫疠之邪也。邪从口鼻入于肺胃，咽喉为肺胃之门户，暴寒束于外，疫毒郁于内，蒸腾肺胃两经，厥少之火，乘势上亢，于是发为烂喉丹痧也。"又说："时疫喉痧初起，则不可不速表，故先用汗法，次用清法，或用下法，须分初中末三层，在气在营，或气分多，或营分多，脉象无定，辨之宜确。初则寒热烦躁呕恶咽喉肿痛腐烂，舌苔或白如积粉，或薄腻而黄，脉或浮数，或郁数，甚则脉沉似伏，此时邪郁于气分，速当表散，轻则荆防败毒，清咽利膈汤去硝黄；重则麻杏石甘汤。如壮热口渴烦躁，咽喉肿痛腐烂，舌边尖红绛，中有黄苔，丹痧密布，甚则神昏谵语，此时疫邪化火，渐由气入营，即当生津清营，佐使疏透，仍望邪从气分而解，轻则用黑膏汤（豆豉、薄荷、连翘、僵蚕、生地、石膏、赤芍、蝉衣、石斛、甘草、贝母、浮萍、竹叶、芦根）；重则犀豉汤、犀角地黄汤。必待舌色光红或焦糙，痧子布齐，气分之邪已透，当用大剂清营凉解。不可再行表散，此治时疫喉痧用药之次第也。这都是很宝贵的临床经验，很值得我们参考。

普济清毒饮去升麻、柴胡、黄芩、黄连方

连翘一两　薄荷三钱　马勃四钱　牛蒡子六钱　芥穗三钱　僵蚕五钱　元参一两　银花一两　板蓝根五钱　苦梗一两　甘草五钱

上共为粗末，每服六钱，重者八钱。鲜苇根汤煎，去渣服，约二时一服，重者一时许一服。

[方解] 以芥穗、牛蒡子、薄荷、僵蚕疏散风邪；银花、连翘、板蓝根、马勃、甘草清热解毒消肿；元参滋阴清热降火；桔梗载药上行，开泄上焦；合奏疏风散邪，清热解毒消肿之功。

[注] 本方为治大头瘟之有效方剂。根据临床体会，若无肾阴虚之见证，升麻、柴胡不必减去，更能增其疏散引经的作用，疗效是可靠的。

[临床应用]

（1）泰和二年四月，民多疫病，初觉憎寒壮热体重，次传头面肿甚，目不

能视,上喘,咽喉不利,舌干口燥,俗云大头伤寒,染之多不救。张县丞患此,医以承气汤加板蓝根下之,稍缓,翌日其病如故,下之又缓,终莫能愈,渐至危笃。请东垣视之,乃曰:身半以上,天之气也,邪热客于心肺之间,上攻头面而为肿,以承气泻胃,是诛伐无过,殊不知适其病为故。遂用芩、连各五钱,苦寒泻心肺之火;玄参二钱,连翘、板蓝根、马勃、鼠粘子各一钱,苦辛平,清火散肿消毒;僵蚕七分,清痰利膈;甘草二钱以缓之;桔梗三分以载之;则诸药浮而不沉。升麻七分升气于右;柴胡五分,升气于左;清阳升于巅,则浊邪不得复踞其位。经曰:邪之所凑,其气必虚。用人参二钱以补虚;再佐陈皮二钱以利其壅滞之气,名普济消毒饮子。若大便秘者,加大黄共为细末,半用汤调,时时服之;半用蜜丸嚼化。且施其方,全活甚众(《古今医案按》)。

(2)普济消毒饮,治斑疹未现,颈额热肿,延及头面,皮肿色赤,此大头瘟也(《六因条辨》)。

(3)增损普济消毒饮(即上方去升麻,柴胡、芥穗,马勃,加栀子、大黄,水煎去渣,入蜜酒、童便冷服。太和年,民多疫疬,初觉憎寒壮热体重,次传头面,肿盛,目不能开,上喘,咽喉不利,口燥舌干,俗名大头瘟。东垣曰:身半以上,天之阳也,邪气客于心肺,上攻头面而为肿耳。经谓:清邪中于上焦,则东垣之言益信矣(《寒温条辨》)。

(4)代赈普济散(即本方浮萍、蝉衣、大青叶、黄芩、人中黄,通治风温温毒,喉痛项肿面肿,斑疹麻痘,杨梅疮毒,疙瘩痹痞(《重订广温热论》)。

(5)普济消毒饮去银花、升麻加酒制川军,治头面肿大如头,寒热口干,咽痛喉结,大头瘟之重证也。头为诸阳之会,惟风可到,风为天之阳气,首犯上焦,肝胃之火乘势升腾,三阳俱病,拟普济消毒饮加减(《丁甘仁医案》)。

(6)普济消毒饮(即本方去银花加柴胡、升麻、黄芩、黄连、陈皮),治大头天行,初觉憎寒体重,次传头面肿盛,口不上开,上喘,咽喉不利,口渴舌燥(《成方切用》)。

(7)普济消毒饮(即上方)治锁喉痈,发颐,抱头火丹,红花草疮,痄腮等症,由于外感风温,内蕴热毒,已发于头面,腮颐颈项者(《中医外科临床手册》)。

[注]普济消毒饮临床应用颇广,多根据病情而灵活加减,周扬俊《温热暑疫全书》对此方加减颇详,很值得参考。他说:"如大便硬,加酒蒸大黄,缓缓服,作丸嚼化尤妙。若额上面部焮赤,面肿脉数者,属阳明,本方加石膏;内实加大黄。若发于耳之上下前后,并额角旁红肿者,此少阳也,本方加柴胡、栝蒌根,便实亦加大黄。若发于头脑项下,并耳后赤肿者,此太阳也,荆防败毒散去人参,加芩、连。甚者砭针刺之。"

19. 温毒外肿，水仙膏至之，并主一切痈疮。

【提要】指出温毒头面肿的外治法。

【语释】温毒病，凡喉部肿，面前耳后肿，或颊部肿的，均可用水仙膏外敷。其他一切热毒痈疮，也可以用它来外治。

水仙膏方

水仙花根，不拘多少，剥去老赤皮与根须，入石臼捣如膏，敷肿处，中留一孔出热气，干则易之，以肌肤上生粟米大小黄疮为度。

［方解］水仙气味苦，微辛滑寒，无毒，主治痈肿及鱼骨鲠。

20. 温毒敷水仙膏后，皮间有山黄疮如黍米者，不可再敷水仙膏，过敷则痛甚而烂，三黄二香散主之。

【提要】指出敷水仙膏后，皮肤起小黄疮的外治法。

【语释】温毒病，如上节所言，外敷水仙膏以后，皮肤起黍米样大小的黄疮，不可再用水仙膏继敷，再敷则小黄疮糜烂疼痛，应该用三黄二香散外敷，以清热解毒止痛。

三黄二香散方
（苦辛芳香法）

黄连一两　黄柏一两　生大黄一两　乳香五钱　没药五钱

上为极细末，初用细茶汁调敷，干则易之，继则用香油调敷。

［方解］以黄连、黄柏、大黄苦寒清热解毒；乳香、没药活血止痛。为解毒止痛的外用剂。

［注］温毒头面局部肿，用水仙膏外敷以皮肤起小黄疮为度，对患者有不利影响。我认为用金黄散（大黄、黄柏、姜黄、白芷、南星、陈皮、苍术、厚朴、甘草、天花粉共研细末。）以葱汁、酒、麻油、蜂蜜等调敷均可，可有效而无副作用。

21. 温毒神昏谵语者，先与安宫牛黄丸、紫雪丹之属，继以清宫汤。

【提要】指出温毒神昏的治法。

【语释】温毒病，邪入心包，出现神志昏迷，说胡话的，而无腹满、便闭等症状时，可先与安宫牛黄丸、紫雪丹等清心开窍；继用清宫汤以清膻中之热，而增强疗效。

安宫牛黄丸、紫雪丹、清宫汤

（方法并见前）

【按语】以上主要论述手太阴温病，即风温、温热、温疫、温毒、冬温的证治。惟对温疫的辨证和治疗，似有未备。查温疫有湿热疫、暑燥疫之分，湿热疫以吴又可《温疫论》所述为正；暑燥疫以余师愚《病疫篇》所述为正。今择要补充如下：

《温疫论》说："疫者感天地之厉气，在岁运有多少，在方隅有轻重，在四时有盛衰，此气之来，无老少强弱，触之者即病。邪自口鼻而入，则其所客，内不在脏腑，外不在经络，舍于伏膂之内，去表不远，附近于胃，乃表里之分界，是为半表半里，即《内经·疟论》所谓横连募原是也。"又说："温疫初起，先憎寒而后发热，嗣后但热而不憎寒也。初得之二三日，其脉不浮不沉而数，昼夜发热，日晡益甚，头疼身痛"，舌质红绛，白苔如积粉。在治疗上，"此邪不在经，汗之徒伤卫气，热亦不减；又不可下，此邪不在里，下之徒伤胃气，其渴愈甚。宜达原饮（槟榔、厚朴、草果、知母、芍药、黄芩、甘草）主之"。邪传阳明，出现阳明经证者，用白虎汤为主方。出现阳明腑证者，以大承气汤为主方。这是湿热疫病因证治的大概情况。

暑燥疫是感受暑燥淫热疫毒所引起。其主证为身大热，头痛如劈，两目昏瞀，或狂躁谵妄，口干咽痛，骨节烦痛，腰如被杖，或吐衄发斑，舌绛苔焦或生芒刺，脉浮大而数或沉数，或六脉沉细而数。在治法上，不可误用表散，误表则烈焰煽扬，如火得风助，必致势不可抑。宜清热解毒，凉血救阴，清瘟败毒饮（生石膏大剂六至八两，中剂二至四两，小剂八钱至一两）鲜地黄（大剂八钱至一两，中剂三至五钱，小剂二至四钱）乌犀角（大剂六至八钱，中剂三至五钱，小剂二至四钱）川黄连（大剂四至六钱，中剂二至四钱，小剂一钱至钱半）栀子、桔梗、黄芩、知母、赤芍、玄参、连翘、甘草、丹皮、鲜竹叶。六脉沉细数，即用大剂。沉而数者，即用中剂。浮大而数者，即用小剂。）为主方。这是暑燥疫病因、证治的大概情况。

另外，伏气温病的春温，发病季节亦在春季，本篇未有论及，是不完备的。本病以发病突然，病情严重，初起即灼热、口渴、心烦、溲赤等里热证候为特点。叶天士《三时伏气外感篇》说："春温一证，由冬令收藏，收藏未固，昔人以冬寒内伏，藏于少阴，入春发于少阳，以春木内应肝胆也。寒邪深伏，已经化热，昔贤以黄芩汤（黄芩、甘草、芍药、大枣）为主方，苦寒直清里热，热伏于阴，苦味坚阴，乃正治也。"这是对本病病因证治的准确而扼要的论述。凌嘉六《温热类编》则更进一步指出："春温一证，以黄芩汤为主者，不过取用凉远热大旨以为法。如不自利，则与芍药、大枣不必用矣。而止黄芩一味，何以治病？自应随证加减，宗古法而施治。如初起微寒发热无汗，可加山栀、豆豉、葱白；或胸中懊侬不适，尤以栀豉为要。或咳嗽，加薄荷、杏仁、象贝、竹茹、瓜蒌皮等；或胸闷喘满，加厚朴、杏仁；或初起微恶寒，继而但热不寒，口渴恶凉，宜合凉膈散去硝黄，但用连翘、黄芩、黑山栀、竹叶、薄荷等味；或初起头痛在额旁者，可与凉膈散中加蔓荆子、抚芎、苦丁茶各数分；或往来寒热，而头痛在额旁者，可加柴胡、黄芩；或痛在眉棱骨者，可加葛根、黄芩；或巅顶作痛，神烦不安，干呕吐涎沫者，此厥阴风动，真头风也，可用左金丸；不呕吐者，须用生地、石斛、石决明、生牡蛎、桑、菊等为主药，而再佐以滋阴为要。"这是对黄芩汤运用的灵活加减，值得参考。若新感引动伏邪，在治法上，前人亦有明确的准则。叶天士说："若因外邪先受，引动在里伏热，必先辛凉解新邪，继进苦寒以清里热。"至于传营入血，与手太阴温病论治相同，兹不多赘。

暑　温

暑兼湿热二气，夏季感受暑邪病毒而偏于热的，即为暑温。章医谷《医门棒喝》说："暑温者，夏至后所感热邪也。盖夏至以后，相火湿土，二气交会，合而成暑。或值时令热盛，或人禀体阳旺，而成阳暑之证，是暑而偏于火者，"即叫暑温。

22. 形似伤寒，但右脉洪大而数，左脉反小于右，口渴甚，面赤，汗大出者，名曰暑温，在手太阴，白虎汤主之；脉芤甚者，白虎加人参汤主之。

【提要】指出暑温的提纲。

【语释】夏季温病，发热恶寒，从表面看来，好像是太阳伤寒病，而其实它的病因病机和辨证治疗，都是绝不相同的。盖太阳伤寒，是寒邪伤于肌表，故恶寒重，发热轻或不发热。暑温是感受暑邪之偏于热者，故发热重；由于热伤肺气，火胜克金，故恶寒很轻。右脉主气，左脉主血，今暑热伤肺、胃气分，故右脉洪大而数，左脉反比右手脉象小一些。暑为阳邪，最易耗津，故口渴的厉害。火邪炎上，故面部红赤。由于暑热内盛，迫津外泄，故汗大出。这就是暑温病辨证的大纲。在暑热偏盛的情况下，所以用辛凉重剂的白虎汤来主治。若出现中空无力，如按葱叶的脉象，这是暑热太盛，气阴并伤的现象，应用白虎加人参汤来主治。

【按语】暑温是发生于夏季的急性热病，临床上以壮热、烦渴、汗多、脉洪大为主证。叶天士说："夏暑发自阳明，古人以白虎汤为主方。"就是这种情况。若微恶寒者，这是火胜刑金，肺气亏虚，就成为白虎加人参汤证了。《金匮要略·痉湿暍病脉证第二》说："太阳中热者，暍是也。汗出恶寒，身热而渴，白虎加人参汤主之。"就是这个精神。若暑温病，其脉洪大而芤，如本节所言，这是暑伤气阴之象，也是白虎加人参汤证。

白虎汤、白虎加人参汤方
（并见前）

23.《金匮》谓太阳中暍①，发热恶寒，身重而疼痛，其脉弦细芤迟，小便已，洒然毛耸，手足逆冷，小有劳，身即热，口开，前板齿②燥，若发其汗，则恶寒甚；加温针，则发热甚；数下，则淋甚。可与东垣清暑益气汤。

【词解】
①中暍：暍就是暑，中暍，即是伤暑。
②板齿：就是门齿。
【提要】指出暑伤气津的证治及禁忌。
【语释】《金匮要略》说：暑为六淫之一，自外而受；且暑气炎热，人们避暑纳凉太过，则寒湿袭于外，暑热郁于内，所以说太阳中暍，发热恶寒，身重疼痛。这是暑兼寒湿之证。因暑为阳邪，最易耗气；暑证易汗出，汗出伤津，故又易伤阴；气、阴俱伤，故脉或见弦细；或见芤迟，皆属虚象。膀胱主一身之表，气虚而小便之后热随尿失，则气虚更甚，故形寒毛耸。气伤则阳气不足，阳虚不能温养四肢，故手足逆冷。若稍有劳动，则阳气外浮，《内经》说："阳气者，烦劳则张"。所以发热更甚。热甚则更耗气伤阴，故口开气喘。津伤，则门齿干燥。总为暑邪耗气伤阴的现象。

在治疗上，应以益气养阴，清暑除湿为主。若误发其汗，则阳气更虚，恶寒更甚。若加温针，则阴津愈虚，而发热更甚。阴津不足，再数下之，则阴津枯竭，而致小便涩痛如淋。对此证仲景未有出方，我们认为可与东垣清气汤治疗。

清暑益气汤方
（辛甘化阳酸甘化阴复法）

黄芪一钱　黄柏一钱　麦冬二钱　青皮一钱　白术一钱五分　升麻三分　当

归七分　炙甘草一钱　神曲一钱　人参一钱　泽泻一钱　五味子八分　陈皮一钱
苍术一钱五分　葛根三分　生姜二片　大枣二枚

　　水五杯，煮取二杯，渣再煎一杯，分温三服。虚者得宜，实者禁用；汗不出而但热者禁用。

　　[**方解**] 以人参、黄芪、甘草益气扶正固表，苍术、白术、泽泻燥湿健脾利湿；麦冬、五味子保肺生津；黄柏清热泻火保阴；当归益血和阴；升麻葛根升清除热；青皮、陈皮理气和中；合神曲能健脾和胃消食。共成益气生津，燥湿清热，健脾消食之功。

　　[**临床应用**]

　　(1) 本方治长夏湿热大盛，蒸蒸而炽，人感之多四肢困倦，精神短少，懒于动作，胸满气促，肢节沉痛，或气高而喘，身热而烦，心下膨痞，小便黄而少，大便溏而频，或痢出黄糜，或如泔色，或渴或不渴，不思饮食、自汗体重，或汗少者（《内外伤辨》）。

　　(2) 本方治夏月暑热内蒸，肢体困倦，并痛，或气高而喘，身热而烦，心下痞闷，小便黄数，大便溏泻，或利或渴，不思饮食（《六淫分类》）。

　　(3) 本方治夏月暑热蒸人，人感之四肢倦怠，胸满气促，肢节疼，或气高而喘，身热而烦，心下痞胀，小便黄数，大便溏泄，或痢口渴，不思饮食，自汗体重（《医门法律》）。

　　(4) 本方治暑伏于两太阴者，舌白口渴，腹满胀气，怯寒热似疟，有汗不解，小便已洒然毛耸，右寸虚大，右关弦缓，左关细涩。此兼足太阴湿气为病也（《伏邪新书》）。

　　(5) 本方去黄芪、苍术、青皮、当归、苍术、泽泻、生姜、大枣加川连、麦芽、谷芽、干荷叶，治长夏湿热气行，肢起胨窠，烦倦不思食。此体质本怯，而湿与热邪皆伤气分，当以注夏同参，用清暑益气法（《临证指南医案》）。

　　(6) 本方治长夏之令，暑湿炎蒸，交相为病。其证则自汗身热，心烦口渴，倦困少气恶食，小便涩少，大便稀溏（《医宗金鉴·杂病心法》）。

　　(7) 湿热证，湿热行气，四肢困倦，精神减少，身热气高，心烦溺黄，口渴自汗，脉虚者，东垣清暑益气汤主之（《湿热病篇》）。

　　(8) 本方治伤暑，身无大热，汗多神疲，嗜卧不食，舌黄溺赤，此暑湿伤阳。

　　(9) 本方治伤湿肢体倦怠，嗜卧不食，舌腻便溏，脉虚无力，此气虚挟湿。

　　(10) 东垣清暑益气汤加热石膏、知母、鲜荷叶，治伤湿头重，嗜卧懒言，烦热汗多，口渴溺赤，脉洪，此湿热伤气（以上俱见《六因条辨》）。

（11）王孟英清暑益气汤（西洋参、石斛、麦冬、黄连、竹叶、荷梗、甘草、知母、粳米（西瓜翠衣）治暑温四肢倦怠，精神减少，身热气高，心烦溺黄，口渴自汗，脉虚者（《温病指南》）。

24. 手太阴暑温，如上条证，但汗不出者，新加香薷饮主之。

【提要】 提出暑兼寒温的证治。

【语释】 手太阴暑温病，如上条所言，形似伤寒，但右脉洪大而数，左脉反弱于右，口渴甚，面赤，并有发热恶寒，身重疼痛之证，但汗不出者，这正是寒湿之邪束于外，暑热之邪郁于内，暑兼寒湿之证象。应与散寒清暑用新加香薷饮来治疗。

【按语】 新加香薷饮证，其病机是暑兼寒温。其症状除发热恶寒，头痛身痛无汗外，必兼有心烦口渴，溺赤之暑热证象。其脉象据临床所见，以濡脉最多。

新加香薷饮方
（辛温复辛凉法）

香薷二钱　银花三钱　鲜扁豆花三钱　厚朴二钱　连翘二钱

水五杯，煮取二杯。先服一杯，得汗止后服；不汗再服；服尽不汗，再作服。

[**方解**] 以香薷辛温香透，解表祛暑；厚朴理气化湿；银花、连翘、扁豆花清热涤暑，共成散寒解表清热祛暑之功。

[**临床应用**]

（1）本方治手太阴暑温，右脉洪大，头痛身热面赤，心烦口渴，凛凛畏寒，而汗不出者，暑为寒束也（《温病指南》）。

（2）本方去银花、扁豆花、厚朴加丝瓜络、杏仁、桔梗、六一散，治暑风外袭，肺胃气阻，头胀咳嗽，畏风微热。（《临证指南医案》）。

（3）本方去银花，连翘加黄连、茯苓、陈皮、甘草，治脉形洪大而虚，身热无汗，口渴心烦，小便赤涩。乃暑热闭郁所致（《南雅堂医案》）。

（4）香薷饮（即本方去银花、连翘，以扁豆易扁豆花）治暑兼湿气，伏于足阳明太阴者，舌白脉弦缓而大，无汗，或但头汗出（《伏邪新书》）。

（5）香薷饮加杏仁、薄荷、通草、豆卷、连翘、牛蒡、丝瓜叶、治伤暑初起，无汗恶寒，头痛身热，渴不引饮，舌白呕恶（《六因条辨》）。

（6）香薷饮治暑温、伏暑，初起恶寒无汗，身疼，或有微汗而热不解（《蒲辅周医疗经验》）。

（7）本方治夏季挟暑感冒，证见恶寒发热，头痛身痛心烦口渴，小便短赤，舌质红苔黄腻，脉濡数者，有卓效。

25. 手太阴暑温，服香薷饮，微得汗，不可再服香薷饮重伤其表，暑必伤气，最令表虚，虽有余证，知在何经，以法治之。

【提要】 指出服香薷饮的禁忌。

【语释】 手太阴暑温病，形似伤寒，发热恶寒而无汗的，服用香薷饮之后，身上已微微的出了汗，这说明表气已通，表证将解，就不可再服香薷饮，以重伤卫表之气。况且暑为阳邪，最易耗气，且暑热内蒸，迫津外泄，最易汗出令表虚不固，若再用香薷辛温发汗，恐生变端。虽有其他症状未有解除，也应根据病在何经，辨证施治。

【按语】 香薷辛温，善于解表发汗，利湿消肿，故有"夏季之香薷，犹冬季之麻黄"的说法。叶天士说："考本草香薷辛温发汗，能泄宿水"，这确实是临床经验体会。我曾遇一定数量的患者，服香薷饮后，有大便泻水的现象，病者毫无所苦，一二次自止。蒲辅周说："香薷味辛微温芳香，专长祛暑利水，为祛暑之良药，有人说：夏月香薷乃冬月之麻黄也，因而被误解发汗之峻药，但临床实际不是峻汗之药，香薷确与麻黄不同。"这也是临床有得之言，以前我个人也是通吴氏之说，治暑温用香薷饮得汗即停服，临床症状多不能完全解除，后得蒲老之论，遇此症得汗而证未全解，仍继续给以香薷饮剂，竟获全功，疗效迅速。而且曾治数例暑温高热，T39℃以上，恶寒头痛身痛，伴有微汗出，用输液，多种抗生素而热不退者，用本方重用银、翘，并伍大剂量生石膏，皆获捷效，并未见有汗出不止者。

26. 手太阴暑温，或已经发汗，或未发汗，而汗不止，烦渴而喘，脉洪大有力者，白虎汤主之；脉洪大而芤者，白虎加人参汤主之；身重者，湿也，白虎加苍术汤主之；汗多脉散大，喘喝欲脱者，生脉散主之。

【提要】 提出暑温病的证治及变证处理。

【语释】 手太阴暑温病，或已经服过香薷饮发汗，或者未服香薷饮发汗，凡是见到大汗不止，壮热烦渴而喘，脉洪大有力的，这都是暑热内盛，迫津外泄，热盛伤津，肺胃热盛，邪盛而正不虚的现象，应当用白虎汤来主治。如果兼有脉洪大而芤，或微恶寒的，这都是暑伤气阴，邪盛正虚之象，应当用白虎加人参汤来主治。如果兼有出现身体沉重感的，这是暑热兼湿滞的现象，应当用白虎加苍术汤来主治。如果兼有大汗淋漓不止，脉象散大无力，呼吸急促的，这是肺中元气大虚，阴阳失其依恋，将有虚脱的危险，应当用生脉散来主治。

白虎加苍术汤方

即于白虎汤内加苍术三钱

[方解] 以白虎汤清热保津；苍术辛温而燥，外可解风寒之邪，内可化湿浊之滞。

[临床应用]

（1）本方治湿温，脉沉细者（《时方切用》）。

（2）本方加滑石，治中恶暑厥（《临证指南医案》）。

（3）本方治脉洪大而长，发热口渴，胸痞，自汗不止，肢体沉重，难以转侧，乃太阴之湿与阳明之热合而为病也（《南雅堂医案》）。

（4）苍术白虎汤（即本方）加连翘、元参、杏仁、通草、芦根、滑石，治伤湿烦蒸身痛，舌黄尖绛，脉大而洪，此阳明气热（《六因条辨》）。

（5）本方治急性风湿性关节炎，而发热口渴，汗出微恶寒，关节红肿热痛者，有效。

生脉散方

（酸甘化阴法）

人参三钱　麦冬（不去心）二钱　五味子一钱

水三杯，煮取八分，二杯分二次服。渣再煎服。脉不敛，再作服，以脉敛为度。

[方解] 以人参益气养阴；麦冬清热生津；五味子敛肺止汗；其成益气敛汗，养阴生津之功。

[临床应用]

（1）本方治夏月精神困倦，身热烦渴，五心潮热，脉虚气短。併病夏元气虚弱之人，宜常服（《六淫·分类》）。

（2）本方治暑邪伏于手太阴经者，日晡咳甚，肌热，右寸芤虚，喉中干甚则气喘（《伏邪新书》）。

（3）本方治暑温暑邪已净，气虚倦怠，口渴汗多，脉散大欲脱者（《温病指南》）。

（4）本方治热伤元气，气短倦怠，口渴多汗，肺虚而咳（《医方集解》）。

（5）本方治热伤元气，肢体倦怠，气短懒言，口干作渴，汗出不止，或湿热大行，金为火制，绝寒水生化之源。故肢体痿软，脚软眼黑，最易服之（《医门法律》）。

（6）本方治暑月热伤元气，气短倦怠，口渴汗多，肺虚而咳者（《湿热病篇》）。

（7）本方治肺心病，冠心病，风心病之心悸气短为主者，配合适应方剂，均有效。

27. 手太阴暑温，发汗后，暑证悉减，但头微胀，目不了了，余邪不解者，清络饮主之。邪不解而入中下焦者，以中下法治之。

【提要】指出暑温经治疗，余邪未清的证治。

【语释】手太阴暑温病经服用新加香薷饮发汗之后，一般症状均减去，只有头部略微的发胀，视力不太清楚，这是肺络中的余邪未清，应当用轻清芳香的清络饮治疗。如果病邪较重，病邪不解而出现中焦或下焦的症状时，就应当以治中焦或下焦之法治之，清络饮就不能解决问题了。

清络饮方
（辛凉芳香法）

鲜荷叶边二钱　鲜银花二钱　西瓜翠衣二钱　鲜扁豆花一钱　丝瓜皮二钱
鲜竹叶心二钱

水二杯，煮取一杯，日二服。凡暑伤肺经气分之轻证，皆可用之。

[方解] 用鲜银花、西瓜翠衣辛凉解暑；鲜扁豆花、鲜竹叶心解暑清热化湿；鲜荷叶边、丝瓜皮以清解暑热，清肺络；共成轻清涤暑，清络祛邪之效。

[临床应用] 丝瓜叶、连翘、杏仁、滑石、桑皮等，治暑风、暑热上阻，身热头胀，咳嗽鼻塞，暑湿头蒙，舌黄脘闷等。表证盛者，加香薷；挟湿，加通草；脘闷，加半夏、厚朴；头胀，加夏枯草、苦丁、菊花；咳嗽，加芭叶、桑皮、川贝（《未刻本叶氏医案》）。

28. 手太阴暑温，但咳无痰，咳声清高者，清络饮加甘草、桔梗、甜杏仁、麦冬、知母主之。

【提要】指出暑热伤肺，不挟湿邪的论治。

【语释】手太阴暑温病，由于暑热伤肺，肺阴被伤清肃之令不行，故干咳无痰，咳声清亮。应当用清肺络，养肺阴，宣肺宁咳之法，以清络饮加甘草、桔梗、甜杏仁、麦冬、知母来主治。

清络饮加甘、桔、甜杏仁、麦冬汤方

即于清络饮内，加甘草一钱　桔梗二钱　甜杏仁二钱　麦冬三钱

【按语】原文为清络饮加甘草、桔梗、甜杏仁、麦冬、知母主之。而列方为清络饮加甘、桔、甜杏仁、麦冬汤，缺少知母一味，恐是遗漏，似当为清络饮加甘、桔、甜杏仁、麦冬、知母汤为妥。

［方解］以清络饮清热涤暑；甘草、桔梗、甜杏仁宣肺润肺止咳；麦冬、知母清热生津养阴。

［临床应用］荷叶边、嫩竹叶、杏仁、桑叶、连翘、象贝、飞滑石、黑山栀，治长夏吸受暑邪，上蒙清空诸窍，咳嗽耳聋（《临证指南医案》）。

29. 两太阴暑温，咳而且嗽，咳声重浊，痰多，不甚渴，渴不多饮者，小半夏加茯苓汤再加厚朴、杏仁主之。

【提要】指出暑温挟水饮的证治。

【语释】一般以有声无痰为咳，有声有痰为嗽，今暑温偏湿，故名两太阴（手、足太阴）暑温。由于暑兼水饮蕴留于脾、肺二经，脾不健运，肺失清肃，所谓"脾为生痰之源，肺为贮痰之器"，脾湿痰浊上壅于肺，故咳而且嗽，痰量甚多。湿痰犯肺，肺气不能清降，故语声重浊不清。因暑温偏湿，兼挟水饮，故口不甚渴，或渴不多饮。应当以和中化饮，燥湿祛痰，用小半夏加茯苓汤再加厚朴、杏仁来主治。

小半夏加茯苓汤再加厚朴、杏仁方
（辛温淡法）

半夏八钱　茯苓块六钱　厚朴三钱　生姜五钱　杏仁三钱

甘澜水①八杯，煮取三杯，温服，日三。

【词解】①甘澜水：取井、泉水置盆中，以杓扬之万遍，使其沸珠相逐，乃取煎药。

［方解］半夏、生姜行水降逆；茯苓利湿化痰；厚朴、杏仁宣肺止咳，下气除满；共成行水化痰，止咳除满之功。

［临床应用］

本方去厚朴，以生姜姜汁，加陈皮、苡仁、郁金、香豉，治脉形小涩，痰多上涌，食入脘阻，大便不爽。无非湿阻气伤所致（《南雅堂医案》）。

30. 脉虚，夜寐不安，烦渴，舌赤，时有谵语，目常开不闭，或喜闭不开，暑入手厥阴也。手厥阴暑温，清营汤主之；舌白滑者，不可与也。

【提要】指出暑入心营的证治。

【语释】暑为阳邪，最易入心，心主神明，暑入心营，故夜寐不安，心烦，舌赤。严重者，神明内乱，故时有谵语。暑为火邪，最易耗气伤阴，故脉虚口渴。由于暑邪入心，心烦夜寐入安，故目常开不闭，或喜闭不开。总之出现这些现象，都是暑邪侵入心包所致。故当以清营中之热为主，用清营汤来主治。但用清营汤的标志是舌质红绛，无苔或少苔，舌质淡而苔白滑的，是寒湿为盛；舌质绛而苔白滑的是热为湿遏。清营汤均是应当禁用的。

【按语】暑入心营，以心烦舌质红绛为主，不应有口渴，第15节云："太阴温病，寸脉大，舌绛而干，法当渴，今反不渴者，热在营中也。"可为佐证。如果有口渴存在，则是乃在气分之邪未彻，这是应当注意的。

清营汤方
（咸寒苦甘法）

犀角三钱　生地五钱　元参三钱　竹叶心一钱　麦冬三钱　丹参二钱　黄连一钱五分　银花三钱　连翘（连心用）二钱

水八杯，煮取三杯，日三服。

［方解］此方是根据《素问·至真要大论》"热淫于内，治以咸寒，佐以甘苦"，以及叶天士《温热经》"入营犹可透热转气"的治则，而制订的方剂。以犀角、黄连清心营之热；生地、元参、麦冬、丹参清营热而滋营阴；银花、连翘、竹叶轻宣泄热，使营分邪热转出气分而解。

［临床应用］

（1）本方去黄连、丹参、竹叶、银花、麦冬加远志、石菖蒲，治热入膻中，夜烦不寐，心怔忡，舌绛而干，不嗜汤饮乃营中之热，治在手经。

（2）上方治初病伏暑，伤于气分，微热渴饮，邪犯肺也。失治邪张，逆走膻中，遂舌绛卷缩，小便忽闭，鼻煤裂血，口疮耳聋神呆（以上俱见《临证指南医案》）。

（3）凉营清气汤（即本方去银花、麦冬、丹参加丹皮、薄荷、石斛、黑山栀、赤芍、生石膏、茅根、芦根、金汁）专治痧麻虽布，壮热烦躁，渴欲冷饮，甚则谵语妄言，咽喉肿痛腐烂，脉洪数，舌红绛，或黑糙无津之重症（《喉痧证治概要》）。

31.　手厥阴暑温，身热不恶寒，清神不了了，时时谵语者，安宫牛黄丸主之；紫雪丹亦主之。

【提要】指出暑入心包的证治。

【语释】暑温病，但身发热而不恶寒，说明手太阴肺、卫之证已解。又加神志不太清楚，经常说胡话，这是暑邪入于心包无疑。应当用清心解毒开窍之法，用安宫牛黄丸来主治；或用紫雪丹来主治也可。

安宫牛黄丸、紫雪丹
（方义并见前）

32. 暑湿寒热，舌白不渴，吐血者，名曰暑瘵①，为难治，清络饮加杏仁、薏仁、滑石主之。

【词解】①瘵：音债 zhài，病名，即结核病，如劳（痨）瘵。

【提要】指出暑瘵的证治。

【语释】暑温病，出现恶寒发热的症状，这是暑伤手太阴卫分之象。暑兼湿、热二气，暑必挟湿，湿邪留滞，故舌苔白而不渴。暑为火邪，肺为金脏，火热刑金，肺络损伤，故出现吐血，这就叫做暑瘵。因痨瘵（肺痨）是以吐血、咯血为主证，此病也是以吐血为主证，但由暑邪而得，故名暑瘵。既已吐血，阴分必伤；而又有湿邪停滞。这样养阴必碍湿，祛湿必伤阴，治疗上有矛盾，故为难治。只有清解络热，利湿退邪，用清络饮加杏仁、薏仁、滑石汤来主治。

【按语】病名暑瘵，实与劳瘵不同。劳瘵主手太阴虚，此为暑热烁肺，肺络损伤，吐血衄血；另一方面暑必夹湿，湿邪留滞，所以与劳瘵迥不相同。吴坤安《伤寒指掌》说："盛暑之月，火能烁金，不禁辛酒，脾火暴甚，劳热躁扰，火动心脾，令人咳嗽气喘，骤然吐血、衄血，头目不清，膈中烦扰不宁，即童稚老夫，间有此病，昧者以为劳瘵，不知火载血上，非真阴亏损而为虚劳者比也。"就是说明这个精神。

清络饮加杏仁、薏仁、滑石汤方

即于清络饮内加杏仁二钱　滑石末三钱　薏仁三钱，服法如前。

[方解] 以清络饮轻清涤暑清络；加杏仁、薏仁、滑石宣肺利湿清热；暑湿去，肺气复，则吐衄咳喘之证自除。

[临床应用]

（1）本方去银花、扁豆花、丝瓜皮，治暑瘵寒热，舌白不渴，吐血（《医学妙谛》）。

（2）鲜荷叶、白扁豆、生苡仁、白茯神、沙参，治劳伤挟暑，口干咳血（《南雅堂医案》）。

33. 小儿暑温，身热，卒然痉厥，名曰暑痫，清营汤主之；亦可少与紫雪丹。

【提要】 指出小儿暑痫的证治。

【语释】 小儿为纯阳之体，阴气还没有充长，一旦感受暑温病毒，发病急骤，很快由卫到营，而出现身体壮热，突然发生四肢抽搐，甚至角弓反张，神志昏迷，有似癫痫发作一般，故名暑痫。病情严重，实与痫证不同，在治疗上可急用清营汤以清营分之热；同时也可并用紫雪丹以清热开窍熄风。

34. 大人暑痫，亦同上法。热初入营，肝风内动，手足瘛疭，可与清营汤中，加钩藤、丹皮、羚羊角。

【提要】 指出大人暑痫的治法。

【语释】 大人感受暑温病毒，引起发烧昏迷，抽风痉厥的，亦叫暑痫，与小儿暑痫治疗相同。它的病机是热邪入于营分，热极而引起肝风内动，所以手足抽搐，角弓反张，高热昏迷是其主要临床表现，在治疗上可于清营汤中，加入钩藤、丹皮、羚羊角等以凉肝熄风。

【按语】 暑痫、暑风、暑厥，其证相类。叶天士《三时伏气外感篇》说："夏令受热，昏迷若惊，此为暑厥。"周扬俊《温热暑疫全书》说：夏月"病人急然手足搐挛者，暑风也。"这些疾病，与现代的乙脑相似。蒲辅周说："流行性乙型脑炎，是发生在夏秋季节的急性传染病。临床所见，本病颇似中医学温病学中的'暑温'、'暑风'、'暑厥'、'暑痉'等病证"。所以对本病的治疗，近年来有很大的发展，蒲辅周总结出八法，即辛凉祛邪法、逐秽通里法、清热解毒法、开窍豁痰法、镇肝熄风法、通阳利湿法、生津益胃法、清燥养阴法。可资参考。

清营汤、紫雪丹
（《方法并见前》）

伏　暑

长夏受暑，过夏而发病的，就叫做伏暑。其病因是先受暑湿病毒，后为伏冬时令之邪所诱发。俞根初《通俗伤寒论》说："伏暑为夏伤于暑，被湿所遏而蕴伏，至深秋霜降及立冬前后，为外寒搏动而触发。"故又名晚发。

35. 暑兼湿热，偏于暑之热者为暑温，多手太阴证而宜清；偏于暑之湿者为湿温，多足太阴证而宜温；湿热平等者，两解之。各宜分晓，不可混也。

【提要】 指出暑证的分类。

【语释】 暑兼有湿热二气，因夏季烈日当空，气候炎热，天之热气下迫，地之湿气上腾，湿热交蒸，人感之即为暑证。但暑有偏热、偏湿的不同，暑之偏于热的，叫做暑温。因暑偏于热，即是火盛，肺为娇脏，火盛最易刑金，故多出现手太阴肺经症状，在治疗时宜用清法。如暑之偏于湿的，就叫做湿温。因湿为阴邪，最易伤阳，脾属阴土而恶湿，所以湿邪最易伤脾，出现足太阴脾经症状，在治疗上宜用温法。但治湿温而用温法之温，非指辛热之意，正是叶天士所说："通阳不在温，而在利小便。"湿邪祛，则阳气自伸。如果感受的暑邪，湿和热并重，程度相等，手太阴、足太阴的症状同时出现，那么，在治疗上，就不能偏于一面，应该清热利湿同时并重，使湿热之邪俱解。临床上应辨证论治，不可混淆。

【按语】 对于暑的含义，因来医家有两种见解。一认为暑即是热，以王孟英为代表，他在《温热经纬》里说："暑乃天之热气，流金烁石，纯阳无阴。经云：热气大来，火之胜也。阳之动，始于温，盛于暑。盖在天为热，在地为火，其性为暑，是暑即热也。"二认为暑兼温热，以叶、吴为代表，叶天士《临证指南医案》说："暑必挟湿，二者皆伤气分，从鼻吸而受，必先犯肺，乃上焦病。"又《三时伏气外感篇》说："长夏湿令，暑必兼湿，暑伤气分，湿亦伤气。"我们认为后者之说，较为全面，所谓暑病首用辛凉（重剂），即是暑之偏于热者。又谓六一散为治暑之常用方，即是暑兼湿热，湿热并解之法。蒲辅周说："夏至后热盛于上而下迫，湿蒸于下而上腾，湿热交蒸，风行其中，人在气交之中感之而病者，即为暑病。"可谓要言不烦，言简意赅。

36. 长夏受暑，过夏而发者，名曰伏暑。霜未降而发者少轻；霜既降而发者则重；冬日发者尤重。子、午、丑、未之年为多。

【提要】 指出伏暑病的定义及发病季节不同病有轻重。

【语释】 夏至以后是小暑、大暑，大暑之后十八天，即是长夏。总之在夏季感受暑湿病毒，不即发病，邪气潜藏于募原或营分，得秋冬之后外寒搏动而触发为病的，即叫伏暑病。因感邪之后，发病较晚，所以也叫晚发。由于邪气潜伏的部位有深浅，所以发病时间有早有晚，病情也有轻有重。一般来说，邪气潜伏的部位越浅，发病的时间就较早，病情也较轻。邪气潜伏的部位越深，发病的时间就较晚，病情就较轻。根据这个规律，所以夏季受暑，霜降以前发病的病情就较轻；霜降以后发病的，病情就较重；立冬以后发病的，则病情更重。

子、午是少阴君火司天之年，而暑又属于火；丑、未是太阴湿土司天之年，暑得湿则留滞，所以每逢子、午、丑、未的年份，发现这种伏暑病就较其他年份较多一些，这是根据《内经》运气学说推论的，可作参考。

【按语】伏暑是伏气温病的一种，何廉臣说："春夏间伏气温热，秋冬间伏暑晚发。"吴坤安说："晚发者，夏受暑湿之邪，留伏于里，至秋新邪引动而发也"。伏邪浅者病轻，伏邪深者病重，医家多有此认识。俞根初说："夏伤于暑，被湿所遏而蕴伏，至深秋霜降及立冬前后为外寒搏动而触发。邪伏募原而在气分者，病浅而轻；邪舍于营而在血分者，病深而重。"也是这个精神。

37. 头痛微恶寒，面赤烦渴，舌白，脉濡而数者，虽在冬月，犹为太阴伏暑也。

【提要】指出伏暑的提纲。

【语释】头痛微恶寒，是表证，为足太阳伤寒和手太阴温病所共有，其鉴别点，关键在脉，舌和兼证等。颜面红赤，心烦口渴，脉濡而数，这是暑病的特征。因暑火上炎，则面赤；暑邪入心，则烦；暑热伤阴，则渴；暑湿在表，则脉濡而数。陈修园《医学实在易·暑证诗》说："暑证心烦脉已虚，溺红热渴自欷歔。"因暑热伤气，脉象多虚。濡为浮而柔细之谓，李濒湖《脉诀》说："浮而柔细名为濡。"所以虚为濡之本体。舌白，与头痛微恶寒合看，则有两种情况。一为舌质淡而苔薄白，则为外感风寒；一为舌质红而苔薄白，则为外感风温。如为舌苔白腻，与面赤烦渴，脉濡数合看，则为暑湿（湿热）。但是面赤亦为伤寒所有之证，《伤寒论》206条说："阳明病，面合赤色。"假如此面赤为阳明病，则脉当洪大，今脉濡数，所以不是伤寒阳明病，而是暑温病。从此可以了解到，外有风寒或风热之表证，内有暑热之里证，同时并见，这就是伏暑的临床特点。所以说虽在冬月，见到这个特点，也是太阴伏暑病。

38. 太阴伏暑，舌白口渴，无汗者，银翘散去牛蒡、元参加杏仁、滑石主之。

【提要】指出伏暑在气分而表实证治。

【语释】手太阴伏暑病，如上节所言，舌白口渴，而不出汗的，这是伏暑邪在气分而表实的征象。所以用银翘散去牛蒡、元参之滑泄滋阴以解表邪；加杏仁滑石之宣利肺气，清热利湿，以清暑湿。

【按语】银翘散方本无元参，而此方去元参；第16节云银翘散去豆豉，加细生地、丹皮，大青叶、倍元参；均似有语病。

39. 太阴伏暑，舌赤口渴，无汗者，银翘散加生地、丹皮、赤芍，麦冬主之。

【提要】指出伏暑邪在血分而表实的证治。

【语释】手太阴暑温病，如37节所言，其人舌赤口渴，而不出汗的，此为伏暑邪在血分的表实证。故用银翘散以辛凉解表，加生地、丹皮、赤芍、麦冬以凉血养阴。

40. 太阴伏暑，舌白口渴，有汗，或大汗不止者，银翘散去牛蒡、元参、芥穗，加杏仁、石膏、黄芩主之。脉洪大，渴甚汗多者，仍用白虎法；脉虚大而芤者，仍用人参白虎法。

【提要】指出伏暑邪在气分而表虚的证治。

【语释】手太阴伏暑病，舌白口渴，而汗出，或大汗不止的，这是伏暑邪在气分而表虚的证候。因发热微恶寒之证仍在，故用银翘散去牛蒡、元参、芥穗的发汗滋阴药，以轻解其表邪；因口渴，大汗出，则其里热转盛，故加杏仁、石膏、黄芩取宣肺利湿清热来治疗。如果脉洪大，大渴，大汗的，则里热炽盛，则表证已解，而身热转为壮热，可推测而知，所以非辛凉轻剂银翘散所能治，必须用辛凉重剂白虎汤法治疗。如果脉兼见脉虚大，而中空无力的，这是邪盛正虚，暑感气阴之象，所以应清热保津，益气养阴，用白虎加人参汤法治疗。

41. 太阴伏暑，舌赤，口渴，汗多，加减生脉散主之。

【提要】指出伏暑邪在血分而表虚的证治。

【语释】手太阴伏暑病，舌色红赤，口渴，汗多，则知表邪已解，是邪入血分而表虚的证象。故用加减生脉散以益气生津，凉血养阴。

【按语】以上四节，其病机大要有二：一为气分兼表；一为营（血）分兼表。在气分者舌白；在营（血）分者舌赤。兼表者，谓有发热微恶寒之证。其病情，在气分者有二；在营（血）分者亦有二。在气分者一为兼表实；一为兼表虚。在营（血）分者也是一为兼表实；一为兼表虚。表实者无汗；表虚者有汗。气分兼表者，病浅而较轻；营（血）分兼表者，病深而较重。

伏暑和其他伏气温病一样，也是病程缠绵，病情复杂。何廉臣说："伏气温病，自里出表，乃先从血分而后达于气分，故起病之初，往往舌润而无苔垢，但察其脉软，或弦或数，口未渴而心烦恶热，即宜投以清解营阴之药，追邪从气分而化，苔垢渐布，然后再清其气分可也。伏邪重者，初起即舌绛咽干，甚有肢冷脉伏之假象，亟宜大清营阴分伏邪，继必厚腻黄浊之苔渐生，此伏邪与新邪先后不同处。更有邪伏深沉，不能一齐外出者，后从治之得法，而苔退舌淡之后，逾一二日，舌复干绛，苔复黄燥，正如抽丝剥茧，层出不穷，不比外感温暑，由卫及气，自营而血也。秋冬伏暑，证势轻浅者，邪伏膜原，深沉者亦多如此，苟阅历不多，未必知其曲折乃尔也。"真是阅历有得之言，很值得我们注意。

银翘散去牛蒡子元参加杏仁滑石方

即于银翘散内，去牛蒡子、元参，加杏仁六钱　飞滑石一两。服如银翘散法。胸闷，加郁金四两　香豉四钱　；呕而痰多，加半夏六钱　茯苓六钱；小便短，加薏仁八钱　白通草四钱。

[方解] 以银翘散去牛蒡、元参以辛凉解表；加杏仁、滑石，宣肺利气，清利暑湿。胸闷者，为湿浊壅滞，故加郁金、香豉以芳香化浊理气；呕而痰多，是湿阻中焦，胃气上逆，故加半夏、茯苓以和胃化痰，利湿降逆；小便短者，为湿停下焦，气化不行，故加薏仁、通草淡渗利小便。

银翘散加生地、丹皮、赤芍、麦冬方

即于银翘散内，加生地六钱　丹皮四钱　赤芍四钱　麦冬六钱。服法如前。

[方解] 以银翘散辛凉解表邪；加丹皮、赤芍以凉营泄热；生地、麦冬以滋阴清营分之热。

银翘散去牛蒡子、元参、芥穗加
杏仁、石膏、黄芩方

即于银翘散内，去牛蒡子、元参、芥穗，加杏仁六钱　生石膏一两　黄芩五钱。服法如前。

[方解] 用银翘散去牛蒡子、元参、芥穗以轻解表邪；加杏仁、生石膏、滑石以宣肺化湿清热。

白虎汤、白虎加人参法

（俱见前）

加减生脉散方

（酸甘化阴法）

沙参三钱　麦冬二钱　五味子一钱　丹皮二钱　细生地三钱

水五杯，煮二杯，分温再服。

[方解] 以沙参、麦冬清肺养阴；五味子敛肺止汗；丹皮、生地清营凉血滋阴清热。

[临床应用]

（1）本方去丹皮加天麦冬，以人参易沙参，治热久胃汁被劫，不饥不便，难寐，神识未清，为病伤元气。

（2）本方去丹皮生地加茯神白芍，治热止津津汗出，伏暑已解，只因病魔日久，平素积劳，形色脉象虚衰，深恐变病，今饮食未进，瘛瘲不宁，议以敛液补虚（以上均见《临证指南医案》）。

42. 伏暑，暑温，湿温，证本一源，前后互参，不可偏执。

【提要】指出伏暑、暑温、湿温三者之间的关系。

【语释】伏暑、暑温、湿温这三个病，在病因上皆由于暑，在临床表现上，皆有偏于热重，或偏于湿重的不同，所以说这三个病证本一源。但三者又各有其特点，所以均同中有异，异中有同，应前后互相参考对照。凡是症状相同的，不论伏暑、暑温或湿温，均可用同一个方法治疗。症状不同的，应审证求因，辨证论治，不可偏执一面。

湿温　寒湿

偏于暑之湿者，为湿温，多发于雨湿较盛的季节。吴坤安说："湿温证，因长夏每多阴雨，得日气煦照，则潮湿上蒸，袭人肌表，着于经络。"蒲辅周也说："夏至三伏中多雨，则见湿热并重；立秋后多阴雨，也有属湿重热轻，湿盛必以湿温法治之。"说明湿温发病，多在夏至至立秋前后。

由于体质有强弱，阴阳有偏胜，素体阳胜有热者，感受湿邪，多为湿温；素体阴胜有寒者，感受湿邪，多为寒湿。

43. 头痛恶寒，身重疼痛，舌白不渴，脉弦细而濡，面色淡黄，胸闷不饥，午后身热，状若阴虚，病难速已，名曰湿温。汗之则神昏耳聋，甚则目瞑不欲言，下之则洞泄；润之则病深不解。长夏深秋冬日同法，三仁汤主之。

【提要】指出湿温病的提纲、治法及治疗禁忌。

【语释】由于湿邪郁于卫表，清阳被遏，故头痛恶寒，身重疼痛。《素问·生气通天论》说："因于湿，首如裹。"所以本之头痛，多以沉重为主，疼痛次之。湿郁于表，热为湿遏，故多伴有身热不扬。湿为阴邪，湿邪阻滞，故舌白不渴。崔紫虚《脉诀》说："阳濡而弱，阴小而急，此非风寒，乃湿温病。"湿遏卫表，故脉弦细而濡。湿为阴邪，最易伤阳，湿阻于里，气机郁遏而不畅，故面色淡黄，胸闷不饥。午后属阴，湿为阴邪，旺于阴分，热为湿遏，湿热郁蒸，故午后身热较显。湿性粘腻，缠绵难愈，故病难速已。这就是湿温病。

头痛恶寒，身重疼痛，有似伤寒，但太阳伤寒，脉必浮紧；太阳中风，脉必浮缓；湿温之脉，弦细而濡。太阳头痛，痛而不重，湿温头痛，痛而且重。午后身热较甚，又状似阴虚，但阴虚潮热，两颧必红，舌色必赤，脉必细数。湿温病则面色淡黄，舌白脉濡。不饥不食，午后身热，又似病在阳明，但阳明经病，必面赤大渴，大热，脉必洪大；此则面色淡黄，不渴，身热不扬，脉弦细而濡。阳明腑病，必腹满便闭，舌苔黄燥；此则胸闷舌白。以上数条，不难鉴别。

如果根据头痛恶寒，身重疼痛的症状，而误认为伤寒表证，而用辛温发汗法，汗出过多，必伤心阳；且湿邪随辛温发表药蒸腾上升，蒙蔽心窍，则出现神志昏迷；上蒙清窍，则出现耳聋不聪。严重者，心肝阴亏，则出现两眼闭合，不欲讲话等证。

如果根据胸闷不饥，潮热等症状，而误认为热结肠胃，而用苦寒攻下，则必损伤脾阳，而致脾气下陷，洞泄不止。

如果根据午后热甚，而误认为阴虚潮热，而用柔润滋阴法，则阴邪阴药，两阴相合，同气相应，势必邪气痼结，病程缠绵不愈。所以一般来说，湿温病是忌汗、忌下、忌润的，这是治湿温的常法。但湿温挟寒，也可用汗法，只是不宜麻、桂，而宜香薷、藿香；湿温化燥，积滞胃肠，也可用下法，但下不宜早；湿温病后期，化燥伤阴，也可用润法，但必须辨证准确，方能无误。这是治湿温的变法。

在治疗上，必须轻开上焦肺气，因肺主一身之气，气化则湿亦随之而化，一定要掌握这个原则，才能达到治愈湿温病的目的。所以凡见到上述症状，不论长夏、深秋或冬季，虽季节不同，但病证则一，均应当用三仁汤来主治。

【按语】湿温之脉，多为濡缓，这是最常见脉象。俞根初论湿温脉象说："右缓而滞，左弦紧，此湿温兼寒，阻滞表分。"何廉臣《重订广温热论》说："湿多者，湿重于热也。其病多发于太阴肺脾，其舌苔必白腻，或白滑而厚，或白苔带灰，兼粘腻浮滑，或白带黑点而黏腻，或兼黑纹而粘腻，甚或舌苔满布，厚如积粉，板贴不松。脉息模糊不清，或沉细似伏，断续不匀。神多沉困嗜睡，症必凛凛恶寒，甚而足冷，头目胀痛昏重，如裹如蒙，身痛不能屈伸，身重不能转侧，肢节肌肉疼而且烦，腿足痛而且酸；胸膈痞满，渴不引饮，或竟不渴；午后寒热，状若阴虚；小便短涩黄热，大便溏而不爽，甚或水泻。治法以轻开肺气为主。肺主一身之气，肺气化，则脾湿自化，即有兼邪，亦与之俱化。宜用藿朴夏苓汤（藿香、半夏、赤苓、杏仁、生薏仁、白薏仁、猪苓、泽泻、淡豆豉、厚朴），体轻而味辛淡者治之。热多者，热重于湿也。其病多发于阳明胃肠，热结在里，由中蒸上。此时气分邪热，郁遏灼津，尚未郁结血分。其舌苔必黄腻，舌之边尖红紫欠津，或底白罩黄，混浊不清，或纯黄少白，或黄色燥刺，或苔白底绛，或黄中带黑，浮滑粘腻，或白苔渐黄而灰黑。伏邪重者，苔亦厚而且满，板贴不松。脉息数至不调；证必神烦口渴，渴不引饮，甚则耳聋干呕，面色红黄黑混，口气秽浊。余则前论诸证，或现或不现，但必胸腹热满，按之灼手，甚或按之作痛。宜用枳实、栀、豉合以陷胸汤，加连翘、茵陈之清芬，青子芩（姜水炒）、木通之苦辛，内通外达，表里两彻，使伏邪从汗利而双解。渐欲化燥，渴甚脉大，气粗而逆者，重加石膏、知母，清肺气而滋化源，惟芦根、灯芯尤且多用（先煎代水）。"这都是宝贵的临床经验，很值得我们临床之参考。

三仁汤方

杏仁五钱　飞滑石六钱　白通草二钱　白蔻仁二钱　竹叶二钱　厚朴二钱
生薏仁六钱　半夏五钱

甘澜水八碗，煮取三碗，每服一碗，日三服。

[方解] 杏仁苦温，善开上焦，宣通肺气；白蔻仁芳香苦辛，能宣中焦，和畅脾胃；生薏仁甘淡，益脾渗湿，疏导下焦；配以半夏、厚朴、苦温除湿以理中焦；通草、滑石、竹叶清利湿热，使从下焦而出。叶氏治湿温大旨，皆宗刘河间三焦分治之法。《临证指南医案》说："暑热必挟湿，吸气而受，先受于上，故仲景伤寒，先分六经；河间温热，须究三焦。大凡暑热伤气，湿浊阻气，肺主一身周行之气。"何廉臣治湿温也主张"以轻开肺气为主，肺主一身之气，肺气化则脾湿自化，即有兼邪，亦与之俱化。"此方的组合，是非常符合这个意旨的。

[临床应用]

（1）本方去薏仁，治舌白头胀，身痛肢疼，胸闷不食，溺阻。当开气分除湿。

（2）本方去薏仁、竹叶加瓜蒌皮，治酒肉之湿助热，内热酿痰，阻塞气分，不饥不食，便溺不爽，亦三焦病，先论上焦，莫如治肺，以肺主一身之气化也（以上均见《临证指南医案》）。

（3）本方去薏仁、厚朴，治头胀身痛，胸闷不食，肢疼，小便不利，舌白。湿阻上焦，当开提气分为主（《南雅堂医案》）。

（4）本方去厚朴加豆卷、茯苓皮（酒炒）、黄芩、鲜藿香、佩兰，治湿温四天，身热有汗不解，胸痞冷恶，口干不多饮，舌苔薄腻而黄，脉濡滑而数。伏邪湿热，漫布三焦，气机不宣，痰浊交阻，胃失和降，治宜宣气清渗。（《丁甘仁医案》）。

44. 湿温邪入心包，神昏肢厥，清宫汤去莲心、麦冬，加银花、赤小豆皮，煎送至宝丹；或紫雪丹亦可。

【提要】指出湿温邪入心包的证治。

【语释】湿热久郁不解，酿成痰浊，蒙蔽心包，故神识昏迷。湿热郁蒸，热为湿遏，阳气不能外达，故四肢厥冷。但此湿温之邪入于心包，多身热不扬，苔黄垢腻，脉多濡滑而数，与温热之邪，逆传心包之身热灼手，神昏谵语不休，或昏愦不语，舌绛无苔，脉多细数者，有所不同。治宜清热化湿，芳香开窍，用清宫汤去莲心、麦冬之寒润助湿，加银花、赤小豆皮以清热利湿，煎送至宝丹以芳香开窍；紫雪丹亦可用。

清宫汤去莲心、麦冬加银花、赤小豆皮方

犀角一钱　连翘心三钱　元参心二钱　竹叶心二钱　银花二钱　赤小豆皮三钱

[**方解**] 以犀角清心解毒；元参心、竹叶心、连翘心清包络之热以导火下行；银花、赤小豆皮清热利湿。热清湿去，则神明自复。

[**临床应用**]

（1）本方去竹叶心加石菖蒲，煎送至宝丹，治体壮有湿，近长夏阴雨潮湿，著于经络，身痛自利，发热。仲景云：湿家大忌发散，汗之则变痉厥。脉来小弱而缓，湿邪凝遏阳气，名湿温。湿中热气横冲心包络，以致神昏，四肢不暖，亦手厥阴见证（《临证指南医案》）。

（2）清宫汤加丹皮、生地、赤芍、川连、天竺黄、石菖蒲、芦根，另吞牛黄清心丸，治湿温之候，灼热不退，舌绛起刺，脉洪数。温邪化火，因气入营，热邪内炽，扰犯心包，伤津劫液，化源欲竭，以致唇焦齿垢，谵语妄言内陷重证（《丁甘仁医案》）。

至宝丹、紫雪丹

（并见前）

45. 湿温喉阻咽痛，银翘马勃散主之。

【提要】指出湿温喉阻咽痛的治法。

【语释】湿温病，由于湿热郁遏，影响肺气不化，肺气郁结化火，上灼肺金，喉为肺之系，故咽喉梗阻，吞咽困难，咽部疼痛，与温毒咽痛红肿有轻、重的不同，故用轻清开宣，清热利咽的银翘马勃散来主治。

银翘马勃散方
（辛凉微苦法）

连翘一两　牛蒡子六钱　银花五钱　射干三钱　马勃二钱

上杵为散，服如银翘散法。不痛但阻甚者，加滑石六钱、桔梗五钱、苇根五钱。

［方解］以银花、连翘、牛蒡子清热解毒；射干苦寒泻火，清肺消痰解毒，为咽痛喉痛之要药；马勃味辛体轻，清热解毒，以止咽痛。

如不痛但阻甚者，这是湿热之邪阻遏气分。因阻于气分则阻（吞咽困难），阻于血分则痛。故加滑石、桔梗、苇根，以清热利湿，宣肺利气。

［临床应用］

本方加金汁，治病起旬日，犹然脑胀，渐至耳聋，正如《内经·病能篇》所云："因于湿，首如裹。"此呕恶鼻衄，皆邪混气之象。况舌色带白，咽喉欲闭，邪阻上窍空虚之所，谅非苦寒直入胃中可以治病，病名湿温不能自解，即有昏痉之变，医莫泛称时气而已（《临证指南医案》）。

46. 太阴湿温，气分痹郁而哕者（俗名为呃），宣痹汤主之。

【提要】指出湿温呃逆的治法。

【语释】手太阴湿温病，由于湿邪用于上焦，使清阳被郁，肺气不宣，而致气机上逆，发生呃呃连声，有声无物，为之呃逆。治宜轻肺郁，用宣痹汤来主治。

【按语】呃逆一证，病因非常复杂，有虚、实、寒、热的不同；有气、血、痰、食的区分；有在上、在中、在下的差异。刘宗厚说："呃逆有虚有实，有火有痰有水气，不可专作寒论。"上节呃逆，是病在上焦；胃中寒、热而气机上逆呃逆者，是病在中焦；《金匮要略》说："哕而腹满，视其前后，知何部不利，利之愈。"及脾肾虚寒呃逆者，是病在下焦。总要辨证求因，审因论治，绝不可以此做为治呃逆之套方。

宣痹汤方
（苦辛通法）

枇杷叶二钱　郁金一钱五分　射干一钱　白通草一钱　香豆豉一钱五分

水五杯，煮取二杯，分两次服。

［**方解**］以枇杷叶苦平宣肺降逆；射干苦寒清肺清痰；香豆豉、郁金芳香解郁理气；白通草导湿下行。肺宣湿化，呃逆自止。

［**临床应用**］

（1）本方加川贝，治面冷频呃，总在咽中不爽，此属肺气膹郁，当开上焦之痹。盖心胸背部，须藉在上清阳舒展，乃能旷达耳（《临证指南医案》）。

（2）本方去豆豉，加杏仁、川贝、竹茹、冬瓜子、桔梗、橘红、沙参、旋覆花、代赭石、茅根，治湿热交混，神昏嗜卧，呼之则清，语言了了，舌苔白腻，脉形软数，乃湿热弥漫上焦，肺气不宣，非热陷膻中之象（《南雅堂医案》）。

47. 太阴湿温喘促者，千金苇茎汤加杏仁、滑石主之。

【**提要**】指出湿温喘促的治法。

【**语释**】手太阴湿温病，由于肺气不宣，脾湿不化，湿聚热蒸，蕴酿成痰，痰浊上壅于肺，使肺气上逆，故发生气喘，呼吸急促的征象。治宜宣肺化痰，清利湿热，用千金苇茎汤加杏仁、滑石来主治。

千金苇茎汤加杏仁、滑石方
（辛淡法）

苇茎五钱　薏苡仁五钱　桃仁二钱　冬瓜子二钱　滑石三钱　杏仁三钱

水八杯，煮取三杯，分三次服。

［**方解**］以苇茎清肺泄热；桃仁活血祛瘀；薏苡仁、冬瓜子清湿热，涤痰排脓；杏仁宣肺利气；滑石清利湿热；共成宣肺清热，利湿化痰之功。

［**临床应用**］

（1）千金苇茎汤治咳有微热，烦满，胸中甲错，是为肺痈（《金匮要略》）。

（2）本方去滑石，加西瓜翠衣、川贝、鲜荷叶、沙参、地骨皮，治秋燥犯肺，其中素有咳血，更加身热头汗，舌赤脉数，咳呛益剧，此热逼动血（《六因条辨》）。

（3）本方去滑石，石加瓜蒌、桑皮、桔梗、百合、川贝，治秋日久不解，误补邪留，消烁肺金，咳痰浓浊，甚唾脓血，胸间板痛，此肺痿也（《六因条辨》）。

（4）千金苇茎汤加沙参、川贝、新绛、旋覆花、杏仁，治伤暑发热，咳喘，胸肋刺痛，痰中带血，此暑热壅滞，激伤肺络。

（5）千金苇茎汤加西瓜翠衣、杏仁、鲜荷叶、沙参、地骨皮，治秋燥伤肺，其人素有咳血，更加身热头汗，舌赤脉数，呛咳益剧，此热逼动血（以均见《六因条辨》)。

（6）本方加黄芩、银花、连翘、鱼腥草，治痰热性支气管肺炎，亦可治支气管扩张合并感染，均有效。

48.《金匮》谓太阳中暍，身热疼痛而脉微弱，此以夏中伤冷水，水行皮中所致也，一物瓜蒂汤主之。

【提要】指出湿温病湿多热少的证治。

【语释】太阳病，有身上发热，痛而且重的症状，脉搏微弱，这是太阳中暍，暑偏于湿，湿重热轻的病变。由于夏天暑热，毛孔开泄，正当汗出的时候，突然用冷水洗浴，热不能散，汗不能出，而水湿行于皮中的缘故。用一物瓜蒂汤主治。因瓜蒂长于涌吐，本证用瓜蒂，是借吐以得汗，寓有发汗之意。

一物瓜蒂汤方

瓜蒂二十个

上捣碎，以逆流水八杯，煮取三杯，先服一杯，不吐再服，吐停后服。虚者加参芦三钱。

［方解］瓜蒂苦寒，催吐下水，为涌吐之专药。

49. 寒湿伤阳，形寒脉缓，舌淡，或白滑不渴，经络拘束，桂枝姜附汤主之。

【提要】指出寒湿伤表的证治。

【语释】寒与湿，皆为阴邪，最易伤人之阳气，今寒湿之邪，外束肌表，卫阳受伤，故形寒怕冷。《内经》说："阳主煦之，"今阳虚不能温养四肢经脉，故肢体肌肉有拘急或疼痛之象。寒湿内盛，故脉象迟缓，舌质淡而苔白滑。治宜温阳散寒燥湿，用桂枝姜附汤来主治。

桂枝姜附汤

（苦辛热法）

桂枝六钱　干姜三钱　白术（生）三钱　熟附子三钱

水五杯，煮取二杯，渣再煮一杯服。

［方解］桂枝通表阳，配附子善于实表阳；干姜、白术温阳散寒，健脾燥湿；白术伍附子，善于扶里阳。阳气得振，脾土得健，则寒湿自解。

［临床应用］

本方治冷湿损阳，经络拘束，形寒，酒客少谷劳力所致（《临证指南医案》)。

温 疟

温疟是一种热性传染性疾病,其病因有新感与伏气的不同,其临床特点,为寒热往来,发作有时,有一日一发,或二日一发,或三日一发。韩善徵《疟疾论》说:"冬暖不藏,及春初风木主气,温邪上受,皆曰温疟;系外感与伏气,温疟不同。"又说:"凡先寒后热,或先热后寒,而寒热往来有已时者,疟疾也。"但疟疾不同于伤寒少阳病,少阳病多从太阳经传来,所以应先见太阳表证,后见寒热往来,口苦咽干、目眩等证;疟疾则发病即见寒热往来。少阳病寒热往来一日二三度发;疟疾则一日、隔日或三日一发。

50. 骨节疼烦,时呕,其脉如平,但热不寒,名曰温疟,白虎加桂枝汤主之。

【提要】指出温疟的证治。

【语释】温疟是伏气化热,热自内生,所以但热不寒。因感受外寒而触发,所以骨节烦疼。内热郁而上逆,胃失和降,故时常作呕。疟脉弦多见于寒热发作之时,今但热不寒,所以其脉和平常人一样,这是温疟的特点。应以清里热而解表邪,用白虎加桂枝汤来主治。

【按语】此节是将《金匮要略·疟病脉证并治第四》之文移列于此的,但《素问·疟论》说:"先伤于风,而后伤于寒,故先热而后寒也,亦以时发,名曰温疟。"《临症指南医案·疟门》用桂枝白虎汤加半夏,所治之丁案亦说:"脉右数,左小弱,面明,夏秋伏暑,寒露后发,微寒多热,呕逆身痛。"再结合本节骨节烦疼,我们认为温疟,以热多寒少为是。

白虎加桂枝汤方
（辛凉苦甘复辛温法）

知母六钱　生石膏一两六钱　粳米一合　桂枝木三钱　炙甘草二钱

水八碗,煮取三碗。先服一碗,得汗为知,不知再服,知后仍服一剂,中病即已。

［方解］以白虎汤清里热,生津液,止烦渴;加桂枝解表寒,降冲逆。

［临床应用］

（1）知母汤（即本方）,治温疟,骨节疼痛,时呕,朝发暮解,暮发朝解（《圣济总录》）。

（2）治疟疾,身热,骨节疼痛,渴欲饮水者（《方极》）。

（3）治霍乱，吐泻之后，身体灼热，头痛身疼，大渴烦躁，脉洪大者（《类聚方广义》）。

（4）治温疟，先热后寒，口渴汗出者（《三因方》）。

（5）本方加半夏，治脉右数，左小弱，面明，夏秋伏暑，寒露后发，微寒多热，呕逆身痛。盖素有痰火，暑必挟湿，痛自肺经而起，致气不宣化，不饥不食，频溺短缩，乃热在气分，当与温病同例（《临证指南医案》）。

（6）本方加杏仁治舌白渴饮，咳嗽，寒从背起，此属肺疟（以上俱见《临证指南医案》）。

（7）本方加杏仁、厚朴，治秋燥汗多不解，每临午后，寒微热甚，烦闷欲呕，舌赤脉洪，此温疟也。呕则加半夏、茯苓，两清表里也（《六因条辨》）。

（8）治热痹，关节红肿热痛，口渴汗出者，有效。

51. 但热不寒，或微寒多热，舌干口渴，此乃阴气先伤，阳气独发，名曰瘅[①]疟，五汁饮主之。

【词解】①瘅：音疸 dǎn，通燀，指热气盛。

【提要】指出瘅疟的证治。

【语释】疟病是以寒热往来为主证的。今但害热不怕冷，或者稍微的恶寒，恶寒之后，即身体壮热不已，舌头干燥，口渴饮水。这是患者平素阴气本已不足，阳气独旺，胃津耗伤，复感外邪，而发疟疾。这种情况的疟病，叫做瘅疟。治宜清热生津养阴为主，用五汁饮来主治。

【按语】瘅疟多但热不寒。《素问·疟论》说："但热而不寒者，阴气先绝，阳气独发，则少气烦冤，手足热而欲呕，名曰瘅疟。"又说："瘅疟者，肺素有热，气盛于身，厥逆上冲，中气实而不外泄，因有所用力，腠理开，风寒舍于皮肤之内，分肉之间而发，发则阳气盛，阳气盛而不衰则病矣；其气不及于阴，故但热而不寒，气内藏于心，而外舍于分肉之间，令人消烁肌肉，故命曰瘅疟。"《金匮要略》亦说："阴气孤绝，阳气独发，则热而少气，烦冤，手足热而欲呕，名曰瘅疟。"

五汁饮

（方见前）

[加减法] 此甘寒救胃阴之方也。欲清表热，则加竹叶、连翘；欲泄阳明独胜之热，而保肺之化源，则加知母；欲救阴血，则加生地、元参；欲宣气，则加杏仁；欲行三焦开邪出路，则加滑石。

[注]《临证指南医案·疟门》孙案以梨汁、蔗浆、竹叶、麦冬、生地、玄

参、知母，治"阴气先伤，阳气独发，犹是伏暑内动，当与《金匮》瘅疟同例。"非常符合上述加减法的意旨。

52. 舌白渴饮，咳嗽频仍，寒从背起，伏暑所致，名曰肺疟，杏仁汤主之。

【提要】指出肺疟的证治。

【语释】疟病发作时，舌白而口渴饮水，并且不断地咳嗽。恶寒从背部开始，这是暑伏于肺，因暑兼湿热，湿热熏蒸，肺气不利所致，故名为肺疟。这种疟疾，邪在肺卫，并未侵入少阳，治宜宣肺解暑，清化湿热，用杏仁汤来主治。

【按语】此节肺疟为暑伏于肺，湿热熏蒸，肺气不利所致，病位尚浅，与《内经》所论之肺疟不同。《素问·刺疟篇》说："肺疟者，令人心寒，寒甚热，热间善惊，如有所见者，刺手太阴、阳明。"可做参考。

杏仁汤方
（苦辛寒法）

杏仁三钱　黄芩一钱五分　连翘一钱五分　滑石三钱　桑叶一钱五分　茯苓块三钱　白蔻皮八分　梨皮二钱

水三杯，煮取二杯，日再服。

［方解］以杏仁宣肺利气，肺气化则湿邪自化；桑叶、连翘辛凉解表邪；白蔻皮化湿于中；滑石、茯苓块清热利湿于上；黄芩、梨皮清热生津以止口渴。共成宣肺清热利湿解暑之功。

［临床应用］

（1）本方去桑叶、茯苓、白蔻皮、梨皮，加竹叶、薄荷、郁金汁，治发热身痛，咳喘，暑湿外困，内阻气分，有似寒慄，皆肺病也（《临证指南医案》）。

（2）本方治病由伏暑而起，口渴欲饮，咳嗽不已，舌白，发则寒从背起，此属肺疟之证，主以苦辛寒法（《南雅堂医案》）。

53. 热多昏狂，谵语烦渴，舌赤中黄，脉弱而数，名曰心疟，加减银翘散主之；兼秽，舌浊口气重者，安宫牛黄丸主之。

【提要】指出心疟的证治。

【语释】疟病发作时，身体壮热，而且热的时间较长，并伴有神昏谵语，心烦口渴，舌质红赤，中心苔黄，脉象虚弱，无力而数。这是肺中伏邪不解，逆传心包所致，这就叫做心疟。受邪比较轻的，治以辛凉清气凉营，用加减银翘散来主治。邪比较重的，必兼有秽浊之邪，舌苔浊腻，口气臭秽重的，治宜清心解毒，芳香开窍，用安宫牛黄丸来主治。

【按语】此节所论之心疟，与《内经》之心疟亦不甚符合。《素问·刺疟篇》说："心疟者，令人烦心甚，欲得清水，反寒多，不甚热，刺手太阴。"

加减银翘散方
（辛凉兼芳香法）

连翘十分　银花八分　元参五分　麦冬五分（不去心）　　　犀角五分　竹叶三分

共为粗末，每服五钱，煎成去渣，点荷叶汁二三茶匙，日三服。

［注］此方分量之分，即份的意思，是指诸药之比例。非分、钱之分，不可不知。

［方解］以犀角清心解毒；银花、连翘、竹叶辛凉清气；玄参、麦冬清热养阴。

［临床应用］

（1）本方治热多昏谵，舌边赤，舌心黄，烦渴脉弱，是心经热疟（《临证指南医案》）。

（2）本方另化安宫牛黄丸半颗，治温疟由伏暑而起，初则咳嗽背寒，其邪尚在肺分。近忽神昏谵语，热多烦渴，舌绛，中心黄，脉数。乃邪势内陷，逆传心包之象。急宜清热泄邪，并芳香宣窍，免闭厥致变（《南邪堂医案》）。

安宫牛黄丸
（见前）

秋　燥

秋燥是发生秋季的外感热病。蒲辅周说："秋分、寒露、霜降、立冬，为五之气，主阳明燥金，叫做秋燥。这个季节，雨水少了，自然界万物枝萎叶黄，干枯了，因谓之燥。"但本病有凉燥、温燥的不同，这主要是由秋季气候的偏寒偏热所致。俞根初说："秋深初凉，西风肃杀，感之者多病风燥，此属燥凉。较严冬风寒为轻，若久晴无雨，秋阳以曝，感之者多病温燥，此属燥热。较暮春风温为重。"均说的精辟透彻，值得我们很好的注意。

54. 秋感燥气，右脉数大，伤手太阴气分者，桑杏汤主之。

【提要】指出温燥邪在肺卫的证治。

【语释】秋令感受当令的燥气为病，则为秋燥。秋燥偏于热的，则为温燥；秋燥偏于寒的，则为凉燥。今右脉数大，右寸主肺，数而且大，则温燥伤于肺卫可知。以药测证，当有头痛发热，咳嗽少痰，或胶痰难咯，口鼻干燥，口渴欲饮，舌质红苔薄白等证。因为燥邪是从上而受，这是温燥伤肺，津液受伤所致。治宜辛凉清润，用桑杏汤来主治。

【按语】燥邪自上而受，与风温之证略同，只是季节有别，温燥伤津较著。叶天士《三时伏气外感篇》说："秋深初凉，稚年发热咳嗽，证似春月风温证，但温乃渐热之称，凉即渐冷之意。春月为病，犹是冬令固密之余；秋气感伤，恰值夏月发泄之后。其体质之虚实不同，但温自上受，燥自上伤，理亦相等，均是肺气受病。"也是说明这个精神。

桑杏汤方
（辛凉法）

桑叶一钱　杏仁一钱五分　沙参二钱　象贝一钱　香豉一钱　栀皮一钱　梨皮一钱

水二杯，煮取一杯，顿服之，重者再作服（轻药不得重用必过病所。再一次煮成三杯，其二、三次之气味必变，药之气味俱轻故也。）

[方解] 以桑叶、豆豉轻宣燥热透邪；杏仁苦辛温润，以利肺气；象贝止咳化痰；栀皮清泄上焦肺热；沙参、梨皮润肺生津。共成轻宣燥热，凉润肺金之功。使邪去而津不伤，非常符合"治上焦如羽，非轻不举"之旨，为治温燥之主方。

[临床应用]

（1）本方去梨皮，治脉右数大，议清气分中燥热（《临证指南医案》）。

（2）本方去豆豉、栀皮、梨皮，加花粉、玉竹、甘草，治燥邪咳嗽，温邪咳嗽，或发热，或兼痰血，或兼鼻衄，或咽痛，或舌干，脉右寸大，浮弦，弦数等。顿咳，加夏枯草（《未刻本叶氏医案》）。

（3）本方治当秋燥金司气，肺卫为病，手太阴气分致伤，右寸脉大搏指，以清燥滋液为主（《南雅堂医案》）。

（4）本方治挟燥感冒肺痹兼外感者，均有效。

55. 感燥而咳者，桑菊饮主之。

【提要】指出温燥肺卫证重，津伤较轻的证治。

【语释】感受温燥，肺卫受伤，以咳嗽、头痛、发热为主，而口微渴的，用辛凉轻剂桑菊饮来主治。

桑菊饮方
（见前）

56. 燥伤肺卫阴分，或热或咳者，沙参麦冬汤主之。

【提要】 指出温燥邪在肺卫，伤津较重的证治。

【语释】 温燥上受犯肺，故发热，咳嗽少痰，鼻唇干燥，口渴欲饮水，这是邪在肺卫，燥伤肺胃津液所致。治宜甘寒养阴，用沙参麦冬汤来主治。

【按语】 以上三节，均是讲的温燥，邪在肺卫的证治。但54节为卫分症状较轻，津液已伤；55节为卫分症状较重，津伤甚轻；此节为卫分症状较轻，而津伤为重。如此对比分析，可以看出立方选药的方法。

沙参麦冬汤方
（甘寒法）

沙参三钱　玉竹二钱　生甘草一钱　冬桑叶一钱五分　麦冬三钱　生扁豆一钱五分　花粉一钱五分

水五杯，煮取二杯，日再服。久热久咳者，加地骨皮三钱。

[**方解**] 以沙参、玉竹清养肺胃；麦冬、花粉生津解渴；生扁豆、生甘草益气培中和胃；佐桑叶轻宣燥热。共成清养肺胃，生津润燥之功。久热久咳者，加地骨皮以降肺火，退虚热。

[**临床应用**]

（1）本方加地骨皮，治夏热秋燥致伤，都因阴分不足。

（2）本方去花粉，治胃虚少纳，土不生金，音低气馁，当与清补（《以上俱见《临证指南医案》）。

（3）本方加地骨皮，治身热咳嗽，燥伤肺胃之阴，津液已受耗伤，主以甘寒法（《南雅堂医案》）。

（4）本方去生扁豆、玉竹、甘草，加鲜石斛，鲜生地、甜杏、川贝、连翘，治秋燥热不解，舌赤黄燥，咳呛胸痛，朝凉暮热，此肺热传营（《六因条辨》）。

（5）本主治萎缩性胃炎属于阴虚型者，又治胃阴不足，不饥不食，舌红少苔黄，均有效。

57. 燥气化火，清窍①不利者，翘荷汤主之。

【词解】 ①清窍：耳、目、口、鼻七窍均在上部。清阳出窍，故为之清窍。

【提要】 指出燥干清窍的证治。

【语释】 何廉臣说："温燥，一名燥热，其实燥火症也。"所以温燥之邪，最易化火。火邪上炎，干扰清窍，故可出现耳鸣，目赤，龈肿，咽痛等证。治宜轻宣上焦燥热，用翘荷汤来主治。

翘荷汤
（辛凉法）

薄荷一钱五分　　连翘一钱五分　　生甘草一钱　　黑栀皮一钱五分　　桔梗二钱
绿豆皮二钱

水二杯，煮取一杯，顿服之。日服二剂，重者日三服。

加减法：耳鸣者，加羚羊角，苦丁茶。目赤者，加鲜荷叶，苦丁，夏枯草。咽痛者，加牛蒡子，黄芩。

[方解] 用薄荷辛凉以清头目；连翘、黑栀皮、绿豆皮以清燥火；生甘草、桔梗以利咽喉。共成辛凉清燥火之功。肝脉绕耳轮，耳鸣为燥火伤时，故加羚羊角，苦丁茶。肝开窍于目，目赤为燥火扰肝，故加鲜荷叶、苦丁茶、夏枯草。咽为肺胃门户，咽痛为燥火伤及肺胃，故加牛蒡子、黄芩。

[临床应用]

（1）本方治燥火上郁，龈胀咽痛。当辛凉清上（《临证指南医案》）。

（2）本方加夏枯草、牛蒡子、黄芩、苦丁茶、鲜荷叶，治燥气化火，火刑肺金作咳，气逆上升，清窍不利，致目赤微肿，咽作疼，须从上焦气分证（《南雅堂医案》）。

（3）治如感温燥，微热不恶寒，头胀目胀，鼻干龈肿，唇干咽干，或咽痛呛咳，清窍不利，脉细数，舌红苔薄黄，小便数，大便干。耳鸣加苦丁茶、夏枯草；渴加花粉；咽痛加橄榄；咳甚加象贝母、枇杷叶；咳痰带血加茅根、芦根、竹茹；目赤加菊花、夏枯草；口苦加枯黄芩（《蒲辅周医疗经验》）。

58.　诸气膹郁，诸痿喘呕之因于燥者，喻氏清燥救肺汤主之。

【提要】 指出燥热伤肺的证治。

【语释】《素问·至真要大论》说："诸气膹郁，皆属于肺。"这就是说，凡是一般气病，出现胸中满闷，气上冲逆的现象，多属于肺有燥火所致。所以又说："诸逆冲上，皆属于火。"痿是两腿不用之痿证。《素问·痿论》说："肺热叶焦，发为痿躄。"喘是呼吸迫促，肺气上逆之象。肺热气虚，故为气喘。呕是呕吐，为胃气上逆之象。凡肺胃热盛，津液损伤，则气机上逆，故为呕吐。所以又说："诸痿喘呕，皆属于上。"凡痿躄、气喘、呕吐之由肺胃阴虚的，均可以用喻嘉言的清燥救肺汤来主治。

【按语】以上所数节，论述的皆是温燥。以下补秋燥胜气论7节，论述的皆是凉燥。燥在临床上的表现，也是比较复杂的，何秀山说："喻嘉言谓《生气通天论》，秋伤于燥，上逆而咳，发为痿厥。燥病之要，一言而终。即诸气膹郁，皆属于肺。诸痿喘呕，皆属于上，二条指燥病言明甚，更多属于肺之燥，至左胠胁痛，不能转侧，嗌干面尘，身无膏泽，足外反热，腰痛筋挛，惊骇，丈夫㿗疝，妇人少腹痛，目眛眦疮，则又燥病之本于肝而散见不一者也。而要皆秋伤于燥之微也。故治秋燥病，须分肺肝二脏。"这是很值得参考的。

清燥救肺汤方
（辛凉甘润法）

石膏二钱五分　甘草一钱　霜桑叶三钱　人参七分　杏仁（泥）七分　胡麻仁（炒研）一钱　阿胶八分　麦冬（不去心）二钱　枇杷叶（去净毛，炙）六分

水一碗，煮六分，频频二、三次温服。痰多加贝母、瓜蒌；血枯加生地黄；热甚加犀角、羚羊角，或加牛黄。

[方解] 桑叶轻宣肺燥以祛邪；石膏清肺胃之燥热；阿胶、麦冬、麻仁润肺滋液；人参、甘草培土生金，益气生津；杏仁、枇杷叶以降肺气。共成润燥肃降保肺之功。痰多者，加贝母、瓜蒌以润燥化痰；血枯，加生地黄以养血清热；热甚扰及心包者，加犀角、羚羊角或牛黄，以清心解毒。

[临床应用]

（1）本方加川贝、瓜蒌皮，治经谓"燥金之下，火气承之。"为盛金必受克，气化不行，失其治节，是以咳嗽痰多，大小便阻（《南雅堂医案》）

（2）本方治秋燥烦热口渴，舌赤无苔，夜则热甚，咳唾痰血，此热伤肺络（《六因条辨》）。

（3）治诸气膹郁之属肺者，属于肺之燥也。诸痿喘呕之属于上者，亦属于肺之燥也。清燥救肺汤，大约以胃气为主，胃土为肺金之母也（《医门法律》）。

（4）治肺燥喘咳，痰粘咽干者。口渴加花粉；烦热加知母（《蒲辅周医疗经验》）。

补秋燥胜气论

1. 秋燥之气，轻则为燥，重则为寒，化气为湿，复气为火。

【提要】指出燥气胜复的情况。

【语释】王孟英《温热经纬》说："以五气而论，则燥为凉邪，阴凝而燥，

乃其本气。"所以说秋燥之气，轻则为燥，重则为寒。阳明燥金主令之时（秋分到立冬），恰值太阴湿土主令（从大暑到白露）之后，且土生金，湿土为其母气；以与寒皆属阴邪，故化气为湿。王孟英又说："但秋燥二字，皆从火者，以秋承夏后，火之余炎未熄也，若火既就之，阴竭则燥，是其标气。治分温润凉润二法。然金曰从革，故本气病少，标气病多。"所以复气为火。

【按语】燥与湿相对，凡治燥病，先辨凉温。费晋卿说："燥者干也，对湿言之也。立秋以后，湿气而燥气来。初秋尚热，则燥而热；深秋既凉，则燥而凉。以燥为金体，而以热与凉为之用，兼此二义，方见燥字圆活，法当清润温润。"蒲辅周也说："叶氏所谓秋燥一证，颇似春温风温，肺先受病；沈氏所谓燥乃微寒之气。秋气凉劲肃杀，感之而病者为凉燥；着气未消，秋阳过盛，感之而病者，则为温燥。"

2. 燥伤本脏，头微痛，恶寒，咳嗽稀痰，鼻塞，嗌①塞，脉弦，无汗，杏苏散主之。

【词解】①嗌：音义 yì，指咽喉。

【提要】指出凉燥的证治。

【语释】肺为金脏，燥属阳明燥金，故燥邪善伤肺。凉燥上受，肺卫不和，故头微痛恶寒。凉燥袭肺，肺气上逆，津聚不布而为痰，故咳嗽稀痰。肺开窍于鼻，喉为肺之门，燥邪伤肺，故鼻干、咽喉干燥。肺主皮毛，燥凉外袭，毛孔微密，故脉弦无汗。治宜宣肺化痰解表，用杏苏散来主治。

杏 苏 散 方

苏叶　半夏　茯苓　前胡　苦桔梗　枳壳　甘草　生姜　大枣（去核）橘皮　杏仁

加减法：无汗，脉弦甚或紧，加羌活，微透汗。汗后咳不止，去苏叶、羌活加苏梗；兼泄泻腹满者，加苍术、厚朴；头痛兼眉棱骨痛者，加白芷；热甚加黄芩；泄泻腹满者不用。

[方解] 以苏叶、前胡轻宣达表，微发其汗；杏仁、桔梗、枳壳宣肺降气；半夏、橘皮、茯苓化痰理气；甘草调和诸药；生姜、大枣以和营卫。共成发表宣化之功。无汗脉弦或紧，是寒束较重，毛窍微密，故加羌活，微透其汗，汗后咳不止，是表解而肺气仍不畅，故去苏叶、羌活之解表，加苏梗以理气；兼泄泻腹满，是脾有湿滞，故加苍术、厚朴；头痛兼棱骨痛者，是阳明经头痛，故加白芷；热甚舌黄者，故加黄芩以苦寒清热，泄泻腹满者，恐是脾气虚寒，故不用黄芩。

[临床应用]

（1）本方治恶寒，头微痛，鼻塞咽阻，咳嗽，并吐痰沫，脉弦而不汗出。

肺为燥气所搏故也，治以苦温，佐以甘辛，乃合（《南雅堂医案》）。

（2）参苏饮（即本方去杏仁加人参、葛根），治感冒风寒伤肺，咳嗽嚏唾痰涎，发热恶寒。若喘，依本方去人参，加杏仁，名杏苏饮（《医宗金鉴杂病心法》）。

（3）本方治秋感凉燥而痛者，初起头痛，身微热，微恶寒，喉痒，呛咳，无汗鼻塞，形似伤寒，唯唇干咽燥，脉浮细数，右大于左，舌红苔白而干燥。若咽痛，加马兜铃、射干、橄榄；头痛甚，加僵蚕，蔓荆子；口干，加花粉、麦冬；烦热，加知母、生石膏；气促痰粘，加苏子、桑皮；有食滞，加山楂炭、麦芽，胸胁满，加炒枳实、竹茹；呕者，加枇杷叶、半夏（《蒲辅周医疗经验》）。

（4）本方加香附、竹茹、通草，治素患脘腹胀痛，进食嘈杂呕逆，少眠多梦。近日外感流涕，头痛恶寒，咳嗽痰白，胸闷脘满，脊背酸楚，肢体发热，二便调，饮食可。舌苦薄白，脉象濡缓。此素体中焦失调，湿热郁内，骤感凉燥，肺气失宣（《吴少怀医案》）。

3. 伤燥，如伤寒太阳证，有汗，不咳，不呕，不痛者桂枝汤小和之。

【提要】指出凉燥表虚的证治。

【语释】感受凉燥，头痛身痛，恶风寒，好像伤寒太阳证一样，但有鼻咽干燥为特点。如果有汗出，不咳、不呕、不痛的，这是感伤凉燥，因凉燥比寒邪轻，故用小剂量的桂枝汤以小和其营卫。

桂枝汤
（见前）

4. 燥金司令，头痛、身寒热，胸胁痛，甚则疝瘕[①]痛者，桂枝柴胡各半汤加吴萸、楝子、茴香、木香汤主之。

【词解】①疝瘕：病名。又名瘕疝。蛊，因风寒与腹内气血相结而致。其证腹皮隆起，推之可移，腹痛牵引腰背。

【提要】指出凉燥伤肝的证治。

【语释】秋分、寒露、霜降、立冬，为燥金司令之时，在这个时间，病人表现为头痛，发热恶寒，口鼻干燥的，这是凉燥伤于肺卫所致。燥气属金，金胜可以克木，肝脏属木，《灵枢·经脉》篇说："足厥阴之脉，循股，入阴中，环阴器，抵小腹，挟胃属肝络胆，上贯膈，布胁肋。"令燥气伤肝，肝气不舒，寒邪凝结，故胸胁痛，甚则小腹隆起，而为疝瘕病。这是肺病与肝病并见，表里同病的现象。治宜解表散寒，理气通络止痛，用桂枝柴胡各半汤加吴茱萸、楝子、茴香、木香汤来主治。

柴胡桂枝各半汤加吴萸、楝子、茴香、木香汤方

（治以苦温，佐以甘辛法）

桂枝　吴茱萸　黄芩　柴胡　人参　广木香　生姜　白芍　大枣（去核）川楝子　小茴香　半夏　炙甘草

[**方解**] 以桂枝汤调和营卫，散寒止痛；小柴胡汤疏肝透邪；二方合用，《外台秘要》叫柴胡桂枝汤，善治心腹卒痛。加吴茱萸、茴香温肝散寒；川楝子、木香理气止痛。共成疏解外邪，散寒止痛之功。

[**临床应用**]

（1）本方治当秋燥金司令，寒热头痛，胸胁痛，此金胜克木，表里俱病，宜达少阳之气，由太阳外出，故从足经例治。主以苦温通降之剂，并用芳香定痛者为佐（《南雅堂医案》）。

（2）治少腹冷痛，兼有恶寒者，有卓效。

5. 燥淫传入中焦，脉短而涩，无表证，无下证，胸痛，腹胁胀痛，或呕，或泄，苦温甘辛以和之。

【提要】指出凉燥伤肝及脾的症状及治疗原则。

【语释】凉燥首伤上焦肺卫，若病不解，则传入中焦。短脉是不及本位，《濒湖脉学》说："两头缩缩名为短。"又说："短脉属肺。"崔紫虚《脉诀》说："浮短伤肺。"涩脉主血少，精伤，李濒湖说："涩缘血少或伤精。"今脉短而涩，知是肺受燥邪，津液受伤之象。既无发热恶寒之表证，故不可用汗法；又无腹满便闭之里证，故不可用下法。惟胸痛，这是燥邪伤肝，肝气不舒。腹胀满痛，这是肝气乘脾，肝脾不和。或呕，这是肝气犯胃，胃气上逆。或泄，这是肝气乘脾，脾气下陷。因为病情无定，所以只能提出治疗原则，而不能具体出其方剂。《素问·至真要大论》说："燥淫于内，治以苦温，佐以甘辛。"所以其治疗原则，就是苦温甘辛之法以调和之。

6. 阳明燥证，里实而坚，未从热化，下之以苦温；已从热化，下之以苦寒。

【提要】指出燥入中焦，大便闭结的攻下方法。

【语释】燥邪上受，首先犯肺，其病不解，传入中焦。出现腹部坚满，大

便闭结。此时当用下法无疑，但下法有寒下，温下的不同，如何来辨证施治呢？假如脉象短涩兼紧，面色青黄，舌淡苔浊色白，这是里实而未从热化，当用温下法，以苦温之剂如大黄附子细辛汤，或新方天台乌药散下之。如果脉数而坚，面赤舌苔黄甚，或如沉香色，或如灰黄色，或老黄色，或中有断纹，这是里实已从热化，当用寒下法，以苦寒之剂如三承气汤之类下之。

7. 燥气延入下焦，搏于血分，而成癥①者，无论男妇，化癥回生丹主之。

【词解】 ①癥：病名。指腹腔内痞块。一般以隐见腹内，按之有形可验，坚硬不移，病有定处者为癥。即积聚病之积。

【提要】 指出燥入下焦，与血分相结的证治。

【语释】 凉燥之邪，由上焦而中焦，久而不解，延入下焦，与腹内之血分相结，而成痞块，从腹外触之，坚硬有形，推之不移，痛有定处。这是燥邪与血相结所致。不论男女，均宜活血逐瘀，通络消癥，用化癥回生丹来治疗。

化癥回生丹方

人参六两　安南桂二两　两头尖二两　麝香二两　片子姜黄二两　公丁香三两　川椒炭二两　虻虫二两　京三棱二两　蒲黄炭一两　藏红花二两　苏木三两　桃仁三两　苏子霜二两　五灵脂二两　降真香二两　干漆二两　当归尾四两　没药二两　白芍四两　杏仁三两　香附末二两　吴茱萸二两　元胡索二两　水蛭二两　阿魏二两　小茴香炭二两　川芎二两　乳香二两　良姜二两　艾炭二两　益母膏八两　熟地黄四两　鳖甲胶一斤　大黄八两（共为细末，以高米醋一斤半，熬浓，晒干为末，再加醋熬，如是三次，晒干，末之）。

共为细末，以鳖甲、益母、大黄三胶和匀，再加炼蜜为丸，重一钱五分，蜡皮封护。用时温开水和，空心服。瘀甚之证，黄酒下。

——治癥结不散不痛。

——治癥发痛甚。

——治血痹。

——治妇女干血痨证之属实者。

——治疟母左胁痛而寒热者。

——治妇女经前作痛，古谓之痛经者。

——治妇女将欲行经而寒热者。

——治妇女将欲行经，误食生冷腹痛者。

——治妇女经闭。

——治妇女经来紫黑甚至成块者。

——治腰痛之因于跌扑死血者。

——治产后瘀血，少腹痛拒按者。

——治跌扑昏晕欲死者。

——治金疮棒疮之有瘀滞者。

［方解］本方是从《金匮》鳖甲煎丸与回生丹化裁而成的。以参、桂、椒、姜，通补阳气；芍、地，守补阴液；益母膏通补阴气而消水气；鳖甲胶通补肝气而消癥瘕。此外，有芳香药通络化浊；又配合食血虫类药物，以走络中气分，或走络中血分；更以大黄醋制三次，使入病所而不致损伤其他脏腑。

8. 燥气久伏下焦，不与血搏，老年八脉①空虚，不可与化癥回生丹，复亨丹主之。

【词解】①八脉：就是奇经八脉。即阴维脉、阳维脉、阴跷脉、阳跷脉、冲脉、任脉、督脉、带脉。

【提要】指出燥伏下焦，成为疝瘕的证治。

【语释】凉燥之邪，长久深伏下焦，一般多与血相搏，结为痞块。今因老年八脉空虚，燥邪不与血相搏结，多不结成验之有形，着而不移的癥块，而成痛发时有形，痛止无形的疝瘕一类疾患，因此不可用活血化瘀通络消癥的化癥回生丹，当以温养温燥并用，用复亨丹来主治。

复亨丹方

（苦温甘辛法）

倭硫黄十分（按倭硫黄者，石硫黄也，水土硫黄断不可用）　鹿茸（酒炙）八分　枸杞子六分　人参四分　云茯苓八分　淡苁蓉八分　安南桂四分　全当归（酒浸）六分　小茴香六分（酒浸，与当归同炒黑）　川椒炭三分　草薢六分　炙龟板四分

益母膏和为丸，小梧桐子大，每服二钱，日再服；冬日渐加至三钱，开水下。

［方解］以倭硫黄补下焦真阳，又不伤阴；鹿茸、人参、杞子、茯苓、苁蓉补养奇经；肉桂、小茴、川椒、当归、丁香、草薢温通经脉；炙龟板、益母膏育阴养血。共成温养温燥，扶阳益阴兼顾之功。

卷二 中焦篇

中焦在部位上，指自胸膈至脐部。在脏腑指胃与脾。在病程上，指温病的极期。在证候群，指面目俱赤，语声重浊，呼吸俱粗，大便闭，小便涩，舌苔老黄，甚则黑有芒刺，但恶热，不恶寒，日晡益甚等。

风温 温热 温疫 温毒 冬温

1. 面目俱赤，语声重浊，呼吸俱粗，大便闭，小便涩，舌苔老黄，甚则黑有芒刺，但恶热，不恶寒，日晡①益甚者，传至中焦，阳明温病也。脉浮洪躁甚者，白虎汤主之；脉沉数有力，甚则脉体反小而实者，大承气汤主之。暑温、湿温、温疟，不在此例。

【词解】①日晡：指下午3～5时左右。

【提要】指出中焦（阳明）温病的提纲。

【语释】阳明之经脉绕面，《灵枢·经脉》篇说："足阳明之脉，起于鼻，交頞中，旁约太阳之脉，下循鼻外，入上齿中，还出挟口环唇，下交承浆却循颐后下廉，出大迎，循颊车前，上耳前，过客主人，循发际，至额颅。"邪热由上焦传入中焦，胃受热灼，故面赤。火邪炎上，故目赤。肺主气，为声音之门，胃热炽盛，上灼肺金，故语声重浊，呼吸气粗，胃肠相通，热结于肠，则大便闭。热迫小肠，则小便涩少。热入胃腑，津液受伤，故舌苔老黄，甚则黑有芒刺。邪热已由上焦肺卫，传入中焦阳明之里，故但恶热，不恶寒。日晡是阳明旺时，故其恶热，到日晡益甚。出现以上这些现象，这就是温邪已由上焦，传至中焦，而为阳明温病的特点了。

阳明温病，既可用清法，也可用下法，这主要取决于脉象和兼证。如果脉浮洪而躁甚，说明病邪在阳明之经，病位近表，正气抗邪犹有向外之势。《伤寒论》有脉浮禁下之例，故不能用下法。若兼苔黄大热，大渴，大汗出的，治宜清阳明经热，以清热保津，用白虎汤来主治。

如果脉沉数有力，甚则脉不洪大而反小实的，这是邪热入于阳明之腑，病位在里，正气抗邪已完全趋归于里，用清法已不能解决问题。若兼舌苔老黄，甚则黑有芒刺，腹胀满，大便闭的，治宜苦寒攻下，用大承气汤来主治。

总之，本节是阳明温病的提纲。暑温、湿温、温疟病，不包括在内。

白虎汤
（方见上焦篇）

大承气汤方

大黄六钱　芒硝三钱　厚朴三钱　枳实三钱

水八杯，先煮枳、朴，后纳大黄、芒硝，煮取三杯，先服一杯，约二时许，得利止后服。不知，再服一杯，再不知，再服。

[方解] 本方为苦辛通降，咸寒泄热之法。以大黄苦寒泄热，荡涤肠胃；芒硝咸寒，软坚润燥；枳实、厚朴苦温行气，破结除满；共成通里实泻热结之功。为寒下法的峻剂。

[临床应用]

（1）阳明病脉迟，虽汗出不恶寒者，其身必重，短气腹满，而喘，有潮热者。

此外欲解，可攻里也，手足濈然而汗出者，此大便已硬也。阳明病潮热，大便微硬者。

阳明病，谵语有潮热，反不能食者，胃中必有燥屎五六枚也。

二阳并病，太阳证罢，但发潮热，手足漐漐汗出，大便难而谵语者，下之则愈。

大下后六七日不大便，烦不解，腹满者，此有燥屎也。

病人小便不利，大便乍难乍易，时有微热，喘冒不得卧者，有燥屎也。

伤寒六七日，目中不了了，睛不和，无表里证，大便难，身微热者。

阳明病，发热汗多者。

发汗不解，腹满痛者。

少阴病，得之二三日，口燥咽干者。少阴病六七日，腹胀不大便者（《伤寒论》）。

（2）腹满不减，减不足言。下利三部脉皆平，按之心下坚者。

下利，脉迟而滑者。

下利瘥后，至其年月日复发者，以病不尽故也。

痉为病，胸满口噤，卧不着席，脚挛急，必齘齿。

产后七八日，无太阳证，少腹坚痛，此恶露不尽，不大便，烦躁发热，切脉微实，再倍发热，日晡时烦躁者，不食，食则谵语，至夜即愈（《金匮要略》）。

（3）凡脉沉细数，为热在里，又兼腹满咽干，或口燥舌干而渴者。或六七日不大便，小便自如。或目中瞳子不明，无外证者。或汗后脉沉实者。或下利三部脉皆平，心下坚者。或连发汗已，不恶寒者。或已经下，其脉浮沉按之有力者（《总病论》）。

（4）治大实大满，满则胸腹胀满，状若合瓦，大实则不大便也。痞满燥实四证俱备则用之。杂病则进退用之（《医垒元戎》）。

（5）仲景所用大承气汤者，二十五证，虽曰各异，然即下泄之法也。其法虽多，不出大满，大热，大实，其脉沉实滑者之所当用也（《内台方议》）。

（6）治癫狂热壅，大便秘结（《古今医统》）。

（7）治病人热甚，脉来数实，欲登高弃衣，狂言骂詈，不避亲疏。盖阳盛则四肢实，实则能登高也（《伤寒绪论》）。

（8）热厥者，初病身热，然后发厥，其人畏热，扬手掷足，烦躁饮水，头汗，大便秘，小便赤，怫郁昏愦。盖当下失下，气血不通，故四肢逆冷，所谓热深则厥深，所谓下证悉具见厥逆者，此也（《直指方》）。

（9）治舌四边微红，中央见灰黑色。又治舌见黄苔，黑点乱生者，其证必渴而谵语。又治舌见灰黑色，有黑纹，脉实者（《小青囊》）。

（10）治痢疾大热腹满，痛如锥刺，口舌干燥或破裂，大便日数十百行，或便脓血者。又治狂证大言骂詈，昼夜不眠，饮啖过常，胸腹满，大便不通者（《类聚方广义》）。

（11）治胃实谵语，五六日不大便，腹满烦渴，并少阴舌干口燥，日晡发热，脉沉实者（《医宗正传》）。

2. 阳明温病，脉浮而促者，减味竹叶石膏汤主之。

【提要】指出热伤胃津的证治。

【语释】阳明温病，就是如上节所言的症状，只是没有阳明腑实，腹满便闭之证。而只有身热不退，口渴，脉象浮数而时一止。《脉经》说："促脉来去数，时一止复来。"《濒湖脉学》也说："促脉数而时一止。"《伤寒论34条》说："太阳病，桂枝证，医反下之，利遂不止，脉促者，表未解也。"说明这是邪入阳明，腑气未实，正气抗邪，犹有外出之势。治宜清热生津，用减味竹叶石膏汤来主治。

减味竹叶石膏汤方

（辛凉合甘寒法）

竹叶五钱　石膏八钱　麦冬六钱　甘草三钱

水八杯，煮取三杯，一时服一杯，约三时服尽。

[**方解**] 以石膏、竹叶辛寒清热；甘草、麦冬甘寒养阴；共成清热养阴之功。

[**临床应用**]

（1）本方加知母、半夏，治脉数身热面赤，自汗不止，神气昏沉，多睡息鼾，语难出，身重难以转侧。是热邪内灼，胃液枯涸，不足以供灌输，致筋骨懈弛，神机不运。宜急用甘凉之品，泄热濡津（《南雅堂医案》）。

（2）竹叶石膏汤加知母（即本方加半夏、人参、粳米、知母），治右脉未和，热多口渴，若再劫胃汁，怕有脘痞不饥之事。当清热生津，仍佐以理痰（《临证指南医案》）。

（3）竹叶石膏汤治伤寒解后，虚羸少气，气逆欲吐者（《伤寒论》）。

3. 阳明温病，诸证悉有而微，脉不浮者，小承气汤微和之。

【提要】指出阳明温病腑实轻证的治法。

【语释】阳明温病，如第一节所言之症状，并有腑实的，这些症状虽皆悉俱，但程度比较轻微，而且脉不浮的，说明邪热入里，正气抗邪亦全面趋向于里，由其症状较轻，治宜轻泄阳明，略通腑气，用小承气汤微和其胃气。

4. 阳明温病，汗多谵语，舌苔老黄而干者，宜小承气汤。

【提要】指出阳明腑实谵语的证治。

【语释】阳明温病如第一节所言，由于邪热入里，迫津外泄，故出汗多。但阳明病的汗出与太阳病的汗出不同，阳明汗出是里热外泄；太阳汗出是卫表不固。阳明汗出必恶热；太阳汗出必恶寒。邪热入胃，胃之络上通于心，故谵语。但阳明病之谵语与邪入手厥阴心包络之谵语，亦不相同。阳明之谵语，神识并不太昏迷，呼之能应，必伴有苔黄便秘；邪入心包之谵语，则神识昏迷，呼之不应，必伴有舌绛无苔，绝无腑实症状。由于邪热入里，阳明腑实，津液受灼，故舌苔老黄而干燥无津。所以此谵语为阳明腑实所致。治宜轻泻阳明腑实，用小承气汤。腑实一通，谵语汗出等自止。

5. 阳明温病，无汗，小便不利，谵语者，先与牛黄丸；不大便，再与调胃承气汤。

【提要】指出温病谵语的辨证论治。

【语释】阳明温病如第一节所言。但阳明温病，一般应高热多汗，今无汗而小便不利，则大便未定成硬。《伤寒论》185条说："伤寒发热，无汗，呕不能食。而反汗出濈濈然者，是转属阳明也。"203 条又说："以亡津液胃中干燥，故令大便硬，当问其小便日几行。若本小便日三四行，今日再行，故知大便不久出，今为小便数少，以津液当还入胃中，故知不久必大便也。"现在无汗而小便不利，所以很可能不是阳明腑实证。但同时又出现谵语，这个谵语可能是邪入心包所致。所以应先与安宫牛黄丸以清心解毒，芳香开窍，心包热退，则谵语自止。今与牛黄丸，谵语不止，又大便不通，说明不是病在心包，而是病在胃肠。胃热盛上熏于心所致。治以清泻胃热，再用调胃承气汤治疗。

6. 阳明温病，面目俱赤，肢厥，甚则通体皆厥，不瘈疭[①]，但神昏，不大便，七八日以外，小便赤，脉沉伏，或并脉亦厥，胸腹满坚，甚则拒按，喜凉饮者大承气汤主之。

【词解】①瘈疭：瘈同瘛，均音赤 chì；疭，音棕 zòng。病证名。又作瘛疭或瘈疭。又称抽畜、搐搦、抽风。瘈，筋脉拘急而缩；疭，筋脉缓疭而伸。手足伸缩交替，抽动不已，称为瘈疭。

【提要】指出热深厥深的证治。

【语释】阳明温病，面目俱赤，全如第一节所言。但四肢厥冷，甚则全身皆厥冷，热邪内闭，阳气不能外达所致。所谓热深厥深，就是指此而言。不抽搐痉挛，但神识昏迷，大便不通，已七八天以上，小便短赤。《素问·至真要大论》说："诸风掉眩，皆属于肝。"今不抽风，说明病不在厥阴。心包为心主之宫城，代心用事。今神识昏迷，伴有七八日大便不通，则知非邪入心包。大便不通，小便短赤，说明热邪结于胃腑，腑气不通，邪热没有出路。脉象沉伏有力，甚或按之至骨仍摸不到脉象的，这就叫脉厥。亦叫脉脱。脉厥也有虚有实，今脉厥与大便不通，七八日以上，小便赤并见，而且有胸满，腹部胀满坚硬，甚则患者怕用手触按，并渴喜凉饮。这是热而且实，闭阻胃腑，阳气不能通达，是典型的阳明腑实证。治宜泻热通便，用大承气汤来主治。

【按语】《伤寒论·厥阴病》篇说："凡厥者，阴阳气不相顺接，便为厥。厥者，手足逆冷者是也。"厥有寒厥，热厥的不同，但不论寒厥与热厥，其病理均是阴阳气不相顺接。寒厥者，阳虚寒盛，四肢失于温煦，故手足厥冷。热厥者，乃邪热内郁，阳气不能外达，故也可手足厥冷。在症状上，寒厥者，必口中和，小便清长，大便如常或溏薄，舌淡少苔，脉微细或脉脱（即脉厥）。热厥者，则必口中燥，小便短赤，大便燥结，舌红苔黄，脉沉伏有力或脉脱。寒厥者，面色㿠白，两目清明。热厥者，则面色红赤，两目白睛亦赤。寒厥者，四肢厥冷，必过肘膝。热厥者，一般四肢厥冷，不过肘膝。热深厥深者，例外，但有其他症状可辨。

7. 阳明温病，纯利稀水无粪者，谓之热结旁流，调胃承气汤主之。

【提要】指出热结旁流的证治。

【语释】阳明温病如第一节所言，由于肠道有坚硬之燥屎，而闭结不下，从而肠蠕动加快，使肠液从肠壁内，燥屎旁流出，故纯利稀水，并无粪便，这就叫做热结旁流。固肠中既有燥粪，又有邪热，虽然稀水旁泄，而燥粪仍不能下。所下之稀水，恶臭异常；有的患者泻利时肛门有灼热感。治宜软坚解热泻下，用调胃承气汤来主治。

【按语】热结在里，阳明腑实，不一定均是大便闭结，而热结旁流，就是例证。吴又可《温疫论》说："热结旁流，协热下利，大便闭结，大便胶闭，总之邪在里。其证不同者，在乎通塞之间耳。"很能说明这个问题。

8. 阳明温病，实热壅塞为哕者下之。连声哕，中焦；声断续，时微时甚者，属下焦。

【提要】指出温病呃逆的辨证和治则。

【语释】阳明温病如第一节所言，由于实热壅塞胃腑，大便不通，气机不能下行而上逆的，可用寒下法以泻热通便。便通气降，则呃逆自止。这正如《金匮要略·呕吐哕病》篇说："哕而腹满，视其前后，知何部不利，利之愈。"是同一精神。如果呃逆连声，声高有力，声短而频的，这是中焦热盛，膈（胃）气上逆所致，故属中焦。如果"呃逆时断时续，时轻时重，呃逆声低无力，半时一呃的，多肾气亏虚，不能纳气，气机上逆所致。故云属下焦。

【按语】今之呃逆，古名为哕，同是一病。《景岳全书·杂证谟》说："呃逆一证，古无是名，其在《内经》本谓之哕。因其呃呃连声，故今以呃逆名之，于义亦妥。"在辨证上，一般以呃声洪亮有力，频繁相连者，多实；呃声怯弱无力，半时一声者，多虚。全身情况良好，突然发病者，多实；全身衰弱，在疾病过程的后期发病者，多虚。《张氏医通》说："呃逆在辨寒热，寒热不辨，用药立毙。凡声之有力而连续者，虽有手足厥逆，大便必坚，定属火证，下之则愈。其声低怯而不能上达于咽喉，或时郑声，虽无厥逆，定属虚寒。"在治疗上，应当辨证求因，审因论治。如"太阴湿温，气分痹郁而哕者，宜宣痹汤。"再如本节"阳明温病，实热壅塞为哕者，下之"等。吴又可《温疫论》说："胃气逆，则为呃逆，吴中称为冷呃，以冷为名，遂指为胃寒，不知寒热皆令呃逆，且不以本证相参，尚执俗语为寒，遂投丁香姜桂，误人不少。按治法各从其本证而消息之。如见白虎证，则投白虎；见承气证，则投承气；膈间郁闭，则宜导痰；如果胃寒，丁香柿蒂散宜之。要之治本证，其呃自止，他可类推矣。"这都是经验有得之谈，很值得我们参政。

9. 阳明温病，下利谵语，阳明脉实，或滑疾者，小承气汤主之；脉不实，牛黄丸主之；紫雪丹亦主之。

【提要】 指出温病谵语的辨证和治疗。

【语释】 阳明温病如第一节所言，出现协热下利或热结旁流，同时伴有谵语的，这是由于阳明腑实，还是邪入心包呢？主要取决于脉象，以做诊断的标准。如果右脉实大有力，或出现滑疾之象的，这是阳明实热，其气上逆所致。治宜泻热通腑，用小承气汤来主治。如果阳明之脉不实，那就是既不实大有力，又不滑疾，这说明病不在胃腑，而是邪入心包所致。治宜清心芳香开窍，用安宫牛黄丸来主治；也可以用紫雪丹来主治。

【按语】 温热病之谵语，一般不外阳明腑实和邪入心包之两途。但也有神虚谵语的，不可不知。《温疫论·神虚谵语》说："应下稽迟，血竭气耗，内热烦躁，诸下证具，而数下之，渴热并减，下证悉去。五六日后，谵语不止者，不可以为实，此邪气去，元神未复，宜清燥养荣汤（知母、天花粉、白芍、陈皮、甘草、当归、地黄汁、灯心草），加辰砂一钱。"用辰砂取其安神，量用一钱，似为太多，恐其中毒。

【又按】 大承气汤、小承气、谓胃承气汤及厚朴三物汤，其鉴别均详于著《金匮要略语释》，滋不多赘。《温疫论》说："三承气汤，功用仿佛。热邪传里，但上焦痞满者，宜小承气汤。中有坚结者，加芒硝软坚而润燥。病久失下，虽无结粪，然多黏腻结臭恶物，得芒硝则大黄有荡涤之能。设无痞满，惟存宿结，而有瘀热者，调胃承气汤宜之。三承气功效俱在大黄，余皆治标之品也。不耐汤药者，或呕或畏，当为细末，蜜丸汤下。"对三承在功效上的鉴别，分析的扼要准确可谓要言不烦，颇切实用。

小承气汤方

（苦辛温法重剂）

大黄五钱　厚朴二钱　枳实一钱

水八杯，煮取三杯，先服一杯，得宿粪，止后服。不知，再服。

[方解] 以大黄苦寒泻热，荡涤肠胃；厚朴、枳实苦温行气，破结除满。共成泻热通便除满之功。

[临床应用]

（1）阳明病，其人多汗，以津液外出，胃中燥，大便必硬，硬则谵语。

阳明病，谵语，发潮热，脉滑而疾者。

太阳病，若吐若下，若发汗，微烦，小便数，大便因硬者。

下利谵语者，有燥屎也（《伤寒论》）。

（2）治痞实而微满，状若饥人食饱，腹中无转矢气，心下痞，大便或通，热甚（《医垒元戎》）。

（3）治六七日不大便，腹胀满闷，病在阳明，无表证，汗后不恶寒潮热，狂言而喘者（《医学正传》）。

（4）顺气散（即本方），治中热在胃而能食，小便赤黄，微利，至不欲食为效，不可多利（《保命集》）。

（5）顺气散（即本方），治消中者，热在胃而能饮食，小便赤黄，以此下之，不可多利，微微利，至不欲食为愈（《拔萃方》）。

（6）治痢初发，精气甚盛，腹痛难忍，或作胀闷，里急后重，数至圊而不能通，窘迫甚者（《入门良方》）。

（7）治少阴病，手足厥冷，大便秘，小便赤，脉沉而滑者（《伤寒绪论》）。

（8）三化丸（即本方）去胸中宿食，菀蕴之热（《幼科发挥》）。

（9）治腹满而大便硬者（《方极》）。

（10）治腹满大便不通者。

汗多，大便硬，谵语者。

发潮热，大便初头硬，后必溏者。

微烦，小便数，大便硬者。

下利谵语者。大便不通，哕而谵语者（《方极》）。

调胃承气汤

（热淫于内，治以咸寒，佐以甘苦法）

大黄三钱　芒硝五钱　生甘草二钱

[**方解**] 以大黄苦寒泻热，荡涤肠胃；芒硝咸寒，软坚润燥；生甘草甘缓；使硝、黄缓缓留中，以清泄胃热。故名调胃承气。

[**临床应用**]

（1）发汗后恶寒者，虚故也。不恶寒，但热者，实也，当和胃气。

太阳病未解，阴阳脉俱停，必先振慄，汗出而解。但阳脉微者，先汗而解。但阴脉微者，下之而解。若欲下之。

太阳病过经十余日，心下温温欲吐，而胸中痛，大便后溏，腹微满，郁郁微烦，先此时自极吐下者。

阳明病，不吐，不下，心烦者。

太阳病，三日发汗不解，蒸蒸发热者，属胃也。

83

伤寒吐后腹胀满者。大便不通，胃气不和者（《伤寒论》）。

（2）治实而不满者，腹如仰瓦，腹中转矢气，有燥粪，不大便而谵语，坚实之证，宜用之（《医垒元戎》）。

（3）治伤寒发狂烦躁，面赤脉实（《卫生宝鉴》）。

（4）治热留胃中，发斑，及服热药过多，亦发斑。此药主之（《经验良方》）。

（5）治中热，大便不通，咽喉肿痛，或口舌生疮（《口齿类方》）。

（6）治消中，渴而饮食者（《试效方》）。

（7）治太阳阳明，不恶寒反恶热，大便秘结，谵语而呕，日晡潮热者（《医学正传》）。

（8）破棺丹（即本方为末炼蜜丸），治疮疡热极汗多，大渴便秘，谵语发狂（《外科枢要》）。

（9）谓胃丸（即本方为末蜜丸服），治齿痛，血出不止（《玉枢微义》）。

（10）治暑温，面赤，舌苔干黑芒刺，脉沉数有力，十余日不大便，皆下症也。人虽虚，仍亦可以调胃承气汤小和之（《吴鞠通医案》）。

（11）治因汗吐下谵语者，发汗后，热而大便不通者。

服下剂，下利不止，心烦或谵语者。

吐下之后，心下温温欲吐，大便溏，腹微满郁郁微烦者。

吐后腹胀满者（《方机》）。

（12）本方治舌黑生刺，手足日晡潮热者，胃中有燥屎也。又治手发潮热，兼见谵语舌黑者，胃中有燥屎也（《医学见能》）。

牛黄丸
（方论并见上焦篇）

紫雪丹
（方论并见上焦篇）

10. 温病三焦俱急，大热大渴，舌燥，脉不浮而躁甚，舌色金黄，痰涎壅甚，不可单行承气者，承气合小陷胸汤主之。

【提要】指出中焦实热与痰热相结的证治。

【语释】温病上焦不解，传入中焦，胃主肌肉，胃热炽盛，津液耗伤，故大热大渴，口舌干燥。邪热传里，里热亢盛，故脉象不浮而躁动的很厉害。胃之火热上熏，故舌苔金黄色。胃热上熏于肺，肺气失于清肃，由脾上输于肺的津液，皆变痰浊，故痰涎壅甚，吐浊痰涎沫。热在中焦，上熏于肺，郁蒸不解，有延及下焦之势，故云三焦俱急。因胃热亢盛，兼挟痰浊，所以非单用承气汤所能治。治宜导结泻热，清肺降痰，用小承气汤合小陷胸汤来主治。

【按语】《伤寒论》138条说："小结胸病，正在心下，按之则痛，脉浮滑者，小陷胸汤主之。"小承气汤的病变部位在大腹部，以腹满便秘为主证。小陷胸汤的病变部位在心下（上腹胃脘部），以按之痛为主证。临床可以参考。

承气合小陷胸汤方
（苦辛寒法）

生大黄五钱　厚朴二钱　枳实二钱　半夏三钱　瓜蒌三钱　黄连二钱

水八杯，煮取三杯，先服一杯。不下，再服一杯。得快利，止后服。不便再服。

[方解] 以小承气汤泻热导结；黄连苦寒泻心清热；半夏辛温化痰降逆；二药合用，辛开苦降，以治痰热互结。瓜蒌甘寒，润肺清热化痰。共成清热导结，清肺化痰热之功。

11. 阳明温病，无上焦证，数日不大便，当下之。若其人阴素虚，不可行承气者，增液汤主之。服增液汤已，周十二时观之，若大便不下者，合调胃承气汤微和之。

【提要】指出阴虚便闭的证治。

【语释】阳明温病如第一节所言，没有上焦肺卫的症状，惟好几天不大便了，应当用苦寒攻下法。假如其人阴液平素就亏不足，不可用承气诸汤，以苦寒攻下，因苦寒易化燥伤阴之故。这个大便不通，是津液不足，无水舟停，只可滋阴生津润便，用增液汤来主治。服增液汤以后，经过一昼夜的临床观察，若大便仍不通时，可以用增液汤合调胃承气汤，以护阴清热通便。

【按语】温为阳邪，最易伤阴，上焦不解，传至中焦，是病之极盛期，阴液亏虚，大肠失于濡润，无水而舟停。苦寒攻下剂固然可以泻下救阴，但亦有苦寒伤阴之弊。所以先用增液汤大队咸甘寒救阴，以补药之体，作泻药之用，润肠以通便，以固正为主，兼以祛邪。若服后大便仍不下者，再合调胃承气汤，攻补兼施。很有步骤，很有分寸。吴又可亦有此法。《温疫论》说："下证以邪未尽，不得已而数下之，间有两目如涩，舌反枯干，津不利咽，唇口燥裂，缘其肠脏多火而阴亏，今重亡津液，宜清燥养营汤（知母、天花粉、白芍、陈皮、甘草、当归身、地黄汁，加灯心煎服），设热渴未除，里证仍在，宜承气养营汤（知母、当归、白芍、生地黄、大黄、枳实、厚朴）。方法步骤，于此节相同，惟选药似不如此节为精。

增液汤方
(咸寒苦甘法)

元参一两　麦冬（连心）八钱　细生地八钱

水八杯，煮取三杯，口干则与饮，令尽。不便，再作服。

[方解] 以元参咸寒润下，壮水制火；麦冬甘寒滋阴润燥；生地甘寒凉血养阴清热。必须用大量，才能以补药之体，做泻药之用，达到增水行舟之目的。故名增液汤。

[临床应用]

（1）本方加大黄，治暑热已退七八，惟十余日不大便，微有谵语，脉沉。可与轻通阳明，与增液承气法。

（2）本方加大黄，炙甘草，治伏暑潮热复作，四日不大便。燥粪复聚，与增液承气汤微和之（以上俱见《吴鞠通医案》）。

[注] 温病大便闭，其因不外有二：一为燥屎内结；二为热燥液干。前者宜用承气；后者宜用增液。服增液而再不便者，再用增液承气。

12. 阳明温病，下后汗出，当复其阴，益胃汤主之。

【提要】指出温病下后伤阴的证治。

【语释】阳明温病如第一节所言，有阳明腑实证在，用承气之类苦寒攻下，大便通后，而汗出不止。温邪本易伤阴，苦寒攻下亦易伤阴，汗为五液之一，汗出也最易伤阴，应防患未然，当先养其胃阴，因胃为水谷之海，十二经皆禀气于胃，胃阴得复，饮食增加，则诸阴皆可恢复；用益胃汤来主治。

益胃汤方
(甘凉法)

沙参三钱　麦冬五钱　冰糖一钱　细生地五钱　玉竹（炒香）一钱五分

水五杯，煮取二杯，分二次服。渣再煮一杯服。

[方解] 以沙参、麦冬、玉竹清养肺胃之阴；冰糖、细生地甘寒养阴；共成生津养阴之功。

[临床应用]

（1）本方去冰糖、生地，加骨皮、石斛、甘草，治瘳后伏火未清，内热身痛（《临证指南医案》）。

（2）本方去玉竹，以人参易沙参，以白蜜易冰糖，治胃阴不足，常有呕逆之患，复多用辛散耗气诸品，重劫胃中津液，致阳明胃腑益虚。下病失治，势必稿及乎上，喘咳之作，实由于斯。须知六腑以通为补，不但专恃理燥已也。宜进以甘寒法（《南雅堂医案》）。

（3）本方去冰糖、玉竹，加玄参、知母、火麻仁、阿胶、郁李仁、梨汁、荸荠汁，治伏暑热伤津液，大便燥，微有潮热，干咳舌赤，用甘润法（《吴鞠通医案》）。

13. 下后无汗脉浮者，银翘汤主之；脉浮洪者，白虎汤主之；脉洪而芤者，白虎加人参汤主之。

【提要】指出阳明温病下后的变证与治疗。

【语释】阳明温病，用苦寒攻下法以后，大便已通，如出现脉浮的，这是余邪未解，郁于肌表，正气抗邪有外出之势，因而应因势利导，宣表养阴，用银翘汤来主治；如果出现脉浮洪数，这是阳明腑气已通，而阳明经热犹重，故治宜清阳明经热，用白虎汤来主治；如出现脉洪大而芤的，这是泻下后，余热仍在，热伤气阴，邪盛正虚，故治宜清解热邪，补益气阴，用白虎加人参汤来主治。

银翘汤方
（辛凉合甘寒法）

银花五钱　连翘三钱　竹叶二钱　生甘草一钱　麦冬四钱　细生地四钱

[方解]以银花、连翘、竹叶辛凉轻宣郁热，清热解毒；麦冬、生地、甘草甘寒养阴生津清热；共成清热益阴之功。

[临床应用]

（1）本方加石膏、知母、元参、牛黄丸、紫雪丹，治暑温邪传心包，谵语神昏，右脉洪大数实而模糊，势甚危险。

（2）本方去竹叶加元参、丹皮、黄芩，治冬温大势已退，余热尚存，仍须清淡数日，无使邪复（以上俱见《吴鞠通医案》）。

（3）加味银翘汤（即本方去竹叶、麦冬，加葛根、白芍、黄芩、枳壳、白芷、花粉、蝉退、青葙、石膏、红花）治下眼皮肿，以及绕眼红钻者，阳明经风热也（《医学见能》）。

白虎汤、白虎加人参汤
（方论并见前）

14. 下后无汗，脉不浮而数，清燥汤主之。

【提要】指出阳明温病，下后余热未清的证治。

【语释】阳明温病腑实证，用苦寒攻下法以后，大便已通，惟无汗，脉不浮而数，不浮说明无邪郁肌表之象，脉数不解，说明余热未清。已下不可再下，又无阳明经证，故治宜养阴清热解毒，用清燥汤主治。

清燥汤方
（甘凉法）

麦冬五钱　知母二钱　人中黄一钱五分　细生地五钱　元参三钱

水八杯，煮取三杯，分三次服。

加减法：嗽嗽胶痰，加沙参三钱、桑叶一钱五分、梨汁半酒杯、牡蛎三钱、牛蒡子三钱。

[方解] 以麦冬、知母、生地、元参滋阴清热；人中黄清热解毒。咳嗽胶痰，是热邪犯肺，肺津耗伤，故加沙参、桑叶、牛蒡、牡蛎。

[临床应用]

（1）本方去人中黄，加川贝、骨皮、银花露、竹沥，治经月时邪，脉形小数，小为病退，数为余热，故皮腠瘼脱，气血有流行之义；思食欲餐，胃中有醒豁之机，皆佳兆也。第舌赤而中心黄苔，热蒸既久，胃津阴液俱伤，致咽物咽中若阻，溺溲尿管犹痛，咯痰浓厚，宿垢未下，若急遽攻夺，恐真阴再枯矣。故宜存阴为主，而清腑兼之（《临证指南医案》）。

（2）本方加沙参、梨汁、牡蛎，治下后无汗脉数（《医学课儿策》）。

15. 下后数日，热不退，或退不尽，口燥咽干，舌苔干黑，或金黄色，脉沉而有力者，护胃承气汤微和之；脉沉而弱者，增液汤主之。

【提要】指出阳明温病，下后的变证及处理方法。

【语释】阳明温病腑实证，用苦寒攻下法后，大便已通，数日之后，热仍不退，并有口燥咽干，舌苔干燥色黄，或老黄色，脉沉而有力的，说明这是下后余热未尽。数日之后，邪热复盛，热伤津液，邪热复聚于阳明胃腑所致。本应再用下法，但因其津液已伤，故治以养阴泻热攻下，用护胃承气汤轻泻其胃腑。如果脉象沉而弱的，说明热结已去，正气已虚，津伤较甚，故治宜滋阴养液，用增液汤来主治。

【按语】《温热论》说："其脐以上为大腹；或满或胀或痛，此必邪已入里矣，表证必无，或十只存一，亦要验之于舌，或黄甚，或如沉香色，或如灰黄色，或老黄色，或中有断纹，皆当下之。"本节所述舌象，与此相符，故可以再用下法。

护胃承气汤方

（苦甘法）

生大黄三钱　元参三钱　细生地三钱　丹皮二钱　知母二钱　麦冬（连心）三钱

水五杯，煮取二杯，先服一杯，得结粪，止后服，不便，再服。

[**方解**] 以元参、生地壮水制火，养阴清热；丹皮凉血清热；麦冬、知母清热生津；大黄苦寒清热泻下；共成养阴生津，清热泻下之功。

[**临床应用**]

本方去知母加元明粉、生甘草，治冬温，脉沉细之极，舌赤面赤，谵语，大便闭。邪机纯然在血分之里，与润下法（《吴鞠通医案》）。

增液汤

（方见前）

16. 阳明温病，下后二、三日，下证复现，脉下甚沉，或沉而无力，止可与增液，不可与承气。

【校勘】脉下甚沉之下字，《增补评著温病条辨》、《温病条辨白话解》、《增批温病条辨》俱作"不"字。为是。

【提要】指出阳明温病下后的变证及治法。

【语释】阳明温病腑实证，用苦寒攻下法，大便已通，二、三天以后，身热不退，或热退未尽，口燥咽干，舌苔干黑，或金黄色，可下的征象重又出现。这个时候要注意观察患者的脉象，如脉不甚沉，说明已无热结，正气抗邪并不在里；或脉沉无力，这是正虚邪盛，阴津大伤。在这种情况下，不可再下，如再用苦寒攻下，则更伤其阴而损其正，所以治宜生津养阴清热为主，只可给予增液汤，不可给予承气汤。

17. 阳明温病，下之不通，其证有五：应下失下，正虚不能运药，不运药者死，新加黄龙汤主之。喘促不宁，痰涎壅滞，右寸实大，肺气不降者，宣白承气汤主之。左尺牢坚，小便赤痛，时烦渴甚，导赤承气汤主之。邪闭心包，神昏舌短，内窍不通，饮不解渴者，牛黄承气汤主之。津液不足，无水舟停者，间服增液，再不下者，增液承气汤主之。

【提要】指出阳明温病，下之不通的五种证治。

【语释】阳明温病腑实证，本应用苦寒攻下，但攻下之后，而大便仍不通，它的病因和症状，不外五个方面：

第一，其证本应苦寒攻下，但医者辨证不明，不敢攻下，因循失误，以致正气日益亏虚，正虚不能运化药力，这种情况最危险，预后也较差，治宜扶正攻下，虚实兼顾，用新加黄龙汤来主治。这就是邪正合治法。

第二，由于肺与大肠相表里，今腑气不通，邪热上逆而蒸熏于肺，肺失清肃下降之能，肺气上逆，故喘促不宁。肺主输布津液，今津液不能输布，悉变为痰浊涎沫，故痰涎壅滞。肺热邪盛，右寸以候肺，故右脉实大。或者由于肺热壅塞，不能下降，而导致大肠传导失常，大便不通的。这样均宜宣肺通肠，用宣白承气汤来主治。这就叫做脏腑合治法。

第三，由于心火旺盛，移热小肠，故心烦口渴。小肠热壅，必清浊之功能失常，故左脉搏呈现牢坚数实象，小便赤涩疼痛。大肠仍失于传导，腑气不通，大便不行。治宜清小肠通大肠，用导赤承气汤来主治。这就叫二肠同治法。

第四，由于邪热内闭心包，故神识昏迷。心包代心用事，心开窍于舌，邪热扰心，故舌短而说话不清。阳明经热，腑气不通，故饮不解渴，大便不通。邪热内炽，无有出路，既灼心阴，又耗肾液，有痉厥之危，较第5节"无汗，小便不利，谵语者，先与牛黄丸，不大便，再与调胃承气汤"病情尤急。速宜开心包之闭以救手少阴之阴；并急泄阳明之腑以救足少阴之液。用牛黄承气汤来主治。这就叫做两少阴合治法。

第五，由于阳明燥热炽盛，津液耗伤，阴津不能濡润大肠，致大便不行。好比河道水液干浅，舟船不能行驶一样。治宜滋阴通便，先服增液汤，滋养津液，润肠通便。如服增液汤后，大便仍不下的，就应该用增液承气汤既生津养阴，又荡结通便。这就是一腑中气血合治法。

【按语】大便不通，又有大肠交闭之证，不可不知。《温疫论》说："大便胶闭，其人平素大便不实，设遇疫邪传里，但蒸作极臭粘胶，至死不结。但愈蒸愈闭，以致胃不能下行，疫毒无路可出，不下即死。但得粘胶一去，下证自除而愈矣。"可做临床参考。

新加黄龙汤

（苦甘酸法）

细生地五钱　　生甘草二钱　　人参一钱五分（另煎）　　生大黄三钱　　芒硝一钱

元参五钱　　麦冬（连心）五钱　　当归一钱五分　　海参（洗）二条　　姜汁六匙

水八杯，煮取三杯。先用一杯，冲人参汁五分、姜汁二匙，顿服之，如腹中有响声，或转矢气者，为欲便也；候一、二时不便，再如前法服一杯，候二十四刻，不便，再服第三杯；如服一杯，即得便，止后服，酌服益胃汤一剂（益胃汤方见前），余参或可加入。

[方解] 本方系从陶节菴之黄龙汤加减而成。以人参、甘草补益正气；大黄、芒硝泻热软坚，荡涤肠胃；麦冬、生地、元参、当归滋阴润燥，养血益阴；海参滋补阴养；姜汁宣通气结；其成攻补兼施，益气养阴攻邪之功。

[临床应用]

（1）黄龙汤（即大承气汤加人参、甘草、当归、桔梗、姜枣），治热传里，胃有燥屎，心下硬痛，身热口渴，下利纯清水（《成方切用》）

（2）黄龙汤，治证本应下，耽迟失治，或为缓药因循，火邪壅闭，耗气搏血，精神殆尽，邪火独存，以致循衣摸床，撮空理线，肉瞤筋惕，肢体振战，目中不了了。皆缘应下失下之咎。邪热一毫未除，元神将脱，补之则邪毒愈甚，攻之则几微之气不胜。攻之不可，补之不可，补泻不能，两无生理，不得已勉用陶氏黄龙汤（《温疫论》）。

（3）本方去芒硝、甘草、当归、海参、姜汁，加枳实、鲜石斛，连翘、菖蒲、天竺黄，治温邪八日，神识模糊，斑色红紫，脘腹拒按，结热旁流，舌红干燥，目赤唇焦，而又肤冷汗出，脉伏如无。邪热内闭，阴津外泄。颇有内闭外脱之虑，勉进黄龙汤法（《王旭高医案》）。

宣白承气汤方

（苦辛淡法）

生石膏三钱　生大黄三钱　杏仁粉二钱　栝蒌皮一钱五分

水五杯，煮取二杯。先服一杯。不知再服。

[方解]

本方取白虎、承气二方之意而变其制。以石膏两清肺胃之热；杏仁、栝蒌皮宣降肺气，化痰定喘；大黄攻下腑实。共成宣肺清热，通降腑气之功。

导赤承气汤

即用前安宫牛黄丸二丸，化开，调生大黄末三钱，先服一半，不知再服。

[方解] 安宫牛黄丸清心解毒，芳香开窍，加大黄以泻热通便。

[临床应用]

冬温谵语神昏，皆误表之故。邪在心包，宜急速开膻中，不然则内闭外脱矣。大便闭，面正赤，昨因润通未下，经谓下不通者死，非细故也。得药则呕，忌甘也。先与广东牛黄丸二、三丸，以开膻中；继以大承气汤攻阳明之实

（《吴鞠通医案》）。

增液承气汤

即于增液汤内，加大黄三钱　芒硝一钱五分

水八杯，煮取三杯。先服一杯。不知再服。

[方解]　以增液汤滋养阴液，润肠通便；加大黄、芒硝以泄热软坚，攻下腑实。共成滋阴攻下之功。

18. 下后虚烦不眠，心中懊恼，甚至反复颠倒，栀子豉汤主之；若少气者，加甘草；若呕者，加姜汁。

【提要】指出温病下后虚烦的证治。

【语释】阳明温病，用苦寒攻下法后，大便已通，惟余热未清，上扰胸膈，且胃之络上通于心，故虚烦不得安睡，病人自觉心中懊恼烦闷，甚至翻来覆去，不得安卧。治清宣上焦余热，用栀子豉汤来主治；若出现气短的现象，这是余热未清，中气不足，故在上方的基础上，加甘草以和中益气；若呕者，这是余热未清，胃气不和而上逆所致，故在前方的基础上，加姜汁以和胃降逆。

栀子豉汤方
（见上焦篇）

栀子豉加甘草汤

即于栀子豉汤内，加甘草二钱，煎法如前。

[方解]　以栀子豉汤清宣胸膈余热；加甘草益气和中。

[临床应用]

（1）栀子豉汤证，而若少气者（《伤寒论》）。

（2）治食宿饭陈臭肉及羹宿菜，发者（《千金方》）。

（3）治栀子豉证及急迫者（《方极》）。

（4）伴藏之妻，产后下血过多，忽唇舌色白，气陷如眠，脉若有若无，殆将死。乃以栀子甘草豉汤，加芎穷苦酒与之，半时许，尽五六贴，忽如大寐而寤（《松川世德治验》）。

栀子豉加姜汁方

即于栀子豉汤内，加姜汁五匙。

[方解]　以栀子豉汤清宣胸膈邪热；加姜汁以和胃降逆。

[临床应用]

（1）栀子豉汤证，而若呕者（《伤寒论》）。

（2）松川村，兵藏，便血数月，服药虽渐愈，而色泽不华，面上及两脚浮肿，心中烦悸，头微痛，时时呕，寸口脉微，乃与栀子生姜豉汤而愈（《松川世德治验》）。

19. 阳明温病，干呕口苦而渴，尚未可下者，黄连黄芩汤主之。不渴而舌滑者属湿温。

【提要】指出阳明温病热郁胆胃的证治。

【语释】阳明温病，由于邪热兼挟秽浊之气，郁于胃中，胃气上逆，故干呕而无食物吐出。里热扰胆，故口苦。胃热炽盛，故口渴以饮水自救。但尚无潮热，腹满便闭等可下之证以前，先与清热除秽，用黄连黄芩汤来主治。若口不渴而舌苔滑白，则属于湿温病，应当按治湿温的办法来处理。

黄连黄芩汤方
（苦寒微辛法）

黄连二钱　黄芩二钱　郁金一钱五分　香豆豉二钱

水五杯，煮取二杯，分二次服。

[方解] 以黄连、黄芩苦寒清热；郁金、豆豉芳香化浊，宣郁透邪。共成清热解秽宣透之功。

20. 阳明温病，舌黄燥，肉色绛，不渴者，邪在血分，清营汤主之。若滑者，不可与也，当于湿温中求之。

【提要】指出邪热侵入营、血分的证治。

【语释】阳明温病如第一节所言，舌苔黄而干燥，这是在气分之邪热未清。而舌质深红而绛，口不渴，这是邪热已入营、血分。叶天士《温热论》说："入营犹可透热转气，故治宜清营泄热，使营分邪热转出气分而解。用清营汤来主治。方中黄连、竹叶在所必用。若舌苔白滑、灰滑，或淡黄而滑，这是热中夹湿，就不能用清营汤来治疗，当与治湿温病的方法处理。

【按语】《温热论》说："其热传营，舌色必绛，绛深红色也。初传绛色中兼黄白色，此气分之邪未尽也，泄卫透营，两和可也。"又说："再色绛而舌中心干者，乃心胃火炽，劫烁津液，即黄连石膏亦可加入，若烦渴烦热，舌心干四边色红，中心或黄或白者，此非血分也。乃上焦气热烁津，急用凉膈散，散其无形之热，再看其后转变可也。慎勿用血药以滋腻难散。至舌绛望之若干，手扪之原有津液，此津亏湿热熏蒸，将成浊痰蒙闭心包也。"与此节有相似之处，叶氏辨证入微，可师可法。

21. 阳明斑者，化斑汤主之。

【提要】指出阳明温病发斑的证治。

【语释】阳明温病，邪在阳明气分，热毒炽盛，迫灼营血，郁蒸而外泄于肌肉，故发斑。叶天士说："斑属血者恒多。"故用化斑汤，一方面清阳明气分之热；一方面解血分之毒。

22. 阳明温病，下后疹续出者，银翘散去豆豉加细生地、大青叶、元参、丹皮汤主之。

【提要】指出阳明温病下后发疹的证治。

【语释】阳明温病如第一节所言，腑实证备，用苦寒攻下法，大便已通，而皮疹仍继续发出的，这是余邪未清，邪热有外透之势。叶天士说："疹属气者不少，斑疹皆是邪气外露之象。"所以治宜辛凉透疹，凉血解毒，用银翘散去豆豉加细生地、大青叶、元参、丹皮汤来主治。

【按语】以上二节，均可与上焦篇16节互参。方解等并见该节。

23. 斑疹，用升提，则衄，或厥，或呛咳，或昏痉；用壅补，则瞀乱①。

【词解】①瞀乱：瞀音冒 mào，目眩，眼花之意。瞀乱，即精神错乱。

【提要】指出斑疹的禁忌及变证。

【语释】外发斑或疹，均是邪热从血络中外透于肌表的现象，只宜用轻宣凉透，不能用辛温，或升提的药物。如果误用升麻、柴胡等药，有升提而无凉透，则温邪上窜，阳络损破，则为衄血。或者阳升太过，使阴阳发生脱离，则会发生突然昏厥。或者温邪上升太过，肺金被灼，气机上逆，就会发生呛咳。或者温邪上升，窜入手厥阴心包，并扰及足厥肝经，就会发生神昏抽风等严重情况。如果误用滋补药，使热邪无有去路，从血分直窜入心，故可发生精神错乱。

【按语】疹属肺而斑属胃，治疹宜轻清透表；治斑宜凉血清热。叶霖说："斑多属血分，疹多属气分。斑点大从肌肉而出，故热在胃；疹点小从血络而出，故热在心包。然既从血络而出，本属血分，但邪由气而闭其血，故多属气分也。治斑宜凉血为重，治疹宜清气为先。若斑疹互见，必当两清血气矣。"可资参考。

24. 斑疹阳明证悉具，外出不快，内壅特甚者，调胃承气汤微和之；得通则已，不可令大泄，大泄则内陷。

【提要】指出斑疹的变证及治法。

【语释】温热病发生斑疹，而阳明腑实证全备，由于实热壅滞于内，导致表气不开，而致斑疹外出不快的，应该轻泻其阳明之实热，用调胃承气汤略通其大便，和其胃气；大便一通即止，不能泄泻太过，因为大泄之后，正气损伤，不能抗邪向外，必致邪气内陷，而发生昏痉等恶候。

【按语】任何疾病都有一般，有特殊。温病发斑者，用化斑汤。发疹者，用银翘散去豆豉加细生地、大青叶、元参、丹皮汤，这就是一般。此节用调胃承气，则是特殊。叶霖说："斑疹有因痰因食，内壅甚，外出不快，而宜宣泄者，百中一二，是升散不可例禁，攻伐尤须慎重也。"这是精当之论，应特别注意。

25. 阳明温毒发痘①者，如斑疹法，随其所在而攻之。

【词解】①痘：是痘疮，即天花。

【提要】指出阳明温病夹痘的治法。

【语释】阳明温病，如兼挟温毒而发痘疮的，应按斑疹的治法，并根据其具体情况，而辨证论治。

【按语】痘即天花，建国已来，由于卫生工作的深入开展和牛痘疫苗的普遍接种，天花在我国已经被消灭。不多赘。

26. 阳明温毒，杨梅疮①者，以上法随其所偏而调之，重加败毒，兼与利湿。

【词解】①杨梅疮：即性病。

【提要】指出阳明温病夹杨梅疮的治法。

【语释】阳明温病，如兼挟温毒，发生杨梅疮的，仍按治斑疹的方法，根据其具体情况而辨证论治，并且重加清热败毒药，并且在清热的基础上，给以利湿药。

【按语】建国以来，由于我们社会主义制度的优越，性病已经绝迹，不多赘。

27. 阳明温病，不甚渴，腹不满，无汗，小便不利，心中懊恼者，必发黄①。黄者栀子柏皮汤主之。

【词解】①必发黄之"黄"字,是指黄疸而言。

【提要】指出热胜于湿黄疸的证治。

【语释】阳明温病,兼挟湿邪,湿热郁蒸,故口不甚渴,腑气不实,故腹部不满。今无汗,则热无去路。又小便不利,则湿无去路。如此湿热郁蒸,阻于胸膈,故心中懊侬,烦闷不安。湿热交郁,熏蒸于胆,影响胆汁之疏泄,故必发黄疸。见上证而发黄疸的,治宜清热利湿,用栀子柏皮汤来主治。

【按语】《伤寒论》199条说:"阳明病,无汗,小便不利,心中懊侬者,身必发黄。"与此节病机完全相同。

栀子柏皮汤方

栀子五钱　生甘草二钱　黄柏五钱

水五杯,煮取二杯。分二次服。

[方解] 本方是根据《素问·至真要大论》"湿淫于内,以苦燥之","热淫于内,佐以甘苦"之法而制订的。以栀子清湿热,利小便,除黄治烦;黄柏清下焦湿火;甘草调和表里。共成清热利湿除黄,使寒不伤胃之功。

[临床应用]

(1) 伤寒身黄发热者(《伤寒论》)。

(2) 头微汗出,小便利而微发黄者,宜服之(《宣明论》)。

(3) 柏皮汤(即本方),治小儿衄血至一二升,闷绝(《全婴方论》)。

(4) 活人栀子柏皮汤(即本方去甘草加黄连)治身热不去,大便利而烦热身黄(《医学正传》)。

(5) 治伤寒及湿家发黄(《证治准绳》)。

(6) 治伤寒身黄发热者(《景岳全书》)。

(7) 治身黄发热心烦者(《方极》)。

(8) 治身黄发热者。身黄心烦者。

(9) 本方加茵陈、田基黄、玉米须,治黄疸型肝炎,即无表证又无里证者,有卓效。

28. 阳明温病,无汗,或但头汗出,身无汗,渴欲饮水,腹满舌燥黄,小便不利者,必发黄,茵陈蒿汤主之。

【提要】指出湿热俱盛黄疸的证治。

【语释】阳明温病,兼挟湿邪,由于湿热郁蒸,热不得外越,故无汗,或但头汗出,身无汗。湿热交蒸,湿与热俱盛,故渴欲饮水。阳明热盛,腑气已实,故腹部胀满,或有便秘,舌苔黄而干燥。湿热郁蒸,膀胱气化不利,故小便不利。既无汗或但头汗出，身无汗，则热不得外泄；又小便不利，湿邪无有去路。从而湿热交蒸，影响胆汁之疏泄，故必发黄疸。治宜清热利湿，通便退黄。用茵陈蒿汤来主治。

【按语】阳明温病，郁热在里，而小便不利，是形成黄疸的关键。《伤寒论》278 条说："伤寒脉浮而缓，手足自温者，系在太阴。太阴当发身黄，若小便自利者，不能发黄。"又 200 条亦说："阳明病，被火，额上微汗出，而小便不利者，必发黄。"因小便不利，湿邪没有去路，湿热郁蒸，才有发黄疸的可能。但湿热郁蒸，若不影响肝胆，阻遏胆汁之排泄，也不会发黄疸。蒋武玉说："黄疸者，身黄、目黄、溺黄之谓也。病以湿得之，有阴有阳，在腑在脏。阳黄之作，湿从火化，瘀热在里，胆热液泄，与胃之浊气共并，上不得越，下不得泄，熏蒸遏郁，侵于肺，则身目俱黄；热流膀胱，溺色为之变赤，黄如橘子色。阳主明，治在胃。阴黄之作，湿从寒化，脾阳不能化热，胆液为湿所阻，渍于脾，浸淫肌肉，溢于皮肤，身如熏黄。阴主晦治在脾。"就是说明这个精神。

茵陈蒿汤

茵陈蒿六钱　　栀子三钱　　生大黄三钱

水八杯，先煮茵陈减水之半，再入二味，煮成三杯。分三次服。以小便利为度。

[方解] 以茵陈清利湿热，退黄；栀子清热，通行三焦，利小便；大黄清泄郁热，通里实；若成清热利湿，通里退黄之功。为湿热俱盛，兼腹满里实黄疸之主治方剂。

[临床应用]

（1）阳明病，发热汗出者，此为热越，不能发黄也；但头汗出，身无汗，剂颈而还，小便不利，渴饮水浆者，此为瘀热在里，身必发黄。

伤寒七八日，身黄如橘子色，小便不利，腹微满者（《伤寒论》）。

（2）谷疸之为病，寒热不食，食即头眩，心胸不安，久久发黄，为谷疸（《金匮要略》）。

（3）治伤寒发黄及谷疸发热不食，大小便秘，或即头眩，是为谷疸（《景岳全书》）。

（4）大茵陈汤（即本方）治黄疸及头汗出，欲发黄（《证治准绳》）。

（5）治身热鼻干汗出，阳气上奔，小便赤不利，湿热发黄（《医学正传》）。

（6）治伤寒阳明病，但头汗出，腹满口渴，二便不利，湿热发黄，脉沉实者（《成方切用》）。

（7）茵陈汤（即本方），治疫邪传里，移热下焦，小便不利，邪无输泄，经气郁滞，其传为瘅，身目如金者（《温疫论》）。

（8）本方加云苓、白术、泽泻、猪苓、玉米须治黄疸型肝炎，腹满，便秘，小便短者有卓效。

（9）治一身发黄，大便难者（《方极》）。

（10）治发黄色，小便不利，渴而欲饮水，大便不通者。发黄色，小便不利，腹微满者。寒热不食，头眩、心胸不安者（《方机》）。

29. 阳明温病，无汗，实证未剧，不可下，小便不利者，甘苦合化，冬地三黄汤主之。

【提要】指出阳明温病小便不利的证治。

【语释】阳明温病如第一节所言，无汗，则大便未定成硬。《伤寒论》说："今为小便数少，以津液当还入胃中，故知不久未大便也。"所以阳明腑实证未甚显著，不可用苦寒攻下法。如果出现小便不利，这是阳明燥火太过，灼伤津液；或燥火炽盛，上烁肺金，清肃失职，肺为水之上源，不能通调水道，下输膀胱所致。治宜苦甘化阴，清热生津，用冬地三黄汤来主治。

冬地三黄汤方
（甘苦合化阴气法）

麦冬八钱　黄连一钱　苇根汁半酒杯（冲）　　元参四钱　黄柏一钱　银花露半酒杯（冲）　　细生地四钱　黄芩一钱　生甘草三钱

水八杯，煮取三杯，分三次服。以小便得利为度。

［方解］以黄连、黄芩、黄柏苦寒清热降火；麦冬、细生地、生甘草、苇根汁、银花露甘寒生津，清肺以滋化源；元参咸寒壮水制火；三黄量轻恐其苦寒化燥；麦冬、生地、甘草量重，在于甘寒养阴；而且苦寒药与甘寒药配伍，苦甘化阴，以增强其清热生津之功。热去阴复，则小便自通。

［临床应用］

本方去苇根汁、黄柏加连翘、丹皮，治湿温大热虽减，余焰尚存，口甘弄舌，面光赤色未除，犹宜甘寒苦寒合法（《吴鞠通医案》）。

30. 温病小便不利者，淡渗不可与也，忌五苓①、八正②辈。

【词解】
①五苓：即指五苓散。
②八正：即指八正散。

【提要】指出温病热盛伤阴，小便不通的禁忌。

【语释】温病而出现小便不利的，多为热盛伤津，阴气未复所造成，因此一般味淡性渗的药物，是不能选用的，所以如五苓散、八正散之类的方剂是应当忌用的。

【按语】膀胱气化不行，而小便不利者，必舌淡苔白滑脉浮，是五苓散证。膀胱湿热蕴结，小便不畅，淋漓涩痛者，必舌红苔黄腻，是八正散证。温病伤阴，小便不利，必舌红少苔，口舌干燥，是冬地三黄汤证。若投淡渗，则更伤其阴，有化源欲绝之危。

31. 温病燥热，欲解燥者，先滋其干，不可纯用苦寒也，服之反燥甚。

【提要】指出温病阴伤的禁忌。

【语释】温病出现燥热伤阴的现象，如果想解除燥热伤阴的症状，应该用甘寒药生津养阴，以滋润其干，而燥热伤阴的症状自会解除。不可单纯的用苦寒药物，因为苦虽能降火，寒虽能泻热，但苦先入心，最易化燥，纯用苦寒，则容易化燥伤阴，所以说服之反使燥热伤阴的症状更严重。

【按语】温病燥热，当以甘寒养阴为主，一般应禁忌纯用苦寒药。但并不是苦寒药绝对的禁用，应当以少量的苦寒药与大剂量的甘寒药配伍，这样苦甘合化，清热养阴之功，其效更宏，如冬地三黄汤之例。

32. 阳明温病，下后热退，不可即食，食者必复；周十二时后，缓缓与食，先取清者，勿令饱，饱则必复；复必重也。

【提要】指出温病热退后的饮食调理，防止"食复"。

【语释】阳明温病腑实证，用苦寒攻下法后，诸证均解，身热已退，不可马上给病人食物吃，因身热虽退，但胃气尚虚，余邪未尽，骤然进食，会使余邪与食物交结，助长未尽的余邪而使再度发热，这就叫做"瘥后食复"。应该经过 24 小时后，再慢慢地给予饮食，同时应先给以清稀的富营养易消化的食物，并不叫其吃的太饱，因患者新瘥，胃气尚弱，吃过饱了容易损伤胃气，也最易引起"食复"。如果因饮食不当而复发了，因这时患者正气已虚，所以病情会比以前更重。

【按语】温病瘥后，饮食调理非常重要。《伤寒论》398 条说："病人脉已解，而日暮微烦。以病新瘥，人强与谷，脾胃气尚弱，不能消谷，故令微烦，损谷则愈。"这就是讲的食复。吴坤安《伤寒指掌》说："伤寒热退之后，胃气尚虚，余邪未尽，若纳谷太骤，则运化不及，余邪假食滞而复作也。仍发热头痛，烦闷不纳。"俞根初《通俗伤寒论》更进一步指出："热病热退之后，胃气尚虚，余邪未尽，先进清粥汤，次进浓粥汤，次进糜粥，亦须少少与之，切勿任意过食也。……大抵强人足两月，虚弱人足百日，则无复病矣。"这都说明温病愈后，饮食调理的重要性，可资参考。

33. 阳明温病，下后脉静①，身不热，舌上津回，十数日不大便，可与益胃、增液辈，断不可再与承气也。下后舌苔未尽退，口微渴，面微赤，脉微数，身微热，日浅者亦与增液辈；日深舌绛干者，属下焦复脉法也（方见下焦）。勿轻与承气，轻与者肺燥而咳，脾滑而泄，热反不除，渴反甚也，百日死。

【词解】①脉静：指脉象和缓平静。

【提要】又指出阳明温病下后的变证、处理及预后。

【语释】阳明温病腑实证，用苦寒攻下法后，大便已通，诸证已解，脉象转为和缓平静，身已不热，舌上津液已逐渐恢复了。但因前一阶段的身壮热，及苦寒攻下，体内阴液总有一定的损伤，所以出现十数日不大便，但病人却无明显的痛苦，在这种情况下，可给予益胃汤及增液汤之类的方剂，以养阴增液，阴津恢复，大便自然通畅，千万不可再与承气汤一类的方剂而苦寒攻下，以免进一步耗伤阴液。

如果阳明温病用下法后，舌之黄苔未完全退净，仍觉着有些口渴，面部还稍微有些发红，脉搏亦略显数象，身体仍有点低烧，这是阴液已伤，余邪未尽所致。假如病程短的，也可以给予增液汤一类的方剂，以滋阴增液清热，阴复热退，则诸证自解。假如病程较长，舌质红绛，干燥少津，这是余邪未清，已入下焦，属加减复脉汤证了。详见后下焦篇。

以上两种情况，无论在中焦或下焦，皆不能轻率的给予承气汤一类的方剂，而再苦寒攻下，这样阴液会进一步损伤。如果轻与承气的话，均可造成不良后果，既可造成津伤肺燥，气机上逆，而为呛咳。又可以造成脾气受伤，中气下陷，滑泄不止。而余邪不退，身热和口渴均可加重，正虚邪盛，迁延日久，或因津液干涸而死亡。

34. 阳明温病，渴甚者，雪梨浆沃之。

【提要】指出阳明温病津伤口渴的治法。

【语释】阳明温病，只是口渴的很厉害，并无大热、大汗脉洪大等证，这是胃阴不足，饮水自救的缘故，不必服药，可用性味甘凉的雪梨浆，常常饮用，口渴是可以缓解的。

35. 阳明温病，下后微热，舌苔不退者，薄荷末拭①之。

【词解】①拭：音式 shì，擦去的意思。

【提要】指出阳明温病下后舌苔不退的外治法。

【语释】阳明温病腑实证，用苦寒攻下法后，诸证悉减，只是身有微热，而苔黄不退，余无明显症状，患者亦无所苦，这是余邪尚未全解，病情极为轻微，不必再内服药物治疗，只用新纱布蘸冷开水，再蘸薄荷细末，轻轻在舌上抹拭，一日二、三次，因薄荷有辛凉退热作用，是会热退苔净的。

36. 阳明温病，斑疹、温痘、温疮、温毒、发黄、神昏谵语者，安宫牛黄丸主之。

【提要】指出诸温病神昏谵语的治法。

【语释】阳明温病，不论是发斑，发疹，温痘，温疮，温毒，黄疸，凡是出现神昏谵语的，均是邪毒兼挟秽浊之气，侵入心包所致。均宜清心解毒，芳香开窍，安宫牛黄丸来主治。

【按语】凡斑、疹、痘、疮、温毒、黄疸出现神昏谵语者，皆是病邪深入，逆传心包，病情非轻。特别黄疸而出现神昏谵语者，多为肝昏迷所致，病情尤重，预后不良。

安宫牛黄丸
（方见上焦篇）

37. 风温、温热、温疫、温毒、冬温之在中焦，阳明病居多；湿温之在中焦，太阴病居多；暑温则各半也。

【提要】指出诸温病在中焦的转归。

【语释】中焦在脏腑上为胃和脾。胃属阳明，脾属太阴。风温病、温热病、温疫病、温毒病、冬温病，其病邪均是温热。阳明胃属阳土，亦即燥土，温热为阳邪，以阳从阳，同气相求，所以这些病传入中焦，多从火化，侵入阳明之经，故阳明病居多。湿温病，其病邪以湿为主，太阴脾属阴土，亦即湿土，湿为阴邪，以阴从阴，同气相求，所以湿温病传入中焦，多从湿化，侵入太阴之经，故太阴病居多。暑温病，其病邪以湿与热为主。传入中焦，其偏于热的，则湿从燥化，侵入阳明之经，而为阳明病；其偏于湿的，则热从湿化，侵入太阴之经，而为太阴病。所以阳明病、太阴病均可以出现。

【按语】决定病情的转归，其关键有二：一是病邪，亦即外因，如本节所言。二是正气，亦即内因。如患者禀素阳盛阴虚，胃中热盛，邪入中焦，即使属于阴邪的湿温病，也必湿从燥化，为阳明经证。相反的，如患者禀素阴盛阳虚，脾中湿盛，则邪入中焦，即使属于阳邪的风温、温热、温疫、温毒等病，也必热从寒化，为太阴经证。病邪与正气相较，正气更属重要。因"外因是变化的条件，内因是变化的根据，外因通过内因而起作用。"

暑温　伏暑

38. 脉洪滑，面赤身热头晕，不恶寒，但恶热，舌上黄滑苔，渴欲凉饮，饮不解渴，得水则呕，按之胸下痛，小便短，大便闭者，阳明暑温，水结在胸也，小陷胸汤加枳实主之。

【提要】指出暑温痰热结胸的证治。

【语释】由于阳明热盛，邪在气分，故脉象洪滑有力，身热，不恶寒，但恶热。内热炽盛，火邪上炎，故面赤头晕。由于湿邪内阻，湿热俱盛，故舌苔黄滑，渴欲凉饮，饮不解渴。水停胸膈，气机被阻，故得水则呕，按之胸下痛。水热互结，胃气不降，故小便短少，大便闭结。这就是阳明暑温，水热互结在胸膈所致。治宜清化痰热，和胃导滞降逆，用小陷胸汤加枳实来主治。

【按语】《伤寒论 138 条》说："小结胸病，正在心下，按之则痛。"所以本节是以胸脘痞闷，按之则痛，为辨证的关键所在，当特别注意。其他面赤身热，不恶寒，但恶热，渴欲凉饮，饮不解渴，颇似阳明经证。但舌苔黄滑，而非黄燥，有得水则呕，胸脘痞闷，按之则痛。则知非阳明经证了。又兼有大便闭结，又好似阳明腑证。但腹部硬满，潮热，苔黄滑而非老黄干燥，且压痛部位在心下而非大腹部，故知非阳明腑证，乃是湿热俱盛，水热结胸所致。故用小陷胸汤加枳实治疗。

小陷胸加枳实汤方
（苦辛寒法）

黄连二钱　栝蒌三钱　枳实二钱　半夏五钱

［方解］以黄连苦寒清湿热；半夏辛温，和胃化痰，降逆止呕；二味合用，辛开苦降，善治痰热互结之证。栝蒌清热化痰，宽胸开结；枳实行气导滞开结。共成清化痰热，和胃降逆开结之功。

［临床应用］

（1）本方以枳壳易枳实加桔梗、甘遂、郁金，治伤暑胸间痹痛，气逆如阻，此结胸也（《六因条辨》）。

（2）小陷胸汤治小结胸病，正在心下，按之则痛，脉浮滑者（《伤寒论》）。

（3）小陷胸汤治心下结痛，气喘而闷者（《内台方议》）。

（4）小陷胸汤治食积痰壅滞而喘急，为末和丸服之（《丹溪心法》）。

（5）凡咳嗽面热，胸腹胁常热，惟手足有凉时，其脉洪者，热痰在膈上也（《张氏医通》）。

（6）柴胡陷胸汤（即本方加柴胡、黄芩、桔梗），治寒热往来，或呕恶发热，但头汗出，胸膈饱闷不舒，按之则痛，口苦苔黄（《通俗伤寒论》）。

（7）小陷胸汤加枳壳、桔梗、甘遂、郁金，治伤暑胸间痞痛，气逆如阻，此结胸也（《六因条辨》）。

39. 阴明暑温，脉滑数，不食不饥不便。浊痰凝聚，心下痞①者，半夏泻心汤去人参、干姜、大枣、甘草加枳实、杏仁主之。

【词解】①心下痞：证名。痞，读匹 pǐ，指胃脘部满闷，按之柔软不痛的症状。

【提要】指出阳明暑温，湿热与痰浊郁结实痞的症状。

【语释】阳明暑温病，湿与热俱盛，热邪盛，故脉象滑数。湿邪停于中焦，胃气失于和降，故不食不饥不便。湿热之邪，与浊痰凝聚，结于心下，而成心下痞塞满闷。治宜辛开苦降，宣肺行气导滞，用半夏泻心汤去人参、干姜、大枣、甘草之温补，加枳实、杏仁来主治。

【按语】心下痞，是心下痞满，按之柔软。《伤寒论》154 条说："心下痞，按之濡"。这就是心下痞的特点。它与结胸证也不相同，其部位虽皆在心下，但心下痞，按之软而不痛；结胸证按之硬而疼痛。《伤寒论》149 条说："若心下满而硬痛者，此为结胸也。但满而不痛者，此为痞。"所以痞与结胸是不难区别的。

心下痞，有虚证、实证的不同。凡心下痞，多为寒热之邪结于心下胃脘部所致。若表证误下，中气受伤，寒热邪气乘虚内陷而成心下痞证，则为虚证的心下痞。《伤寒论》151 条说："脉浮而紧，而复下之，紧反入里，则作痞，按之自濡，但气痞耳。"正是说明这个精神。虚痞的正治方，是半夏泻心汤。本节是阳明暑温病，湿热与痰浊凝聚而成，是为实证的心下痞，不宜于半夏泻心汤之人参、干姜、大枣、甘草之温热壅补，故去之。正因为痞而兼实，故加枳实行气导滞，杏仁宣肺开结。

再者心下痞证的舌诊，《伤寒论》没有讲到，本节也无说明，叶天士却对这问题，阐述的很清楚。《温热论》说："再人之体，脘在腹上，其地位处于中，按之痛，或自痛，或痞胀，当用苦泄，以其入腹近也。必验之于舌，或黄或浊可与小陷胸汤或泻心汤，随证治之。苔白不燥，或黄白相兼，或灰白不渴，甚不可乱投苦泄，其中有外邪未解，里先结者；或邪郁未伸，或素属中冷者。虽有脘中痞闷，宜从开泄，宣通气滞以达归于肺，如近俗之杏蔻橘桔等，是轻苦微辛，具流动之品可耳。"辨证是何等精辟，很值得我们参考。

半夏泻心汤去干姜甘草加枳实杏仁方

（苦辛寒法）

半夏一两　黄连二钱　黄芩三钱　枳实二钱　杏仁三钱

水八杯，煮取三杯。分三次服。虚者，复纳人参二钱、大枣三枚。

[方解] 以黄连、黄芩苦寒降泄热以和阳；半夏辛开散痞以和阴；辛开苦降，其痞自通。枳实行气导滞；杏仁宣肺开结。因肺与大肠相表里，肺主一身之气，肺气化则湿邪自化。或气虚者，故加人参、大枣以甘温益气。

[临床应用]

（1）本方去杏仁加干姜、生姜汁、云苓、生薏仁，治伏暑脉。

（2）半夏泻心汤治伤寒五六日，呕而发热者，柴胡汤证俱，而以他药下之，柴胡证仍在者，复与柴胡汤，此虽已下之，不为逆。必蒸蒸而振，却发热汗出而解。若心下满而硬痛者，此为结胸也，大陷胸汤主之。但满而不痛，此为痞，柴胡不中与之（《伤寒论》）。

（3）半夏泻心汤治呕而肠鸣，心下痞者（《金匮要略》）。

（4）泻心汤（即半夏泻心汤）治心实热，心下痞满，身重发热，干呕不安，腹中雷鸣，经溲不利，水谷不消，欲吐不吐，烦闷喘急（《三因方》）。

（5）半夏泻心汤治心下痞硬，腹中雷鸣者（《方极》）。

40. 阳明暑温，湿气已化，热结独存，口燥咽干，渴欲饮水，面目俱赤，舌燥黄，脉沉实者，小承气汤各等分下之。

【提要】指出阳明暑温，湿气化燥的证治。

【语释】阳明暑温病，本是湿与热两邪俱盛，今患者是阳盛之体，湿从燥化，因之只有热而无湿了。由于热邪炽盛，津液耗伤，故口燥咽干，渴欲饮水。火邪上炎，故面目俱赤。热邪内结，病偏于里，故舌苔黄而干燥少津，脉象沉实有力。今虽湿邪化热，但热究是从湿而来，所以不用以大黄为君的原方小承气汤，而以小承气汤各等分来治疗。

小承气汤（方义并见前，此处不必以大黄为君，三物各等分可也）

41. 暑温蔓延三焦，舌滑微黄，邪在气分者，三石汤主之；邪气久留，舌绛苔少，热搏血分者，加味清宫汤主之；神识不清，热闭内窍者，先与紫雪丹，再与清宫汤。

【提要】指出暑温弥漫三焦，在气、在营及邪入心包的证治。

【语释】暑湿之邪，弥漫上、中、下三焦，可以出现不同的症状。今舌苔滑而微黄，知为湿热之邪，在于气分，可见身热面赤耳聋，胸闷脘痞，下利稀水，小便短赤，咳痰带血，不甚渴饮等证。治宜清宣上、中、下三焦暑湿，用三石汤来主治。如果暑热之邪，久留不解，则由气入营，故见舌绛苔少，身热夜甚，不渴等，热搏营血的见证，治宜清营透热，用加味清宫汤来主治。如果暑热之邪、内闭心包，故神识不清，治以辛凉开窍，并清膻中之热，故先用紫雪丹，再用清宫汤治疗。

三石汤方

飞滑石三钱　生石膏五钱　寒水石三钱　杏仁三钱　竹茹（炒）二钱　银花三钱（花露更妙）　金汁一酒杯（冲）　白通草二钱

水五杯，煮取二杯。分二次温服。

［方解］以杏仁宣开上焦肺气，使湿邪达于膀胱；石膏、竹茹清中焦之热；滑石、寒水石、通草泄利下焦湿热；银花、金汁涤暑解毒。共成清利三焦暑湿之功。

［临床应用］本方治暑热必挟湿，吸气而受，先受于上。故仲景伤寒，先分六经；河间温热，须究三焦。大凡暑热伤气，湿着阻气，肺主一身周行之气，位高为手太阴经。据述病状，面赤足冷，上脘痞塞，其为上焦受病显见。缘平素善饮，胃中湿热久伏，辛温燥烈，不但肺病不合，而胃中湿热，得燥热锢闭。下利稀水，即协热下利，故黄连苦寒，每进必利甚者，苦寒以胜其辛热，药味尚留于胃底也。然与初受之肺邪无当。夫石膏辛寒，辛先入肺。知母味清凉，为肺之母气。然不明肺邪，徒曰生津，岂是至理？昔孙真人韦诊先问，最不误事。再据主家说及病起两旬，从无汗泄，经云：暑当汗出勿止。气分窒塞日久，热侵入血中，略痰带血，舌红赤，不甚渴饮，上焦不解，漫延中下，此皆急清三焦，是第一章旨。故热病之瘀热留络，而为遗毒，注肠腑而为洞利，便为束手无策。再论湿乃重浊之邪，热为熏蒸之气，热处湿中，蒸淫之气，上迫清窍，耳为失聪，不与少阳耳聋同例。青蒿减柴胡一等，亦是少阳本药。且大病如大敌，用药如选将，苟非慎重，鲜克有济。议三焦分清，治从河间法（《临证指南医案》）。

加味清宫汤方

即于清宫汤内加知母三钱　银花二钱　竹沥五茶匙冲入

[方解] 以清宫汤清膻中之热；知母、银花清热生津；竹沥清热化痰。

[临床应用] 本方去竹沥、莲子心加川贝、金汁，治诊脉后，胸腹肌腠，发现瘟疹，气分湿热，原有暗泄之机，早间所谈余邪遗热，必兼解毒者为此。下午进药后，诊脉较大于早晨，神识亦如前，但舌赤中心甚干燥，身体扪之，热甚于早间，此阴分亦被热气蒸伤，瘦人虑其液涸，然咯痰不清，养阴药无往而非腻滞。议得早进清膈一剂，而三焦热秽之蓄，当用紫雪丹二三匙，藉其芳香宣窍逐秽，斯锢热可解，浊痰不黏。继此调理之方，清营分滋胃汁，始可瞻顾。其宿垢欲去，犹在旬日之外，古人谓下不嫌迟，非臆说也（《临证指南医案》）。

42. 暑温伏暑，三焦均受，舌灰白，胸痞闷，潮热呕恶，烦渴自利，汗出溺短者，杏仁滑石汤主之。

【提要】提出暑温伏暑湿热弥漫三焦的证治。

【语释】暑温病或伏暑病，均是湿与热邪兼受，湿热之邪弥漫三焦，可同时见到三焦的症状。如胸痞闷是上焦症状；潮热、呕恶、烦渴是中焦症状；自利、溺短是下焦症状。由于热邪内盛，故潮热，烦渴，汗出。湿邪内停，三焦之气不利，湿邪停上，肺气不宣，故胸部痞闷。湿邪犯中，胃失和降，其气上逆，故恶心呕吐，舌苔灰白，湿邪停下，气化不利，湿邪偏渗大肠，故大便稀溏，小便短少。上述热证与湿证并见，说明这是热中夹湿，湿蕴生热，湿热交蒸不解的缘故。治宜宣肺宽中，清热利湿，用杏仁滑石汤来主治。

杏仁滑石汤方
（苦辛寒法）

杏仁三钱　滑石三钱　黄芩二钱　橘红一钱五分　黄连一钱　郁金二钱　通草一钱　厚朴二钱　半夏三钱

水八杯，煮取三杯。分三次服。

[方解] 以杏仁、郁金宣通上焦气机以开胸痞；厚朴、橘红、半夏疏理中焦，以理气化湿；黄连、黄芩苦寒清热燥湿；滑石、通草渗利下焦，以利湿热。使三焦湿热之邪各得分解。

[临床应用]

（1）本方治舌白罩灰黑，胸脘痞闷，潮热呕恶，烦渴汗出，自利。此伏暑内发，三焦均受，以清理上中为要（《临证指南医案》）。

（2）本方治伏暑内发，三焦俱受其病，潮热烦渴，胸脘痞闷，呕恶时作，汗出自利，舌白苔灰（《南雅堂医案》）。

寒　湿

43. 湿之入中焦，有寒湿，有热湿，有自表传来，有水谷内蕴，有内外相合。其中伤也，有伤脾阳，有伤脾阴，有伤胃阳，有伤胃阴，有两伤脾胃，伤脾胃之阳者十常八九，伤脾胃之阴十居一二。彼此混淆，治不中窾①，遗患无穷，临症细推，不可泛论。

【词解】①窾：音款 kuǎn，空处；中空。即窍的意思。

【提要】指出湿邪侵入中焦的病因和病理。

【语释】湿邪侵入中焦脾胃，有寒湿，也有热湿。寒湿是湿与寒合，二者皆为阴邪，多足太阴脾之见证。热湿是湿与热合，多足太阴脾和足阳明胃之见证均有。其病因，一为邪自外来：如天多淫雨，秋气已凉，或气候骤冷，感之者则为寒湿之表证；夏季暑热，湿气蒸腾，感之者湿热之表证。二为邪自内生：如平素脾气虚寒，健运失权，湿自内生，则为寒湿之里证；或素体脾虚胃热，脾湿与胃热相合，则为湿热之里证。三为内外合邪：是兼备上述两种因素。其病理，寒湿的多伤脾阳；湿热的多伤脾阴。寒湿的多伤胃阳；湿热多伤胃阴。伤脾阳则腹部胀满，泄泻腹痛；伤脾阴则舌先灰滑，后反黄燥，大便燥结。伤胃阳则呕逆不食，膈胀胸痛；伤胃阴则只渴不饥。如果脾胃两伤，则出现既有脾证，又有胃证。因湿为阴邪，最易伤阳，寒湿及湿热而热从湿化，伤脾胃之阳的十常八、九；热为阳邪，最易伤阴，湿热及寒湿郁而化热，伤脾胃之阴的十居一、二。如果脾阴虚，脾阳虚，胃阴虚、胃阳虚等辨别不清，彼此混淆，得不恰当的治疗，可能造成许多后患，如可发生水肿、黄疸、泄泻、衄血、便血等证，必须仔细的辨证论治，不可鲁莽的笼统的治疗。

44. 足太阴寒湿，痞结胸满，不饥不食，半苓汤方之。

【提要】指出寒湿痞满的证治。

【语释】寒湿留于足太阴脾经，脾阳不运，湿邪留着，影响脾胃，故心下痞结满闷。湿邪弥漫，健运无力，故胸部胀满，不饥不食。治宜辛开苦降，利湿除满，用半苓汤来主治。

半苓汤方

(此苦辛淡渗法也)

半夏五钱　茯苓块五钱　川连一钱　厚朴三钱　通草八钱（煎汤煮前药）

水十二杯，煮通草成八杯，再入余药煮成三杯。分三次服。

[方解] 半夏辛开燥湿和胃；配黄连苦降以泄痞满；厚朴苦温理气除满；茯苓、通草淡渗利湿，使湿从小便而去。共成泄痞除满利湿之功。

[临床应用] 本方去茯苓、通草加薏仁、陈皮、枳实、吴萸、生姜，治脉弦而紧，弦则木旺，紧则为寒，木旺则土衰，中寒则阳不运，故吞酸噫气，不寐不食，不饥不便，九窍不和，皆属胃病，浊阴盘踞中焦，格拒心火不得下达，则心热如火。议苦辛通法（《吴鞠通医案》）。

45. 足太阴寒湿，腹胀，小便不利，大便溏而不爽，若欲滞下①者，四苓加厚朴秦皮汤主之；五苓散亦主之。

【词解】①滞下：痢疾的古称。《济生方》说："今之所谓痢疾者，古所谓滞下是也"。

【提要】指出寒湿痢疾和泄泻的证治。

【语释】寒湿侵入足太阴脾经，由于脾湿不运，故腹胀。湿邪内停，膀胱之气不化故小便不利。脾湿而兼挟肝热，故大便稀溏而不爽快，略有里急后重之感，想变为痢疾的，治宜健脾利湿凉肝，用四苓加厚朴秦皮汤来主治。若不挟肝热，只是足太阴寒湿，而大便稀溏，次数增多，小便不利，而为泄泻的，治宜健脾利湿止泻，用五苓散来主治。

【按语】痢疾古名滞下，亦名肠澼。《景岳全书·杂证论》说："痢疾一证，即《内经》之肠澼也。古今方书因其闭滞不利，故又谓之滞下"。痢疾属湿热者固多，属寒湿者亦间有之。《张氏医通》说："肠澼之证，《内经》原有下血、下白沫、下脓血之异。推详脉证，大抵以白沫属寒，其脉应沉。脓血属热，脉应滑大"。寒湿痢疾，多下利稀薄，带有白脓，下腹隐痛，四肢不温，甚则脱肛，舌淡苔白，脉象沉细。

泄泻之证，有寒湿，有热湿。陈修园《医学实在易》说："泄泻病因湿胜来，胃苓旧法出新裁"。这就是指的寒湿泄泻，主张以胃苓汤（五苓散合平胃散）统治，与本节意旨相符。

四苓加厚朴秦皮汤方
（苦温淡法）

苍术三钱　厚朴三钱　茯苓五钱　猪苓四钱　秦皮二钱　泽泻四钱

水八杯，煮成八分三杯，分三次服。

[方解] 以四苓健脾利湿，使湿从小便而去；加厚朴苦温除满；秦皮清肝止痢。共成利湿除满止痢之功。

［临床应用］

（1）本方治湿伤脾阳，腹膨小便不利。

（2）本方去茅术、厚朴加白头翁、炒银花、益元散，治胁热下痢黏腻血水，是肠胃中湿热之化也（以上俱见《临证指南医案》）。

（3）本方去茅术、秦皮加半夏、木香、白芍、杏仁、黄芩、黄连、陈皮，治痢疾陈积已去，余邪未净，右脉未静，目白睛仍黄，故知气分不清。议进苦辛淡法，宣导脉气，使余邪由膀胱化气而出，兼与开胃，令能纳谷（《吴鞠通医案》）。

（4）四苓散，治内伤饮食，有湿，小便赤少，大便溏泄（《明医指掌》）。

（5）泄泻较痢疾，用本方加减有卓效。

五苓散
（甘温淡法）

猪苓一两　赤术一两　茯苓一两　泽泻一两六钱　桂枝五钱

　共为细末，百沸汤和服三钱，日三服。

［**方解**］以赤术甘辛温健脾燥湿；泽泻、猪苓、茯苓甘淡渗湿，以利小便；桂枝化膀胱之气，以增强其利尿之力。共成健脾利小便之功。

［临床应用］

（1）太阳病，发汗后，大汗出，胃中干，烦躁不得眠，欲得饮水者，少少与饮之，令胃气和则愈。

若脉浮小便不利，微热消渴者。

发汗已，脉浮数烦渴者。

中风发热六七日，不解而烦，有表里证，渴欲饮水，水入则吐者，名曰水逆。

霍乱头痛发热，身疼痛，热多渴欲饮水者（《伤寒论》）。

（2）假令瘦人脐下有悸，吐涎沫而颠眩，此水也（《金匮要略》）。

（3）主时行热病，但狂言烦躁不安，精彩言语，不与人相主当者（《千金方》）。

（4）治伏暑饮热，暑气流入经络，壅溢发衄，或胃气虚，血渗入胃，停留不散，吐出一二升许（《三因方》）。

（5）治湿症小便不利。又治伤暑烦渴，引饮过多，小便赤涩，心下水气（《直指方》）。

（6）治春夏之交，人病如伤寒，其人汗自出，肢体重痛，转侧难，小便不利，此名风湿，非伤寒也。阴雨之后脾湿，或引食过多，多有此证（《张杲医说》）。

（7）大汗出而烦躁，小便不利，身热消渴者，正证也。发汗而脉浮数烦渴者，亦可用焉。又治发热而烦渴欲饮水，水入口则吐者（《方机》）。

（8）本方去赤术加白术、白芍、杏仁，治小腹痛，由于小便不通者，膀胱之水结也（《医学见能》）。

46. 足太阴寒湿，四肢乍冷，自利，目黄，舌白滑，甚则灰，神倦不语，邪阻脾窍①，舌蹇语重，四苓加木瓜草果厚朴汤主之。

【词解】①脾窍：指口。

【提要】指出寒湿黄疸转证的证治。

【语释】寒湿侵入足太阴脾经，脾阳不运，脾主四肢。故四肢有时发冷。脾湿不化，"湿胜则濡泄"，故大便自利。寒湿内盛，影响胆汁之疏泄，故目黄。寒湿浸脾，故舌苔白滑，甚则灰。脾主四肢肌肉，湿困中焦，心阳不振，故精神倦怠，懒于言语。脾开窍于口，湿阻脾窍，故舌转动不灵而语声重浊。治宜利湿化痰，温脾行滞开窍，用四苓加木瓜草果厚朴汤来主治。

【按语】黄疸病以目黄、尿黄、身黄为主证，在诊断上以目黄最为重要。在分类上，湿热之邪，可以发黄，是为阳黄；寒湿之邪，亦可发黄，是为阴黄。程钟龄《医学心悟》说："湿热之黄，黄如橘子、柏皮，因火气而光彩，此名阳黄。又有寒湿之黄，黄如熏黄色，暗而不明，或手足厥冷，脉沉细，此名阴黄。阳黄者，栀子柏皮汤；若便闭不通，宜用茵陈大黄汤。阴黄者，茵陈五苓散；如不应，用茵陈姜附汤。"说的颇为扼要，可做参考。

四苓加木瓜草果厚朴汤方
（苦热兼酸淡法）

生于白术三钱　猪苓一钱五分　泽泻一钱五分　赤苓块五钱　木瓜一钱　厚朴一钱　草果八分　半夏三钱

水八杯，煮取八分三杯。分三次服。阳素虚者，加附子二钱。

[方解] 以四苓健脾利湿；木瓜酸温和胃化湿；厚朴、半夏行滞燥湿化痰；草果温脾散寒，并能芳香通窍。共成利湿化痰，行滞开窍之功。如阳素虚者，则必四肢厥冷，故加附子温肾扶阳。

[临床应用] 本方去猪苓、半夏，治四肢乍冷，自利未已，目黄稍退，而神倦不语，湿邪内伏，足太阴之气不运。经言脾窍在舌，邪滞窍必少灵，以致语言欲謇。必当分利佐辛香，以默运坤阳，是太阴里证之法（《临证指南医案》）。

47. 足太阴寒湿，舌灰滑，中焦滞痞，草果茵陈汤主之；面目俱黄，四肢常厥者，茵陈四逆汤主之。

【提要】指出寒湿黄疸重证的证治。

【语释】寒湿侵入足太阴脾经，由于寒湿内盛，故舌苔灰滑湿困脾阳，升降失常，故脘腹胀满痞闷。以药测证当有目黄。治宜散寒利湿除满退黄，用草果茵陈汤来主治；若黄疸较重，故面目俱黄，寒湿较重，脾肾阳虚，故四肢常常厥冷。治宜温阳散寒退黄，用茵陈四逆汤来主治。

草果茵陈汤方
（苦辛温法）

草果一钱　茵陈三钱　茯苓皮三钱　厚朴二钱　广皮一钱五分　猪苓二钱大腹皮二钱　泽泻一钱五分

水五杯，煮取二杯。分二次服。

［方解］以草果温脾寒；茯苓皮、厚朴、大腹皮、广皮化湿行滞，消痞除满；猪苓、泽泻淡渗利湿，使湿从小便而去。

茵陈四逆汤方
（苦辛甘热复微寒法）

附子三钱（炮）　干姜五钱　炙甘草二钱　茵陈六钱

水五杯，煮取二杯。温服一杯。厥回止后服；仍厥，再服；尽剂，厥不回，再作服。

［方解］以四逆汤温肾回阳，以救厥逆；茵陈与四逆配伍，已抵消其苦寒之性，而存其退黄之力。为治阴黄峻剂。

［临床应用］

（1）治发黄，脉沉细而迟，肢体逆冷，腰以上自汗（《医学心传》）。

（2）治黄疸阴证（《玉机微义》）。

（3）茵陈附子干姜汤（即本方去甘草），治时雨霖淫，人多病湿疫，身目俱黄，肢体沉重，背恶寒，皮肤冷，心下痞硬，按之则痛，眼涩不欲开，目睛不了了，懒言语，自汗，小便利，大便了而不了（《卫生宝鉴》）。

48. 足太阴寒湿，舌白滑，甚则灰，脉迟，不食，不寐，大便窒塞，浊阴凝聚，阳伤腹痛，痛甚则肢逆，椒附白通汤主之。

【提要】指出足太阴寒湿，浊阴凝聚的证治。

【语释】寒湿侵入足太阴脾经，由于寒湿内盛，阳气不振，舌苔白滑，甚则灰色，脉象迟慢。寒湿阻塞中焦，脾胃阳气不运，故不食。阳气亏虚，不能与阴相交，故不寐。肾司二便，寒湿内阻阳气不能宣通，故大便窒塞。阳气虚弱，寒湿内盛，浊阴凝聚，气机不通，故腹部冷痛。腹痛剧烈时，则阳气郁更甚，故四肢厥逆。治宜温经通阳，祛寒止痛，用椒附白通汤来主治。

【按语】阳伤腹痛，痛甚则肢逆，颇与寒疝相似《金匮要略·腹满寒疝宿食病》篇说："腹痛，脉弦而紧，弦则卫气不行，即恶寒；紧则不欲食，邪正相搏，即为疝病。寒疝绕脐痛，若发则白汗出，手足逆冷，其脉沉弦者，大乌头煎主之。"惟此节兼有不食，大便窒塞等，是阳虚湿盛，偏于中、下二焦，与大乌头煎证是有区别的。

椒附白通汤方

生附子（炒黑）三钱　川椒（炒黑）二钱　淡干姜二钱　葱白三钱　猪胆汁半烧酒杯（去渣后调入）

水五杯，煮成二杯。分二次凉服。

[方解] 本方是张仲景《伤寒论》的白通加猪胆汁汤和许叔微的《普济本事方》的椒附散合并而成。以附子温肾扶阳，肾为元气之本，肾气旺则三焦通利，寒湿自祛，用为君药；干姜温脾寒散寒逐湿；川椒散寒逐湿，善治心腹冷痛，用为臣药；葱白善于温通阳气，用为使药；本证为浊阴凝聚，阳气衰微之患，恐阴胜格阳，所以用猪胆汁苦寒以为反佐。热药凉服，也是反佐法，以消除其格拒之象。

[临床应用]

（1）本方治形质颓然，脉迟小涩，不食不寐，大便窒痹，平昔嗜酒少谷，中虚湿结阳伤，寒湿浊阴，鸠聚为痛（《临证指南医案》）。

（2）本方去葱白、猪胆汁，加安边桂、生薏仁、猪苓、厚朴、茯苓皮、泽泻、小茴香、生草果、白通草、广皮，治寒湿为病，误用硝黄，致浊阴盘蜷，坚凝如石，苟非重刚，何以直透重围（《吴鞠通医案》）。

（3）白通汤（即本方去川椒，猪胆汁），治少阴病下利（《伤寒论》）。

（4）白通汤疗伤寒泄利不已，口渴，不得下食，虚而烦（《肘后方》）。

（5）白通汤治四逆汤证，而有头痛巅疾者（《本经别录》）。

（6）白通汤治下利腹痛，厥而头痛者（《方极》）。

（7）白通加猪胆汁汤（即本方去川椒加人参）即少阴病，下利，脉微者，与白通汤，利不止，厥逆无脉，干呕烦者。服汤脉暴出者死，微续者生（《伤寒论》）。

（8）白通加人尿猪胆汁汤，治久坐湿地伤肾，肾伤则短气腰痛，厥逆下冷，阴脉微者（《名医方考》）。

（9）椒附散（即本方去干姜、葱白、猪胆汁），治项筋痛，连及背胛不可转，服诸风药皆不效（《普济事事方》）。

（10）加味白通汤（即本方去川椒、猪胆汁，加党参、白术、黄芪、甘草）治头痛如不卒，每遇阴雨更甚者，真阳不上头也。

（11）加味白通汤（即本方去川椒，加甘草），治身热面赤，下利清水完谷者，里寒而外热也（以上均见《医学见能》）。

49. 阳明寒湿，舌白腐，肛坠痛，便不爽，不喜食，附子理中汤去甘草加广皮厚朴汤主之。

【提要】 指出寒湿痢疾的证治。

【语释】 寒湿之邪伤于阳明胃，故舌质淡苔白腐如积粉。胃与肠通，中焦寒湿，气滞不行，故大便不爽，而肛门下坠疼痛。这就是所谓"九窍不和，皆属胃病"。胃有寒湿，和降失常，故不喜食。治宜温脾散寒，行滞除湿，用附子理中汤去甘草之甘缓壅滞，加广皮厚朴汤来主治。

【按语】 里急后重属湿热而气滞者固多，属寒而气滞者，亦间有之。《张氏医通》说："后重本因邪压大肠坠下，是以用大黄槟榔辈，此实也。若久痢后重不除，此脾气下降之故。"又说："疾如胶冻，或如鼻涕，或如鱼脑，此为冷疾，理中汤加木香。下痢脉迟紧，腹痛未欲止，当温消之，枳实理中汤。下痢清白，手足厥冷，腹痛不已，附子理中汤"。可做临床上的参考。

附子理中汤去甘草加厚朴广皮汤方
（辛甘兼苦法）

生茅术三钱　人参一钱五分　炮干姜一钱五分　厚朴二钱　广皮一钱五分
生附子一钱五分（炮黑）

水五杯，煮成八分二杯。分二次服。

[**方解**] 以人参健脾益气扶正；生茅术燥湿和胃；炮干姜温中散寒逐湿；厚朴、广皮理气化湿除满。共成健脾和胃，散寒除湿，理气行滞之功。

[**临床应用**]

（1）本方治病人述病中厚味，无忌肠胃，滞虽下，而留湿未解，湿重浊令气下坠于肛，肛坠痛不已，胃不喜食，阳明失阖，舌上有白腐形色。议劫肠胃之湿（《临证指南医案》）。

（2）附子理中汤治理中丸证而中气虚寒，腹痛甚者。又或入房腹痛，手足厥冷，或食冷犯寒者（《景岳全书》）。

（3）附子理中汤（本方加甘草以白术易生茅术，去厚朴、广皮），治脾胃虚寒，心痛，霍乱吐利转筋（《闫氏小儿方论》）。

113

（4）附子理中汤治胃中虚寒，或又误服凉药，泻而手足厥冷者。又治腹痛，额头黧黑，手足收引、脉未沉下，无气以息者，中寒暴死也（《成方切用》）。

（5）附子理中汤，治手发厥冷，或兼泄泻清谷者，脾肾之虚寒也。　又治呕吐不止，兼见腹痛下利者，脾气之虚脱也（《医学见能》）。

（6）附子理中汤治虚寒胃痛，虚寒泄泻，均有卓效。

50. 寒湿伤脾胃两阳，寒热，不饥，吞酸，形寒或脘中痞闷，或酒客湿聚，苓姜术桂汤主之。

【提要】指出寒湿伤脾胃阳气的证治。

【语释】寒湿之邪，损伤脾胃阳气，脾胃之肌肉，为后天之本，中阳虚，则表阳亦必不固，故寒热，形寒。脾胃阳虚湿盛，健运无力，故不饥。脾胃虚寒，食化既迟，则停积不行，而为酸为腐，故吞酸。胃有寒湿，阳气不运，故或脘中痞闷。若素嗜饮酒，则内湿更盛。治宜温运脾胃，宣通阳气，用苓姜术桂汤来主治。

【按语】吞酸一证，属湿热者固多，属寒湿者亦有。张景岳说："人之饮食在胃，惟速化为贵，若胃中阳气不衰，而健运如常，何酸之有？使火力不到，则其化必迟，食化既迟，则停积不行，而为酸为腐。此酸即败之渐也。"就是说明这个问题。

苓姜术桂汤方
（苦辛温法）

茯苓块五钱　生姜三钱　炒白术三钱　桂枝三钱

水五杯，煮取八分二杯。分温再次服。

[方解] 以茯苓健脾利水；桂枝温阳化气；白术运脾燥湿；生姜和胃宣阳行饮。共成健脾和胃，温阳利水之功。

[临床应用]

（1）本方治寒热不饥，是时令潮气蒸，内应脾胃。夫湿属阴晦，必伤阳气，吞酸形寒，令阳运行。议鼓运转旋脾胃一法（《临证指南医案》）。

（2）苓桂术甘汤（即本方以甘草易生姜），治伤寒若吐若下后，心下逆满，气上冲胸，起则头眩，脉沉紧，发汗则动经，身为振振摇者（《伤寒论》）。

（3）苓桂术甘汤，治心下有痰饮，胸胁支满目眩。夫短气，有微饮，当从小便去之（《金匮要略》）。

（4）苓桂术甘汤，治心下悸，上冲，起则头眩，小便不利者（《方极》）。

（5）苓桂术甘汤治饮家眼目生云翳，头眩，脸肿，眵泪多者。加芣苢，成有奇效。当以心胸动悸，胸胁支满，心下逆满等证为目的。治雀目证，亦有奇效。（《类聚方广义》）。

51. 湿伤脾胃两阳，既吐且利，寒热身痛，或不寒热，但腹中痛，名曰霍乱。寒多不欲饮水者，理中汤主之。热多欲饮水者，五苓散主之。吐利汗出，发热恶寒，四肢拘急，手足厥逆，四逆汤主之。吐利止而身痛不休者，宜桂枝汤小和之。

【提要】指出寒霍乱的证治。

【语释】寒湿之邪，伤脾胃阳气，脾属湿土，以升为健；胃属燥土，以降为和。今胃阳伤则气上逆，故呕吐。脾阳伤则气下陷，故下利如米泔水。中阳不足，则表阳亦必不固，风寒外袭，故寒热身痛。或脾阳受伤，寒湿内盛，寒性收引，故不寒热，而但腹中痛。因既吐且利，发病急骤，反复不宁，挥霍撩乱，故名霍乱。如脾胃阳虚，寒湿内停，寒多而不欲饮水的，治宜温脾化湿，用理中汤来主治。如寒湿内停，膀胱气化不利，热多微发热，渴欲饮水，小便不利的，治以温阳化气利小便，用五苓散来主治。如吐利较剧，由脾及肾，脾肾阳虚，寒湿不化，故吐利不止。卫阳发源于下焦（肾），资养于中焦（脾），肾阳虚，卫阳亦必不固，故汗出，发热恶寒。肾阳不足，寒湿内盛，阳气不能温煦于四肢，故四肢踡缩拘急，手足厥逆冰冷。治宜温肾回阳，用四逆汤来主治。如脾肾阳气来复，则吐利停止，诸证缓解。惟阳气刚复，营卫尚有不和，故身痛不休，治宜调和营卫，故用桂枝汤以调其营卫就痊愈了。

【按语】霍乱以发病急骤，吐泻交作为临床特点。其病因为湿热病毒或寒湿病毒由口腔而进入胃肠所致。在证型上有寒霍乱和热霍乱两大类型。亦即真霍乱和假霍乱两类。真霍乱其性质多属寒，即今之由霍乱弧菌所导致之霍乱，病情重，预后差。假霍乱其性质多属热，即今之由食物中毒所导致之急性胃肠炎。《素问·六元正纪大论》说："太阴所至为中满，霍乱吐下"。《素问·气交变大论》说："岁土不及，民病飧泄霍乱。"这都讲的寒霍乱。《素问·六元正纪大论》说："土郁之发，为呕吐霍乱。"又说："不远热则热至，热至则身热，吐下霍乱。"这都是讲的热霍乱。王孟英《霍乱论》说："中阳既虚，寒湿自盛，观其与飧泄并称，则知利者必是清谷，而非臭秽；吐者亦必澄澈而非酸浊；小便之利，口之不渴，又从而可必矣，如此才是寒热霍乱，可以理中汤之类治之。"又说："伤暑霍乱，有身热烦渴，气粗喘闷，而兼厥逆躁扰者，慎而误作阴证。但察其小便必黄赤，舌苔必黏腻或白厚，宜燃照汤（山栀、豆豉、草果仁、省头草、厚朴、半夏、黄芩、滑石）澄冷服，一剂即见热象。此时若投姜附药，转见浑身青紫而死矣。甚有手足厥冷，少气唇白，爪甲皆青，腹痛自汗，六腑俱伏，而察其吐出酸秽，泻出臭恶，便溺黄赤者，是热伏厥阴也。热极似阴，急作地浆水煎竹叶石膏汤（竹叶、石膏、麦冬、人参、半夏、甘草、粳米）服之。又有吐泻后，身冷如冰，脉沉欲绝，汤药不下，或发哕，亦是热伏于内，医不能察，投药稍温，愈服愈吐。验其口渴，以凉水与之即止，后以驾轻汤（山栀、豆豉、鲜竹叶、桑叶、石斛、生扁豆、木瓜、省头草）投之，脉渐出者生。"这者是阅历有得之言，很值得参考。

理中汤方

（甘热微苦法，此方分量以及后加减法，悉照《金匮》原文，用者临时斟酌）

人参　甘草　白术　干姜各三两

水八杯，煮取三杯。温服一杯，日三服。

加减法：若脐上筑者，肾气动也，去术加桂四两。呕吐者，去术加生姜三两。下多者，还用术。悸者，加茯苓二两。渴欲饮水者，加术足前成四两半。腹中痛者，加人参足前成四两半。寒者，加干姜足前成四两半。腹满者，去术加附子一枚。服汤后，如食顷，饮热粥一升许，微汗，勿发揭衣服。

[词解] 筑：读竹 zhù，坚实的意思。

[方解] 以人参补气健脾；白术健脾燥湿；干姜温中祛寒；甘草和中补脾。共成健脾燥湿，温中祛寒之功。脐上坚硬，是阳虚寒盛，故去术加桂以温阳散寒。呕吐，是胃寒气逆，故去术加生姜以温胃降逆止呕。下利，是脾虚湿盛，故还用术以健脾燥湿。心下悸，是水气上泛，故加茯苓以泄水邪。渴不饮水，是脾湿不化，津液不能上腾，故还用术以健脾燥湿。腹中痛是气虚寒盛，故加人参以补气。寒者加干姜以温阳散寒。腹满，是肾阳虚，气化不行，故去术加附子以温肾扶阳。

[临床应用]

（1）治即病太阴，自利不渴，寒多而呕，腹痛下利，鸭溏蛔厥，霍乱等证（《医学正传》）。

（2）治伤寒太阴病，自利不渴，寒多而呕，腹痛粪溏，脉沉无力，或厥逆拘急，或结胸吐蛔，及感寒霍乱。凡中宫虚实，气不能理诸证，俱宜用此，分理阴阳，安和胃气（《成方切用》）。

（3）人参汤（即本方）治胸痹，心中痞，留气结在胸，胸满，胁下逆抢心（属虚证者）（《金匮要略》）。

（4）理中丸（即本方蜜丸）治霍乱，寒多不用水者。大病瘥后，喜唾，久不了了，胸上有寒，当以丸药温之（《伤寒论》）。

（5）治中汤（即本方）治霍乱吐下，胀满，食不消化，心腹痛（《千金方》）。

（6）治五脏中寒，口噤失音，四肢强直。兼治胃脘停痰，冷气刺痛（《医方选要》）。

（7）治伤寒阴证，寒毒下利，脐下寒，腹胀满，大便或黄（《卫生宝鉴》）。

（8）人参理中汤（即本方）治产后阳气虚弱，小腹作痛，或脾胃虚弱，少思饮。或后去无度，或呕吐腹痛，或饮食难化，胸膈不利者（《妇人良方》）。

（9）治柔痓厥冷自汗（《直指方附遗》）。

（10）治小儿吐泻后，脾胃虚弱，四肢渐冷，或面有浮气，四肢虚肿，眼合不闭（《赤水玄珠》）。

（11）治恶心干呕，欲吐不吐，心下肤漾，如人畏船。又治小儿慢惊，脾胃虚寒，泄泻，及受寒腰痛（《小青囊》）。

（12）治痈疽溃疡，脏腑中寒，四肢强直（《疡医大全》）。

（13）治心下痞硬，小便不利，或急痛，或胸中痹者（《方极》）。

（14）治风入腹，心腹疠痛，痰逆恶心，或时呕吐，膈塞不通（《圣济总录》）。

（15）理中丸治太阴即病自利，不渴，阴寒腹痛，短气咳嗽，霍乱呕吐，饮食难化，胸膈噎塞，或疟疾瘴气温疫，中气虚损，久不能愈，或中虚生痰等证（《景岳全书》）。

（16）湿热证，按法治之，数日后，或吐下一时并至者，中气亏损，升降悖逆，甚者用理中汤（《湿热病篇》）。

（17）理中汤治腹中切痛，兼见吐泻厥冷者，脾虚发霍乱也。

（18）加味理中汤（即本方去干姜加生姜、茯苓、陈皮），治口无味，兼见腹满多唾者，脾虚中有寒也（以上均见《医学见能》）。

（19）理中汤去术，加半夏，益智、吴萸、附子，治伤湿舌白肢冷，脘痛欲呕，脉弦而小，此冷湿伤脾（《六因条辨》）。

五苓散方
（见前）

加减法：腹满者，加厚朴、广皮各一两。渴甚面赤，脉大紧而急，搐扇不知凉，饮水不知冷，腹痛甚，时时躁烦者，格阳也，加干姜一两五钱（此非仲景原文，余治验也）。　　百沸汤和，每服五钱，日三服。

四逆汤方

（辛甘热法，分量临时斟酌）

炙甘草二两　　干姜一两半　　生附子一枚（去皮）　　加人参一两

水五茶碗，煮取二碗，分二次服。

[方解] 本方是根据《素问·至真要大论》"寒淫于内，治以甘热"的治则而制定的。以生附子大辛大热，回阳祛寒；配干姜温中散寒，则温经回阳之力更宏；佐炙甘草甘温和中益气。共成回阳散寒，补正安中之功。

[临床应用]

（1）伤寒医下之，续得下利清谷不止，身疼痛者，急当救里，后身疼痛，清便自调者，急当救表也。救里。病发热头痛，脉反沉，若不差，身体疼痛，当救其里。脉浮而迟，表热里寒，下利清谷者。自利不渴者，属太阴，以其脏有寒故也，当温之。

少阴病脉沉者，当温之。大汗出，热不去，内拘急，四肢厥，又下利，厥逆而恶寒者。大汗若大下利，而厥冷者。下利腹胀满，身体疼痛者，先温其里，乃攻其表，温里。吐利汗出，发热恶寒，四肢拘急，手足厥冷者。即吐且利，小便复利，而大汗出，下利清谷，内寒外热，脉微欲绝者（《伤寒论》）。

（2）呕而脉弱，小便复利，身有微热见厥者，难治（《金匮要略》）。

（3）干姜附子汤（即本方），治伤寒阴证，唇青面黑，身背强痛，四肢厥冷，及诸虚沉寒（《医林集要》）。

（4）姜附汤（即本方），治五脏中寒，口噤，四肢强直，失音不语，或卒然晕闷，手足厥冷者（《济生方》）。

（5）凡阴证，身静而重，语言无声，气少，难以喘急，目睛不了了，口鼻气冷，水浆不下，大小便不禁，面上恶寒如刀刮者。先用艾灸法，次服四逆汤（《万病回春》）。

（6）治四肢厥逆，身体疼痛，下利清谷，或小便清利者（《方极》）。

（7）治手足厥冷者。下利清谷者。腹拘急，四肢厥冷，下利恶寒者。大汗出，热不去，拘急，四肢厥冷者。下利，腹胀满，身体疼痛者（《方机》）。

52. 霍乱兼转筋①者，五苓散加防己桂枝薏仁主之；寒甚脉紧者，再加附子。

【词解】①转筋：证名。俗名抽筋。证见肢体筋脉牵掣拘急，如扭转急痛。常见于小腿腓肠肌，甚则牵连腹部拘急。实际上就是腓肠肌痉等。

【提要】指出寒霍乱转筋的治法。

【语释】由于寒湿邪毒，侵袭胃肠，而致吐利交作而成霍乱。阳虚而寒湿内盛，湿为阴邪，最易下流，以致筋脉失于阳气之温煦而为寒湿之邪所搏激，随拘急痉挛，而为转筋。治宜温阳散寒，利温舒筋，用五苓散加防己桂枝薏仁汤来主治。

【按语】转筋是以吐泻为主证的各疾病所最常见的并发症。有寒湿之邪而致者，有湿热之邪而致者。《张氏医通》说："伤寒吐利，由邪气所伤；霍乱吐利，由饮食所致。昔人云：（霍乱）多由伏暑所致，然亦未必皆尔。大抵湿为风木所克则为是证。故呕吐泄泻者，湿土之变也。转筋者，风木之变也。……若吐利转筋，为风木行脾，平胃散加木瓜。"《医宗金鉴》转筋多加吴茱萸、木瓜。此寒湿转筋之治法。王孟英说："霍乱转筋，脉必兼弦，正以木旺而侮其所胜也。湿甚者，平胃散加木瓜可矣。火盛者，木瓜汤（木瓜一两，水煎服。余汤浸青布裹其腓。本方加桑叶七片尤良）送左金丸为宜。又因鸡屎白散之意，而立蚕矢汤（晚蚕砂、木瓜、生薏仁、黄豆卷、川连、半夏、黄芩、通草、吴茱萸、炒山栀，阴阳水煎。稍凉徐徐服之）一方，屡收奇效。"这都是很宝贵的临床经验，值得参考。

五苓散加防己桂枝薏仁方

即于前五苓散内，加防己一两，桂枝一两半，足前成二两，薏仁二两。寒甚者，加附子大者一枚。杵为细末，每服五钱，百沸汤和。日三。剧者，日三夜一。得卧，则勿令服。

[方解] 以五苓散温阳化气利湿；桂枝温阳散寒通络；防己利水渗湿通络；薏仁扶土抑木，止筋急拘挛。寒甚者，加附子以温经扶阳散寒。

[临床应用] 本方去猪苓、泽泻、防己，加甘草、生姜，治受湿患疮，久疮阳乏气泄，半年淹淹无力，食少嗳噫难化，此脾胃病，法以运中阳为要（《临证指南医案》）。

53. 卒中寒湿，内挟秽浊，眩冒欲绝，腹中绞痛，脉沉紧而迟，甚则伏，欲吐不得吐，欲利不得利，甚则转筋，四肢欲厥，俗名发痧①，又名干霍乱②；转筋者，俗名转筋，古方书不载，蜀椒救中汤主之；九痛丸亦可服；语乱者，先服至宝丹；再与汤药。

【词解】

①发痧：病名。痧子，是发疹的俗称。此文"发痧"，是指霍乱，中暑等急性病的急称。

②干霍乱：病名。又名搅肠痧。因饮食不节，或感受山岚瘴气，秽浊闭塞肠胃所致。

【提要】 指出干霍乱的证治。

【语释】 由于突然感受寒湿邪毒，并兼挟秽浊之气，以致湿浊邪气阻塞中焦，清阳不能上升，故昏冒目眩的很厉害。寒湿阻中，阳气不伸，故腰中绞痛。由于寒湿内盛，阳气闭塞，故脉象沉紧而迟慢，甚则按之至骨才摸到脉搏。秽湿阻塞中焦，脾胃升降失常，故欲吐不得吐，欲泄不得泄。甚则寒湿搏激筋脉，故转筋。寒湿内盛，阳气不伸，故四肢欲厥。这种病证，俗名叫做发痧，也叫干霍乱。治宜温阳祛寒，理气逐秽，用蜀椒救中汤来主治。九痛丸也可以服用。如果言语乱的，这是邪入心包，应先宜芳香开窍，用至宝丹。然后再服以上汤药。

【按语】 干霍乱之名，首见于巢元方《诸病源候论》说："干霍乱者，是冷气搏于肠胃，致饮食不消。但腹满烦乱，绞痛短气，其肠胃先挟实，故不吐利，名为干霍乱也。霍乱，不可不知。《张氏医通》说："心腹绞痛，欲吐不吐，欲泻不泻，烦躁闷乱，俗名搅肠痧，此土郁不能发泄，火热内炽，阴阳不交之故。"至于治法及调养，周扬俊《温热暑疫全书》论述较详。他说："更有吐泻无物，亦有上下关闭，竟不吐泻者，为干霍乱，惟心腹绞痛，令人立毙。急以炒盐汤或二陈汤探吐之，通则可救，即定后周时，勿进粒米，得食复发，慎之慎之。"可做参考。

救中汤
（苦辛通法）

蜀椒（炒出汗）三钱　淡干姜四钱　厚朴三钱　槟榔二钱　广皮二钱

水五杯，煮取二杯分二次服。兼转筋者，加桂枝三钱，防己五钱，薏仁三钱。厥者，加附子二钱。

[方解] 以蜀椒散寒逐湿，善治心腹冷痛；干姜温脾散寒祛湿；厚朴、槟榔、广皮理气除满逐秽。共成散寒逐湿，理气祛秽之功。

九痛丸
（治九种心痛，苦辛甘热法）

附子三两　生狼牙一两　人参一两　干姜一两　吴茱萸一两　巴豆（去皮心熬碾如膏）一两

蜜丸梧子大，酒下，强人初服三丸，日三服。弱者二丸

兼治卒中恶，腹胀痛，口不能言；又治连年积冷，流注，心胸

痛，并冷冲上气，落马坠车血病等证，皆主之。忌口如常法。

[**校勘**] "狼牙"，《千金》、《外台》俱作"狼毒"，狼毒能破积聚、饮食寒热、水气、杀虫，应用狼毒为宜，疑是似抄之误。

[**方解**] 心痛虽分九种，不外积聚、痰饮、结血、虫注、寒冷引起。附子、巴豆、吴茱萸散寒冷而破坚积；狼毒能破积聚饮食，寒热水气，杀虫；人参、干姜理中气而温胃。本方多大辛大热之品，能扶正散寒，祛邪止痛。

附录：

《外台》走马汤

治中恶、心痛、腹胀、大便不通，苦辛热法。

巴豆（去心皮熬）二枚　杏仁二枚

上二味，以绵缠槌令碎，热汤二合，捻取白汁饮之，当下。老小强弱量之。通治飞尸①鬼击②病。

[**方解**]

①飞尸：其病变突然发作，心腹刺痛，气息喘急胀满，上冲心胸。

②鬼击：是不正之气，突袭人体，症状是胸胁腹内绞急切痛，或吐血，衄血，下血。

[**方解**] 中恶、飞尸、鬼击均是以心腹绞痛为主证，三者的病变部位均不离于肠胃。所以用巴豆辛热有毒，迅速通利；佐杏仁宣肺润肠，是属于温下法。但须注意以寒性、实性为主，故凡心腹卒痛属寒实之证者，用本方治疗，亦即通则不痛之意。

立生丹

（治伤暑、霍乱、痧证、痒、痢、泄泻、心痛、胃痛、腹痛、
吞吐酸水，及一切阴寒证，结胸，小儿寒痉）

母丁香一两二钱　沉香四钱　茅苍术一两二钱　明雄黄一两二钱

上为细末，用蟾酥八钱，铜锅内加火酒一小杯，化开，入前药末，丸绿豆大。每服二丸，小儿一丸，温水送下。又下死胎如神。凡被蝎蜂螫者，调涂立效，惟孕妇忌之。

[**方解**] 以母丁香辛温，温中降逆止痛；沉香降气，调中止痛；茅苍术燥湿和胃；明雄黄辛苦温有毒，燥湿杀虫，治中毒腹痛，蟾酥辛温有毒，宣窍解毒消肿，治霍乱吐泻，心腹绞痛。共成调中降逆，燥湿解毒止痛之功。

独胜散
（治绞肠痧痛急，指甲唇俱青，危在顷刻）

马粪（年久弥佳）

不拘分量，瓦上焙干为末。老酒冲服二、三钱，不知，再作服。

注：马粪，诸本草俱不载，未知其功效。缺以待考。

湿温（疟、痢、疸、痹附）

54. 湿热上焦未清，里虚内陷，神识如蒙，舌滑，脉缓，人参泻心汤加白芍主之。

【提要】指出中阳素虚，湿热由上焦陷入中焦的证治。

【语释】湿热之邪，在上焦未有及时清化，由于中阳素虚，或治疗不当，如过用寒凉攻下等，致里气亏虚，湿热之邪乘虚内陷，里气虚而湿热邪扰，故神识如蒙。所谓如蒙，就是神识好像有一点蒙昏，但不是神识昏迷，与邪入心包的完全不同。湿邪内盛，故舌苔白滑或黄滑，脉象缓弱。治宜扶正益气，宣降湿热邪气，用人参泻心汤加白芍来主治。

人参泻心汤方
（苦辛寒兼甘法）

人参二钱　干姜二钱　黄连一钱五分　黄芩一钱五分　枳实一钱　生白芍二钱

水五杯，煮取二杯。分二次服。渣再煮一杯服。

［方解］以人参益气扶正；干姜、枳实辛通以理气化湿；黄芩、黄连苦降以燥湿清热；加白芍以护阴气。共成扶正祛邪，辛开苦降，清化湿热之功。

［临床应用］

（1）本方治阳虚挟湿，邪热内陷，所以神识如蒙，议用泻心法（《临证指南医案》）。

（2）会诊前曾连服大剂辛凉苦寒及犀、羚、牛黄、至宝之品，但高烧不退，四肢微厥，神识如蒙，时清时昏，目能动，口不能言，胸腹濡满，下利稀溏，随矢气流出，量不多，尿不利，头汗出，漱水不欲咽，口唇燥，板齿干，舌质淡红，苔白，脉象寸、尺弱，关弦缓。经会诊，分析脉证，虚实并见，邪陷中焦之象，与邪入心包不同，引用吴氏《温病条辨》所谓"湿热上焦未清，里虚内陷"的治法，主以人参泻心去枳实易半夏，辛苦通降法。服后，尿多利止，腹满减，全身汗出，热退（《蒲辅园医案》）。

55. 湿热受自口鼻，由募原①直走中道②，不饥不食，机窍不灵，三香汤主之。

【词解】

①募原：指膈膜。吴又可说："内不在脏腑，外不在经络，舍于伏膂之内，去表不远，附近于胃，乃表里之分界，是为半表半里。"即《内经·疟论》所谓横连募原者也。薛生白《湿热病篇》说："募原者，外通肌肉，内近脏腑，即三焦之门户，实一身之半表里也。"

②中道：指胃肠道。

【提要】 指出湿热由上焦入于胃腑的证治。

【语释】 湿热之邪，自口鼻而受，口通于胃，鼻通于肺，故由募原直入胃腑。湿为秽浊之邪，湿热扰胃，和降失常，故不饥不食，机体和九窍皆感不灵通，所谓"胃不和则九窍不通"，治宜芳香化浊，开郁和胃，用三香汤来主治。

三香汤方
（微苦微辛微寒兼芳香法）

瓜蒌皮三钱　桔梗三钱　黑山栀二钱　枳壳二钱　郁金二钱　香豉二钱
降香末三钱

水五杯，煮取二杯。分二次温服。

[**方解**] 以郁金、香豉、降香芳香化浊，理气开郁；黑山栀清解湿热；桔梗宣肺化湿；配枳壳理气宽胸；瓜蒌皮清热化痰。共成芳香化浊，宣肺理气，化湿清热之功。

[**临床应用**]

（1）本方治时令湿热之气，触自口鼻，由募原以走中道，遂致清肃不行，不饥不食，但温乃化热之渐，致机窍不为灵动，与形质滞浊有别。此清热开郁，必佐芳香以逐秽为法（《临证指南医案》）。

（2）本方治时令湿热之气，上自口鼻而入，阻及上焦，不饥不纳，机窍被阻，肺气清肃无权，与有形滞浊不同。宜清热开郁，并以芳香祛秽为佐（《南雅堂医案》）。

56. 吸受秽湿，三焦分布，热蒸头胀，身痛呕逆，小便不通，神识昏迷，舌白，渴不多饮，先宜芳香通神利窍，安宫牛黄丸；继用淡渗分消浊湿，茯苓皮汤。

【提要】指出湿热弥漫三焦的证治。

【语释】秽浊之邪，由口鼻吸入，弥漫上、中、下三焦。湿热蒸于上焦，故头胀身痛。湿热入于心包，故神识昏迷。湿热阻塞中焦，故呕吐逆满，渴不多饮，舌苔白滑。湿阻下焦，泌别失职，故小便不通。湿热弥漫三焦，而以邪入心包为急，故先宜芳香通神利窍，用安宫牛黄丸来治。待神识已清，再治宜淡渗分消浊湿，用茯苓皮汤来治疗。

安宫牛黄丸
（方法见前）

茯苓皮汤
（淡渗兼微辛微凉法）

茯苓皮五钱　生薏仁五钱　猪苓三钱　大腹皮三钱　白通草三钱　竹叶二钱

水八杯，煮取三杯。分三次服。

[方解] 以猪苓、薏仁、通草、竹叶、茯苓皮淡渗利湿清热；大腹皮理气化湿。共成利湿清热，使湿从小便而出之功。

[临床应用]

（1）此方治吸受秽邪，募原先病，呕逆，邪气分布，营卫皆受，遂热蒸头胀，身痛经旬，神识昏迷，小水不通，上中下三焦受病，舌白，渴不多饮，是气分窒塞。当以芳香通神，淡渗宣窍，俾秽湿浊气，由此可以分消（《临证指南医案》）。

（2）此方治身痛经旬，呕逆，神识不甚清楚，热蒸头胀，小水不通，乃吸受湿邪，由募原分布营卫，上中下三焦俱病。先以芳香逐秽，淡渗利湿为法（《南雅堂医案》）。

【按语】此节为湿重于热。湿浊之邪，侵入心包，而为神识昏迷者，治宜化湿清热，豁痰开窍，菖蒲郁金汤（鲜石菖蒲、郁金、焦栀、连翘、菊花、滑石、竹叶、丹皮、牛蒡子、竹沥、姜汁、玉枢丹）最好。昏迷甚者，亦可用此汤送服至宝丹。若秽浊甚者，可用温开法，用苏合香丸。

57. 阳明湿温，气壅为哕者，新制橘皮竹茹汤主之。

【提要】指出阳明湿温呃逆的证治。

【语释】阳明湿温病，由于湿热壅遏胃腑，升降失常，气机上逆，故为呃逆。治宜和胃化湿，清热止呃，用新制橘皮竹茹汤来主治。

新制橘皮竹茹汤
（苦辛通降法）

橘皮三钱　竹茹三钱　柿蒂七枚　姜汁三茶匙（冲）

水五杯，煮取二杯。分二次温服；不知，再作服。有痰火者，加竹沥、瓜蒌霜。有瘀血者，加桃仁。

[方解] 本方是《金匮要略》橘皮竹茹汤去人参、甘草、大枣，以姜汁易生姜而成。以橘皮理气和胃化湿；竹茹清热止呕；柿蒂下气止呃；姜汁和胃降逆。共成清热化湿，降逆止呃之功。有痰火者，加竹沥、瓜蒌霜以清热化痰。有瘀血者，加桃仁以活血化瘀。

[临床应用]

（1）本方加滑石、通草、杏仁、生薏仁，治六脉俱濡，右寸独大，湿淫于中，肺气膹郁，因而作哕。与伤寒阳明、足太阴之寒哕有间，以宣肺气之痹为主（《吴鞠通医案》）。

（2）橘皮竹茹汤（即本方加人参、甘草、大枣，以生姜易姜汁，治胃虚热"哕逆者"（《金匮要略》）。

（3）人参竹茹汤（即上方去大枣加半夏），治一切呃逆，及伤寒中暑等吐（《卫生家宝》）。

（4）橘皮竹茹汤（即上方去大枣加茯苓、杷叶、麦冬、半夏），治胃热多渴，呕哕不食（《三因方》）。

（5）人参橘皮竹茹汤（即上方去大枣，加厚朴、半夏、藿香），治胃虚呃逆（《伤寒大白》）。

（6）橘皮竹茹汤加半夏，治小儿吐乳及百日咳，极效（《类聚方广义》）。

【按语】瘀血致呃，确实值得重视。近几年来，脑血管意外病人增多，特别是椎基底动脉栓塞患者，多伴有严重的呃逆，汤水不能入口，患者痛苦不堪，一般常规治法，皆不能取效，惟用活血化瘀，降逆止呃，标本兼治之法。重用归、芎、赤芍、桃仁、红花、丹参、牛膝等配丁香、柿蒂、沉香；苦腻挟痰浊者，加半夏、云苓、陈皮。以鼻饲管进药，取效甚捷。观《医林改错》血府逐瘀汤所治之症且有呃逆。会厌逐瘀治饮水即呛，且用桃仁，红花各五钱，是很值得取法的。

58. 三焦湿郁，升降失司，脘连腹胀，大便不爽，一加减正气散主之。

【提要】指出湿郁三焦，升降失司，偏重中焦的证治。

【语释】由于湿浊之邪，郁阻三焦，脾为湿土主升，胃为燥土主降，今湿郁三焦，而重点在于中焦，致脾胃升降失常，脘属胃而腹属脾，故脘连腹胀。湿热之邪下注于肠，和降失和，故大便不爽。治宜宣化中焦湿邪，而利气机，用一加减正气散来主治。

一加减正气散方

藿香梗二钱　厚朴二钱　杏仁二钱　茯苓皮二钱　广皮一钱　神曲一钱五分　麦芽一钱五分　绵茵陈三钱　大腹皮一钱

水五杯，煮取二杯。再服。

[方解] 本方即藿香正气散去紫苏、生姜、白芷之辛温散表，桔梗、甘草之开提上焦，白术、大枣之甘补壅滞，加杏仁、神曲、麦芽、茵陈而成。以藿香芳香化浊，用梗而不用叶，是取其专以疏化中焦为主，而不欲其宣透于外，厚朴、陈皮、大腹皮理气化湿；杏仁宣利肺与大肠之气；神曲、麦芽和胃助消化；茵陈茯苓皮以利湿清热。共成芳香化浊，理气化湿，和胃清热之功。

[临床应用] 本方治秽湿邪吸受，由募原分布三焦，升降失司，脘腹胀闷，大便不爽，当用正气散法（《临证指南医案》）。

59. 湿郁三焦，脘闷，便溏，身痛，舌白，脉象模糊，二加减正气散主之。

【提要】指出湿郁三焦，升降失司，偏重经络的证治。

【语释】湿秽之邪，郁阻三焦，湿阻中焦，胃失和降，故脘闷。湿走下焦，传导失常，故便溏。湿郁经络，故身体疼痛，脉象模糊。湿邪盛，故舌苔白。挟热则兼舌质红，或苔白黄。治宜芳香化浊，清利经络之湿热，用二加减正气散来主治。

二加减正气散方

（苦辛淡法）

藿香梗三钱　广皮二钱　厚朴二钱　茯苓皮二钱　木防己三钱　大豆黄卷二钱　川通草一钱五分　薏苡仁三钱

水八杯，煮三杯。三次服。

[方解] 以藿香、厚朴、陈皮芳香理气和胃，以化中焦之湿；防己、薏仁清经络之湿热；黄豆卷清化湿热；茯苓皮、通草淡渗利湿。共成芳香化浊，理气和胃，清热利湿之功。

［临床应用］

（1）本方治脘闷便溏，身痛，脉象模糊，此属湿蕴三焦（《临证指南医案》）。

（2）本方去厚朴、广皮、黄豆卷，加杏仁、香薷、黄芩、滑石、猪苓、竹叶、荷叶，治长夏宿营于海滨，至秋后白露前数日，稍感精神不佳，体重减轻，脉搏稍快，微有低热，服用抗生素数日，高热转增达40℃以上，随出现呕吐，胸腹胀满，大便溏泄，每日六、七次，手足凉，额腹热，微汗出，小便频数，便时茎痛，四肢关节酸痛。脉两寸微浮数，右关沉数，左关弦数，两尺沉濡，舌质红，苔白腻。此为伏暑挟湿，热郁三焦。治以清暑利湿，苦辛淡渗法。服二剂，热减吐止，茎痛消失，关节酸痛见轻，大便每日减至四、五次（《蒲辅周医案》）。

60. 秽湿着里，舌黄脘闷，气机不宣，久则酿热，三加减正气散主之。

【提要】指出湿郁三焦，湿遏化热的证治。

【语释】秽湿之邪，留着于里，湿郁化热，湿热熏蒸，胃失和降，故舌苔黄腻，脘部胀闷。湿邪停留，气机不得宣畅，久则湿郁化热，湿遏热伏，湿热交蒸脾胃，而为阳明湿温病。治宜宣肺利气，芳香化浊，淡渗利湿，用三加减正气散来主治。

三加减正气散方
（苦辛寒法）

藿香（连梗叶）三钱　茯苓皮三钱　厚朴二钱　广皮一钱五分　杏仁三钱
滑石五钱

水五杯，煮二杯。再服。

［方解］以杏仁宣上焦，利肺气，肺为水之上源，肺气化则湿邪自化；藿香连梗叶，芳香逐秽，化上、中二焦之湿浊；厚朴、广皮理中焦而化湿除满，茯苓皮、滑石淡渗利下焦以清湿热。三焦分治，这是湿温病之要法。

［临床应用］

（1）本方治舌黄脘闷，秽湿内着，气机不宣，如久酿蒸，必化热气，即有身热之累（《临证指南医案》）。

（2）本方加丝瓜叶、连翘、豆卷等，治暑风暑热上阻，身热头胀，咳嗽鼻塞，暑湿头蒙，舌黄脘闷等。表证盛，加香薷；湿邪盛，加通草；宣上焦，加桔梗（《未刻本叶氏医案》）。

61. 秽湿着里，邪阻气分，舌白滑，脉右缓，四加减正气散主之。

【提要】 指出湿郁三焦，偏于寒湿的证治。

【语释】 湿秽之邪，留着于里，湿为阴邪，最易伤阳，寒湿内盛，故舌质淡苔白滑。寒湿盛而阻遏气分，故右手脉缓。治宜芳香化浊，温脾利湿，用四加减正气散方主治。

四加减正气散方
（苦辛温法）

藿香梗三钱　厚朴二钱　茯苓三钱　广皮一钱五分　草果一钱　楂肉（炒）五钱　神曲二钱

水五杯，煮取二杯，渣再煮一杯。三次服。

[**方解**] 以藿香梗、厚朴、广皮芳香化浊，理气化湿；草果温运脾肠，治太阴独胜之寒；楂肉、神曲和胃和助消化；茯苓淡渗利湿，使湿从小便而去。共成芳香化浊，散寒利湿，温运脾胃之功。

[**临床应用**] 本方治脉右缓，湿着阻气（《临证指南医案》）。

62. 秽湿着里，脘闷便泄，五加减正气散主之。

【提要】 指出湿郁三焦，寒湿稍轻的证治。

【语释】 秽湿之邪，留着于里，脾胃升降失常，胃失和降，故脘部胀闷。寒湿渍脾，脾失健运，故大便溏泻。治宜芳香化浊，和胃利湿，用五加减正气散来主治。

【按语】 以上五个加减正气散证，均是湿郁三焦，脾胃升降失司所导致。但一、二、三加减正气散是湿温；四、五加减正气散证是寒湿。其主证均为脘闷便溏。舌质红苔白腻，或黄腻者，为湿温；舌质淡苔白滑，脉右缓者，为寒湿。四加减正气散有舌白滑，脉右缓而无症状；五加减正气散有脘闷便泄，而无脉、舌之诊。其实前者的主证也是脘闷便泄，后者的舌脉也白滑，右缓。因脘闷属胃，便泄属脾，脾为脏主湿土，胃为腑主燥土，这是脏腑相连，湿土同气的缘故。所以湿温证的病变重心，在于脾胃，诚如章虚谷所说："湿土之气同类相召，故湿热之邪，始虽外受，终归脾胃"。在治疗上藿香正气散虽加减有五，而其主药藿香、厚朴、陈皮、云苓不变。盖湿邪在上，宜芳香化浊（藿香宜用叶，中焦用梗）；湿利在中，宜苦温燥湿（厚朴、陈皮）；湿邪在下，宜淡渗分利（茯苓）。

湿温证的病因，有外，内两种因素，一是感受湿热病毒而引起，一是湿热之邪自内而生，或两者兼而有之。薛生白说："太阴内伤，湿饮停聚，客邪再至，内外相引，故病湿热。"蒲辅周也说："湿温病，则发于夏秋之间。外受之湿，或从雨露而得，或从地气潮湿中而得。若内生之湿，乃从饮食得之，凡过食膏粱厚味，甜腻水果，皆能内生湿热，或兼感外邪。"都是说明这个精神。湿温病有热重于湿，有湿重于热，关键为机体的内因所决定，叶天士说："又有酒客里湿素盛，外邪入里，里湿为合，在阳旺之躯，胃湿恒多；在阴盛之体，脾湿亦不少，然其化热则一。"其治疗要点，是上、中、下三焦分消。诚如叶天士所言："再论气病有不传血分，而邪留三焦，亦如伤中少阳病也，彼则和解表里之半，此则分消上下之势，随证变法，如近时杏、朴、苓等类"。王孟英说："其所云分消上下之势者，以杏仁开上，厚朴宣中，茯苓导下，似指湿温"。这是非常正确的。

五加减正气散
（苦辛温法）

藿香梗二钱　广皮一钱五分　茯苓皮三钱　厚朴二钱　大腹皮一钱五分　谷芽一钱　苍术二钱

水五杯，煮二杯，日再服。

[方解] 以藿香梗芳香化浊；厚朴、广皮、大腹皮理气化湿除满；苍术、谷芽和胃燥湿；茯苓皮淡渗利湿，共成芳香化浊，运脾和胃利湿之功。

[临床应用]

（1）本方去苍术，治不耐烦劳，是本虚；脘闷便泄，属湿邪。先治湿，后治本（《临证指南医案》）。

（2）藿香正气散治四时感冒，头痛憎寒壮热；或风湿气，霍乱吐泻。常服，除山岚瘴气（《医学正传》）。

（3）藿香正气散治外感风寒，内伤饮食，憎寒壮热，头痛呕逆，胸膈满闷，咳嗽气喘，及伤冷伤湿，疟疾中暑，霍乱吐泻。凡感岚瘴不正之气者，主宜增减服之（《成方切用》）。

（4）藿香正气散治外受四时不正之气，内停饮食，头痛寒热，或霍乱吐泻，或作疟疾（《时方歌括》）。

（5）藿香正气散治卒然呕吐，兼见发闷恶心者，感瘴疠异气也（《医学见能》）。

（6）藿香正气散加山楂、木香、槟榔、车前，治伏暑痢积，色白腹痛，里急后重，舌白呕恶，此邪伏脾胃。

（7）藿香正气散加扁豆、通草，治伤湿恶寒微热，舌白不渴，肢节酸楚，胸脘满闷，脉缓而小，此阴湿伤内（以上均见《六因条辨》）。

（8）藿香正气散，治冬季感风寒兼伤食，肠胃失和，胸腹满闷或呕吐，或腹痛下利。痛甚加吴茱萸；呕吐甚加白豆蔻、生姜（《蒲辅周医疗经验》）。

藿香正气散治寒湿型急性胃肠炎有卓效。

63. 脉缓身痛，舌淡黄而滑，渴不多饮，或竟不渴，汗出热解，继而复热，内不能运水谷之湿，外复感时令之湿，发表攻里，两不可施，误识伤寒，必转坏证，徒清热则湿不退，徒祛湿则热愈炽，黄芩滑石汤主之。

【提要】指出阳明湿温，湿热胶结难解的证治及治疗原则。

【语释】脉缓身痛，有似伤寒中风证。但伤寒中风，必舌淡苔薄白，今舌淡黄而滑，则知非伤寒中风，乃是湿热阻遏气机所致。热盛则渴，湿则不渴，湿热交蒸，故渴不多饮，或竟不渴。汗出则热随外泄，但湿性黏腻，易逗留缠绵难去，故汗出热解，继而复热，这是湿热胶结不解的特征。这是由于饮食不节，膏粱甜腻，湿邪内蕴；又外受长夏时令之湿邪；内外合邪，湿热蕴结不解，若误认为是伤寒，而用辛温发表，则邪热得辛温而热愈盛，必致神昏耳聋。若误认伤寒，而用攻下，则湿得苦寒而阳更伤，必致洞泻不止，皆可以成为坏证。所以发表攻里，两不可施。这是湿热熏蒸，胶结不解，在治疗上则应湿和热两个方面，必须同时兼顾，若单纯清热则湿邪不退，单纯祛湿则热邪愈盛。治宜清热利湿，双方兼治，用黄芩滑石汤来主治。

黄芩滑石汤方
（苦辛寒法）

黄芩三钱　滑石三钱　茯苓皮三钱　大腹皮二钱　白蔻仁一钱　通草一钱
猪苓三钱

水六杯，煮取二杯，渣再煮一杯。分温三服。

[方解] 以黄芩、滑石、茯苓皮清热利湿；大腹皮、白蔻仁理气化湿；通草、猪苓淡渗利湿。共成清热利湿，湿热两解之功。

[临床应用]

（1）本方治脉缓身痛，汗出热解，继而复热，此水谷之气不运，湿复阻气，郁而成病。仍宜宣通气分。热自湿中而来，徒进清热不应（《临证指南医案》）。

（2）本方治病由湿阻气郁而成，汗出则热解，既而复热，身痛脉缓，系水谷之气不运，病在气分。故用宣通一法（《南雅堂医案》）。

64. 阳明湿温，呕而不渴者，小半夏加茯苓汤主之；呕甚而痞者，半夏泻心汤去人参、干姜、大枣、甘草加枳实生姜主之。

【提要】指出阳明湿温，呕痞的证治。

【语释】阳明湿温病，湿热之邪阻遏脾胃，若水湿偏盛，饮邪上逆，故呕吐。水湿内停，故不渴。《金匮要略》说："呕家本渴，渴为欲解，今反不渴，心下有支饮故也。"所以是湿邪偏盛，水饮停胃无疑。治以利湿祛饮，降逆止呕，用小半夏加茯苓汤来主治。

如果热邪内陷，寒热互结，胃气上逆，故呕吐。寒热互结，故成心下痞证。治宜辛开苦降，散结止呕，用半夏泻心汤去人参、干姜、大枣、甘草之温补，加枳实生姜来主治。

小半夏加茯苓汤

半夏六钱　茯苓六钱　生姜四钱

水五杯，煮取二杯，分二次服。

［方解］以半夏、生姜行水气而散逆气，降逆止呕；茯苓淡渗利湿，能利小便。共成散寒除饮，降逆止呕之功。

［临床应用］

(1) 治卒呕吐，心下痛，膈间有水，眩悸者。

先渴后呕，为水停心下，此属饮家（《金匮要略》）。

(2) 半夏加茯苓汤（即本方），治三焦不顺，心下痞满，膈间有水，目眩悸动（《圣济总录》）。

(3) 半夏茯苓汤（即本方），治停痰留饮，胸膈满闷，咳嗽呕吐，气短恶心，以致饮食不下（《和剂局方》）。

(4) 治水结胸证，心下松满，无大热，头汗出。（《直指方》）。

(5) 治水结胸（《医学正传》）。

(6) 治痰饮汗多，小便不利（《张氏医通》）。

(7) 恶阻不能受药者，可用小半夏加茯苓汤。若仍不受，可用伏龙肝一钱，置器中，用水二盏搅之，后静置使澄，取一盏半，用此水煎服小半夏加茯苓汤，无不受者。不但治恶阻呕吐，用于诸病呕逆，诸医所束手者，皆得其验（《医事小言》）。

半夏泻心汤去人参干姜大枣甘草，加枳实生姜方

半夏六钱　黄连二钱　黄芩三钱　枳实三钱　生姜三钱

水八杯，煮取三杯，分三次服。虚者，复纳人参、大枣。

[**方解**] 以半夏、生姜辛温散湿，降逆止呕；黄连、黄芩苦寒清热，辛开苦降，以除痞满；枳实理气行滞。共成辛开苦降，降逆止呕除痞之功。

[**临床应用**]

（1）此方加人参，治寒邪由四末以扰中宫，胃口必当其戕害，热阂不饥，胃伤邪留，清热利痰，固为要法。但有中气弱，兼之病经匝月，清邪之中，必佐辅正，议半夏泻心汤法（《临证指南医案》）。

（2）本方去枳实加茯苓、干姜、生薏仁、生香附，治证似湿温，但心下两胁俱胀，舌白，渴不多饮，呕恶嗳气，则非湿热而以湿温例矣，用生姜泻心汤之苦辛通降法（《吴鞠通医案》）。

65. 湿聚热蒸，蕴于经络，寒战热炽，骨骱烦疼，舌色灰滞，面目萎黄，病名湿痹，宣痹汤主之。

【**词解**】①骨骱：骱，音介 jiè，骨节间相衔接处。骨骱，指关节的意思。

【**提要**】指出湿热痹的证治。

【**语释**】由于湿热俱盛，蕴结于肌肉经络，阻遏气机，故恶寒战慄，身体壮热。湿热流注于关节，故关节烦疼。湿热俱盛，熏蒸不解，故舌质红苔灰腻，颜面发黄。但并非黄疸病，乃湿热聚于关节之痹证，故叫做湿（热）痹。治宜清热利湿，宣痹通络止痛，用宣痹汤来主治。

【**按语**】痹是闭塞不通之意。凡风、寒、湿邪，侵于肌表经络，而致气血阻塞，运行不畅，而导致的关节、肌肉疼痛者，即称为痹证。《素问·痹论》说："风寒湿三气杂至，合而为痹也。其风气胜者为行痹；寒气胜者，为痛痹；湿气胜者，为着痹也。"所以湿痹，也叫着痹。但本节所讲之湿痹，实际上是湿热痹，属热痹一类。《素问·痹论》说："痹，其热者，阳气多，阴气少，病气胜，阳遭阴，故为痹热"。热痹在临床上以关节红、肿、热、痛为特点。

宣痹汤方
（苦辛通法）

防己五钱　杏仁五钱　滑石五钱　连翘三钱　山栀三钱　薏苡仁五钱　半夏（醋炒）三钱　晚蚕沙三钱　赤小豆皮三钱

水八杯，煮取三杯。分温三服。痛甚加片子姜黄二钱，海桐皮三钱。

［**方解**］以杏仁宣肺利气，肺气化则湿邪自化；半夏燥湿和中；滑石清热利湿于下；防己、薏苡清湿热通络宣痹止痛；连翘、山栀清气分之湿热；赤小豆皮清血分之湿热；晚蚕沙祛风除湿，缓解关节不利。共成清热利湿，通络宣痹止痛之功。剧痛者，加海桐皮、片姜黄以通络定痛。

［**临床应用**］

（1）本方治温疟初愈，骤进浊腻食物，湿聚热蒸，蕴于经络，寒战热炽，骨节烦痛，舌起灰滞之色，面目萎黄色，显然湿热为痹。仲景谓湿家忌投发汗者，恐阳伤变病。盖湿邪重着，汗之不却，是苦味辛通为安耳（《临证指南医案》）。

66. 湿郁经脉，身热身痛，汗多自利，胸腹白疹①，内外合邪，纯辛走表，纯苦清热，皆在所忌，辛凉淡法，薏苡竹叶散主之。

【**词解**】①白疹：即白（㾦）。亦叫晶㾦。病症名。颈项初生水泡，渐及胸腹，亦可见于四肢，先少后密，状如水晶，显示湿热有外透之机，破之有淡黄色浆液，有腐臭气，多伴有身热。

【**提要**】指出湿热郁发白㾦的证治。

【**语释**】湿热之邪郁经脉，阻遏气机，故身热身痛。湿外蒸肌表，故汗多。湿热下趋肠道，故下利。湿热郁蒸，蕴结不解，故胸腹出白㾦，这是湿热之邪有外透之机。其病因是既有内湿，又有外湿，湿热郁结所致。治疗单纯辛温解表，则热愈盛，汗愈多，而导致亡阳；单纯苦寒清热，则湿愈盛而下利愈甚。故皆在所忌。治宜辛凉透表，淡渗利湿，使湿热两解，用薏苡竹叶散方主治。

薏苡竹叶散方

（辛凉淡法，亦轻以去实法）

薏苡五钱　竹叶三钱　飞滑石五钱　白蔻仁一钱五分　连翘三钱　茯苓块五钱　白通草一钱五分

共为细末，每服五钱。日三服。

［**方解**］以竹叶、连翘清热透邪；白蔻仁芳香化湿；薏苡、滑石、茯苓、通草淡渗利湿。使湿热之邪，表里分消，湿热解，则诸证自愈。

［**临床应用**］

（1）本方治汗多身痛，自利，小溲全无，胸腹白疹，此风湿伤于气分，用血分凉药，希冀热缓，殊不知湿热在脉为痛，湿家本有汗不解（《临证指南医案》）。

（2）本方去薏苡、连翘、茯苓加杏仁、半夏，治头胀身痛，胸闷不食，腹疼，小便不利，舌白，湿阻上焦，当开提气分为主（《南雅堂医案》）。

【**语释**】白㾦状如水晶，故亦名晶㾦，乃湿热之邪郁于气分，外透于卫所致，为湿温之轻证。王孟英说："湿热之邪，郁于气分，失于轻清开泄，若不传及他经，而从卫分发白瘖者，治当清其气分之余邪，若久郁，虽化白瘖而气液随之以泄，故宜甘濡以补之。若色白如枯骨者，虽亦以甘药，亦恐不及也"。临床实践证明，一般白瘖证，用薏苡竹叶治疗，有卓效。

67. 风暑寒湿，杂感混淆，气不主宣，咳嗽头胀，不饥舌白，肢体若废，杏仁薏苡汤主之。

【提要】指出寒湿阻络的证治。

【语释】杂感风暑寒湿之邪，阻遏气分，湿邪阻塞于肺，清肃之气不行，故咳嗽头胀。寒湿阻遏胃气，降和失常，故不饥舌白腻。寒湿之邪，阻遏经络，使四肢无力，不能举动，故肢体若废。治宜辛温化湿，宣肺通络，用杏仁薏苡汤来主治。

杏仁薏苡汤
（苦辛温法）

杏仁三钱　薏苡三钱　桂枝五分　生姜七分　厚朴一钱　半夏一钱五分　防己一钱五分　白蒺藜二钱

水五杯，煮三杯，渣再煮一杯。分温三服。

[方解] 以杏仁宣肺利气化湿；桂枝、生姜辛温散寒，化气行湿；半夏、厚朴燥湿和胃宽中；薏苡、防己利湿通络；白蒺藜苦温祛风散结。共成宣肺和胃，散寒利湿通络之功。

[临床应用] 本方治风暑湿混杂，气不主宣，咳嗽头胀，不饥，右肢若废。法当通阳驱邪（《临证指南医案》）。

68. 暑湿痹者，加减木防己汤主之。

【提要】指出湿热痹的证治。

【语释】感受暑湿之邪，流注关节，而致关节红、肿、热痛的，则为湿热痹证。治宜清热利湿通络，用加减木防己汤来主治。

加减木防己汤
（辛温辛凉复法）

防己六钱　桂枝三钱　石膏六钱　杏仁四钱　滑石四钱　白通草二钱　薏仁三钱

水八杯，煮取三杯，分温三服。见小效不即退者，加重服，日三夜一。

加减法：风胜则引，引者加桂枝、桑叶。湿胜则肿，肿者加滑石、萆薢、苍术。寒胜则痛，痛者加防己、桂枝、姜黄、海桐皮。面赤口涎自出者，重加石膏、知母。绝无汗者，加羌活、苍术。汗多者，加黄芪、炙草。兼痰饮者，加半夏、厚朴、广皮。

[方解] 本方即《金匮要略》木防己汤去人参加杏仁、滑石、通草、薏仁而成。以防己苦寒清热利湿，通痹止痛；桂枝辛温通阳；二味相合，善于通络宣痹。石膏清热；白通、薏仁利湿；滑石清利湿热；杏仁宣肺湿。共成清热利湿，通痹止痛之功。

风气胜者，则游走疼痛，故加桂枝、桑叶以祛风。湿气胜者，则关节肿胀，故加滑石、萆薢、苍术以利湿燥湿。寒气胜者，则关节疼痛剧烈，故加防己、桂枝、姜黄、海桐皮以通络行痹止痛。面赤口涎自出者，是火热之邪上炎，故重加石膏、知母以清热。绝无汗者，是表气不通，故加羌活、苍术以辛温透表。汗多者，是表虚不固，故加黄芪、炙草以益气固表。兼痰饮者，则脘胀少食，故加半夏、厚朴、广皮以和胃燥湿除满。

[临床应用]

(1) 本方去通草、薏仁、滑石，加厚朴、半夏、广皮，治疗证夹湿，腹胀痛，且有肥气，湿已化热，故六脉洪滑。此证本寒标热，先治其标，本当在后。

(2) 本方去通草加半夏、枳实、茯苓皮、橘皮，治外痹寒湿太重，内痰饮，不食不寐，咳嗽口渴，大小便赤，脉数。先开肺痹（以上俱见《吴鞠通医案》）。

(3) 木防己汤（即本方去杏仁、滑石、通草、薏仁，加人参）治膈间支饮，心下痞坚，面色黧黑，其脉沉紧，得之数十日，医吐下之不愈（《金匮要略》）。

(4) 木防己汤，治膈间支饮，咳逆倚息，短气不得卧，其形如肿者。膈间水气，非石膏不能坠下（《方函口诀》）。

(5) 木防己汤，治喘满，心下痞坚者。肿满，心下硬满者。短气，或逆满而痛，口渴者（《方机》）。

69. 湿热不解，久酿成疸，古有成法，不及备载，聊列数则，以备规矩（下疟、痢等证仿此）。

【提要】 论述黄疸病的扼要说明。

【语释】 湿与热邪交蒸不解，时久之后，影响胆汁的疏泄，即可成为黄疸病。由湿热所致之黄疸，当然属阳黄。《金匮要略》有专篇论述，其治疗成法，不能一一俱录，今就其所未论述到的，补充数条，以备治疗本病的规矩。下面讨论的疟疾、痢疾等病，亦是仿效这个精神。

70. 夏秋疸病，湿热气蒸，外干时令，内蕴水谷，必以宣通气分要，失治则为肿胀，由黄疸而肿胀者，苦辛淡法，二金汤主之。

【提要】 指出黄疸的病因及由黄疸而肿胀治法。

【语释】 黄疸病具有较强的传染性，一年四季均可发生，但以秋季为多见。其病理，特别是阳黄，均为湿热郁蒸蕴结不解，影响肝胆所致。朱丹溪说："疸不必分为五，同是湿热，如盦曲相似。"其病因，是感受时令湿热病毒，自口而入，这是外因；再者脾胃功能失调，健运失常，湿热内蕴，这是内因；内外合邪，而成黄疸。在治疗上以宣通气分湿热为主，湿热去则黄疸自退。黄疸多以脾胃湿热为主。如黄疸失治，则脾虚湿盛，可以转归为肿胀，凡由黄疸而转为肿胀的，治宜苦辛淡法，用二金汤来主治。

【按语】 黄疸病特别是阳黄，自古以来多认为有传染性。《素问·玉机真藏论》说："风者，百病之长也。今风寒客于人，使人毫毛毕直，当是之时，可汗而发也。……弗治，肝传之脾，病名曰脾风，发疸。"《金匮要略》说："寸口脉浮而缓，浮则为风，缓则为痹，痹非中风，四肢苦烦，脾色必黄，瘀热以行。"古人所说风、寒、暑、湿、燥、火的六淫之邪，除物理性的致病因素以外，更重要的指生物性的致病因素。《千金翼方》说："凡遇时气热病，多必内瘀着黄。"《外台》更进一步指出："许仁则疗急黄，状始得，大类天行病"。这都说明，黄疸有很大一部分是传染性疾病，自古都有这个认识。"

二金汤方
（苦辛淡法）

鸡内金五钱　海金砂五钱　厚朴三钱　大腹皮三钱　猪苓三钱　白通草二钱

水八杯，煮取三杯。分三次温服。

[**方解**] 以鸡内金运脾消食磨积；海金沙清湿热，消水肿；厚朴、腹皮理气化湿除满；猪苓、通草淡渗利湿。共成清利湿热，磨积除满消肿之功。

[**临床应用**]

（1）本方治由黄疸变为肿胀，湿热何疑？法亦不为谬，据述些少小丸，谅非河间子和方法，温下仅攻冷积，不能驱除湿热，仍议苦辛渗利。每三日兼进浚川丸六七十粒（《临证指南医案》）。

71. 诸黄疸小便短者，茵陈五苓散主之。

【提要】 指出阳黄湿甚于热的证治。

【语释】 凡湿热黄疸，湿盛于热的，亦属阳黄。但黄色较热盛于湿或湿热俱盛的较为暗淡，多兼倦怠少食，脘腹胀闷，口不渴或渴不饮，小便不利，舌苔白腻的，治宜利湿退黄，用茵陈五苓散来主治。

茵陈五苓散

（五苓散方见前。五苓散系苦辛温法，今茵陈倍五苓，乃苦辛微寒法）

茵陈末十分　五苓散五分

共为细末，和匀，每服三钱。日三服。

[方解] 以茵陈苦平微寒，清湿热退黄；配五苓散利湿，而无助热之弊。

[临床应用]

（1）五苓散治伏暑郁发黄，小便不利，烦渴，茵陈汤调下（《三因方》）。

（2）加减五苓散（即五苓散去桂枝加茵陈），治饮食暑郁发黄，烦渴，小便不利者（《严氏济生方》）。

（3）治湿热大胜，黄疸发热。治伤寒或伏暑发黄，小便不利，烦渴等证（《医学正传》）。

（4）治伤寒温湿热病，感冒后发为黄疸，小便黑赤，烦渴发热，不得安宁。此盖汗下太早，服药不对证，因感湿热病，以致遍身发黄。右用生料五苓散一两，加入茵陈半两，车前子一钱，木通、柴胡各一钱半，酒后得证，加干葛二钱，并前药和匀，分二服。每服水一碗，灯心草五十茎，同煎八分，去渣，食前服。渣再煎，连进数服，小便清利为愈。

（5）加减五苓散（即茵陈五苓散去桂枝），治饮食伏暑，郁发黄疸，烦渴引饮，小便不利（以上俱见《证治准绳》）。

【按语】茵陈五苓散为湿胜于热黄疸之主方。但桂枝能温血，与肝胆不利，特别是治疗黄疸型肝炎，以用茵陈四苓为妥。

72. 黄疸脉沉，中痞恶心，便结溺赤，病属三焦里证，杏仁石膏汤主之。

【提要】指出湿热郁结三焦黄疸的证治。

【语释】黄疸脉沉，说明病在里。湿热阻塞上、中二焦，气机不宣，和降失常，故胸脘痞满（中痞），恶心泛呕。湿热阻塞下焦，则气化失常，腑气不通，故小便赤涩，大便闭结。总的来说，其病理是湿热阻塞上、中、下三焦，使三焦气化不利所致。治宜通利三焦湿热，用杏仁石膏汤来主治。

杏仁石膏汤方

（苦辛寒法）

杏仁五钱　石膏八钱　半夏五钱　山栀三钱　黄柏三钱　枳实汁三茶匙

（冲） 姜汁每次三茶匙（冲）

水八杯，煮取三杯。分三次服。

[方解] 以杏仁宣肺利气化湿；石膏清热；半夏，枳实汁、姜汁辛温化湿，降逆止呕，理气除痞；山栀清三焦之湿热；黄柏清下焦之湿热。三焦利，湿热清，则黄疸自愈。

[临床应用]

（1）本方治脉沉，湿热在里，郁蒸发黄，中痞恶心，便结溺赤，三焦病也。苦辛寒主之（《临证指南医案》）。

（2）本方治郁蒸发黄，脘痞呕恶，便结溺赤，湿热内阻，拟以苦塞之剂进之（《南雅堂医案》）。

73. 素积劳倦，再感湿温，误用发表，身面俱黄，不饥溺赤，连翘、赤豆饮煎送保和丸。

【提要】指湿热挟食黄疸的证治。

【语释】由于平素劳倦过度，脾气内伤，运化无力，食滞易于停留。中气不足，抗病易弱，再感受湿温病毒，致病的条件已完全具备。再治疗不当，误用辛温发表，则邪热愈盛，发表汗出而脾阳更伤，湿邪愈盛，湿热交蒸，以致身面目俱黄，形成黄疸。湿热郁结，兼挟食滞，故不饥不食。湿热停留下焦，故小便短赤。治宜清热利湿，佐以消食，用连翘赤豆饮煎送保和丸来治疗。

连翘赤豆饮方
（苦辛温平法）

连翘二钱 山栀一钱 通草一钱 赤豆二钱 花粉一钱 香豆豉一钱

煎送保和丸三钱

[方解] 以连翘、香豆豉辛凉透邪；山栀、花粉清热；赤豆、通草利湿；以除外受之湿热。煎送保和丸消食运脾，以清内在之湿热。内、外之湿热俱清，则黄疸自愈。

[临床应用]

（1）本方治一身面目发黄，不饥溺赤，积素劳倦，再感温湿之气，误以风寒发散消导，湿甚生热，所以致黄（《临证指南医案》）。

（2）本方治劳倦内伤，复感时令湿热之气，乃误以风寒发散消导，致湿甚生热，内蒸变现黄疸。兹将拟方列后（《南雅堂医案》）。

保和丸方
（苦辛温平法）

山楂　神曲　茯苓　陈皮　菔子　连翘　半夏

[方解] 山楂、陈曲、莱菔子均能消食。但山楂善消肉食；神曲善消谷食；莱菔子善消面食，且能下气消胀；半夏、茯苓、陈皮和胃利湿；连翘散结清热。共成和胃消食之功。

[临床应用]

（1）火安丸（即本方加白术），治食滞兼脾虚，及小儿食滞（《丹溪心法》）。

（2）治一切饮食所伤，胸腹饱闷不安，或腹中有食积癖块，多服日渐消散，脾胃虚者勿服（《医学正传》）。

（3）丹溪保和丸（即本方加黄连麦芽），治食积、肉积（《证治准绳》）。

（4）治食积欲停，腹痛泄泻，痞满吐酸，积滞恶食，食疟下痢（《成方切用》）。

74. 湿甚为热，疟邪痞结心下，舌白口渴，烦躁自利，初身痛，继则心下亦痛，泻心汤主之。

【提要】指出疟病兼心下痞的证治。

【语释】湿甚郁久化热，湿热交结，复感疟邪，而为疟疾。湿热之邪不解，结于心下，故为心下痞。热邪盛，故口渴，烦躁。湿邪盛，故舌苔白滑。湿热下注于肠，故自利。初起湿热之邪在表，故初起身痛。后则湿热之邪入里，结于心下，气机不通，故继则心下亦痛。但总是湿热互结，结于心下，而以心下痞满为主，故治宜辛开苦降，清热化湿消痞为主，用半夏泻心汤去人参甘草大枣加枳实杏仁来主治。

【按语】疟邪兼心下痞者，原以泻心汤为正治法。若以心下痛为主者，则为结胸证，当以小陷胸汤加枳实为宜。但《临证指南医案·疟门》有两个病例，一为用半夏泻心汤去甘草大枣加枳实，治心下触手而痛，自利、舌白烦躁，都是湿热阻气。议开内闭，用泻心汤。一为半夏泻心汤去甘草大枣加枳实、白芍楂肉治神气稍结，痛处渐下至脐，湿伤在气，热结在血，吐咯带血，犹是上行为逆，热病瘀留，必从下出为顺。这是运用泻心汤的变法，可做参考。

泻心汤
（方见前）

75. 疟家湿疟，忌用发散，苍术白虎汤加草果主之。

【提要】指出疮家湿疟的证治。

【语释】疮家流脓失血必多，又患湿热疟疾，在治疗忌用辛温发汗法，因疮家本来血虚，复用辛温发汗，必重伤其阴，可使病情恶化，有转成痉病之虞。《伤寒论85条》说："疮家，重身疼痛，不可发汗，汗出则痉"。87条又说："亡血家，不可发汗，发汗则寒慄而振"。都是说明这个精神。治宜清热燥湿截疟为主，用苍术白虎汤加草果来主治。

苍术白虎汤加草果方
（辛凉复苦温法）

即前白虎汤内加苍术、草果。

[方解] 以白虎汤清热；加苍术燥湿；草果温脾燥湿止疟。共成清热燥湿止疟之功。

[临床应用]

（1）本方治疮家湿疟，忌用发散（《临证指南医案》）。

（2）湿热证，壮热口渴，有汗身重，胸痞，脉洪大而长者，此太阴之湿与阳明之热相合，宜白虎加苍术汤（《湿热病篇》）。

76. 背寒，胸中痞结，疟来日晏，邪疟入阴，草果知母汤主之。

【提要】指出疟来日晏的证治。

【语释】疟病发作，背部寒冷，胸中痞闷胀满，疟疾发作的时间，一次比一次的推迟后延，这是素体劳倦，脾气内伤，疟邪逐渐入阴的现象。治宜温脾散寒，化湿清热，用草果知母汤来主治。

草果知母汤方
（苦辛寒兼酸法）

草果一钱五分　知母二钱　半夏三钱　厚朴二钱　黄芩一钱五分　乌梅一钱五分　花粉一钱五分　姜汁五匙（冲）

水五杯，煮取二杯。分二次温服。

[方解] 此方即吴又可达原饮去槟榔、芍药、甘草，加半夏、乌梅、花粉、姜汁而成。以草果温太阴独盛之寒，以升提疟邪止疟；知母清阳明独盛之热；半夏配姜汁辛温化湿，以治胸满；配厚朴苦温化湿，以治脘腹胀满；同时伍黄芩辛开苦降，化湿清热，以除痞结；花粉清热；乌梅敛肝止疟。共成温脾清热，化湿除痞止疟之功。

［临床应用］

（1）本方治背寒，疟来渐晏，邪有入阴之意，此伏邪不肯解散，都因久积烦劳，未病先虚也。饮水少腹坠，脘中痞结不舒，中焦屡受邪迫，阳气先已馁弱，议两和太阴阳明法（《临证指南医案》）。

（2）本方治烦劳致伤，中阳不振，正虚邪必凑之，故疟来日迟，背寒，胸脘痞结，乃邪固结，将欲渐入阴分之象，足太阴偏寒，阳明独热也。治宜责诸脾胃（《南雅堂医案》）。

（3）达原饮（即本去半夏、乌梅、花粉、姜汁，加槟榔，芍药、甘草）治温疫初起，先憎寒而后发热，嗣后但热而不憎寒也，初得之二三日，其脉不浮不沉而数，昼夜发热，日晡益甚，头痛身痛，其时邪在伏膂之前，肠胃之后（《温疫论》）。

77. 疟伤胃阳，气逆不降，热劫胃液，不饥不饱，不食不便，渴不欲饮，味变酸浊，加减人参泻心汤主之。

【提要】指出疟伤胃阳的证治。

【语释】疟邪伤及胃阳，胃以降为和，胃阳伤则气逆不降，而为呕、为哕、为痞。阳伤及阴，胃液亦干，故不饥不食。胃之气阴俱伤，和降失常，大肠失于濡润，故大便不通。胃阳伤则生湿，胃液干则生热，湿热郁结，故渴不欲饮，味变酸浊。治宜益气扶正，辛开苦降，化湿清热，用加减人参泻心汤来主治。

加减人参泻心汤方
（苦辛温复酸寒法）

人参二钱　黄连一钱五分　枳实一钱　干姜一钱五分　生姜二钱　牡蛎二钱
水五杯，煮取二杯。分二次温服。

［方解］以人参益气扶正；黄连苦寒清热；干姜、生姜辛温，温脾和胃，化湿降逆；辛开苦寒，以除痞满；枳实理气行滞；牡蛎咸平微寒，清热软坚制酸。共收益气扶正，化湿清热，行滞制酸之功。

［按语］牡蛎用以镇肝潜阳宜用生；取其收敛制酸宜用煅。疗效方好。

［临床应用］

（1）本方治高年疟，热劫胃津，遂不饥不饱，不食不便，渴不嗜饮，味变酸浊，药能变胃方醒（《临证指南医案》）。

（2）本方治疟邪久伏中焦，伤及胃阳，气逆不降，胃津亦受耗劫，致嗳气吞酸，口渴而不喜饮，不饥不食不便，偏伤于阳居多，宜扶胃阳为主，并以清热存阴者佐之（《南雅堂医案》）。

78. 疟伤胃阴，不饥不饱，不便，潮热，得食则烦热愈加，津液不复者，麦冬麻仁汤主之。

【提要】指出疟伤胃阴的证治。

【语释】疟邪损伤胃阴，胃阴不足，和降失常，大肠失于濡润，故不饥不食。大便秘结。阴虚则生内热，腑气不通，故潮热。胃阴虚内热，若勉强进食，得食则助长胃热，故得食则烦热愈加。当以恢复其胃之津液为主，宜酸甘化阴，用麦冬麻仁汤来主治。

麦冬麻仁汤

麦冬（连心）五钱　火麻仁四钱　生白芍四钱　何首乌三钱　乌梅肉二钱　知母二钱

水八杯，煮取三杯。分三次温服。

[方解] 以麦冬甘寒养胃阴；知母苦寒清热生津；火麻仁、何首乌润燥通便；生白芍、乌梅配麦冬酸甘化阴，以复胃阴。共成养阴清热，润肠通便之功。

【按语】何首乌取其补肝肾，益精血者宜用熟；取其疗肠燥便秘、久疟瘰病者宜用生。方可提高疗效。

[临床应用]

（1）本方治暑湿伤气，疟久伤阴，食谷烦热愈加，邪未尽也。病已一月，不饥不饱，大便秘阻，仍有潮热，全是津液暗伤，胃口不得苏醒，甘寒清热，佐以酸味，胃气稍振，清补可投（《临证指南医案》）。

（2）本方治疟邪久扰，伤及胃阴，寒热有时，不饥不纳，得食烦热愈甚，津液有内涸之虑。拟用甘酸化阴法（《南雅堂医案》）。

79. 太阴脾疟，寒起四末，不渴多呕，热聚心胸，黄连白芍汤主之；烦躁甚者，可另服牛黄丸一丸。

【提要】指出脾疟热盛于湿的证治。

【语释】疟邪伤于足太阴脾经，故叫脾疟。因脾主四肢，故其发作时，先从四肢冷起。脾虚湿聚，肝气来乘，胃气上逆，故不渴多呕。由于热重于湿，邪热聚于心胸，可见心烦、脘痞等证。治宜清热化湿，两和肝胃，用黄连白芍汤来主治。若邪热炽盛，烦躁严重时，可另服安宫牛黄丸一丸，以清心开窍，预防肢厥神昏之变。

黄连白芍汤方

（苦辛寒法）

黄连二钱　黄芩二钱　半夏三钱　枳实一钱五分　白芍三钱　姜汁五匙（冲）

水八杯，煮取三杯。分三次温服。

[**方解**] 用黄连、黄芩苦寒清热；半夏、姜汁辛温化湿，降逆止呕；二者配合，辛开苦降除痞。白芍敛肝；枳实理气和胃。共成清热化湿，止呕除痞，两和肝胃之功。

[**临床应用**]

（1）本方治暑湿郁伤气分，不渴多呕，寒起四肢，热聚心胸，乃太阴疟也。仍宜苦辛，或佐宣解里热之郁（《临证指南医案》）。

（2）本方治疟邪伏于太阴，脾主四肢，故寒由四末而起，人身五脏；脾为阴土，土病木必乘而侮之，是以心脘烦热；口渴，时作呕吐，病偏于热。法当清热敛阴，两和肝胃为宜（《南雅堂医案》）。

【按语】本节所讲的脾疟，与《内经》所论之痹疟不尽相同。《素问·刺疟篇》说："脾疟者，令人寒，腹中痛，热则肠中鸣，鸣已汗出，刺足太阴。"又说："足太阴之疟，令人不乐，好太息，不嗜食，多寒热汗出，病至则善呕，呕已乃衰，即取之。"录入以备参考。

80. 太阴脾疟，脉濡寒热，疟来日迟，腹微满，四肢不暖，露姜饮主之。

【提要】指出脾疟偏虚寒的证治。

【语释】疟邪侵入足太阴脾经，脾气虚寒，有内湿而易招外湿，诚如尤在泾说："其人土德不及，而湿动于中，由斯气化不速，而湿侵于外。"有外湿，故脉濡。脾气虚寒，故发作时恶寒发热，可能为寒多热少。脾土虚寒，邪渐入阴，故疟疾发作，一次比一次来迟而后延。脾主大腹与四肢，脾气虚寒，故腹微满，而四肢发凉。治宜补虚散寒，用露姜饮来主治。

露姜饮方
（甘温复甘凉法）

人参一钱　生姜一钱

水二杯半，煮成一杯。露一宿。重汤温服。

[**方解**] 以人参健脾益气扶正；生姜温胃散寒。经露一宿，取夜露引药入阴。共成健脾扶正散寒之功。

[**临床应用**]

（1）本方治脉濡寒热，疟日迟，腹微满，四肢不暖，是太阴脾疟，用露姜饮以升阳。

（2）本方治《灵枢经》云："中气不足，溲便为变"。况老年人，惊恐忧劳，深夜不能安寐，遂致寒战疟发，当以病因而体贴，谛视其为内伤，实属七八，见疟通套，已非法矣。若云肺疟，则秋凉不发，何传及于冬令小雪？当以劳疟称之。夫劳必伤阳气，宜乎四末先冷，疟邪伤中，为呕恶腹鸣矣。用露姜饮（以上俱见《临证指南医案》）。

（3）本方治疟来日迟，寒热，腹中微满，手足不温，脉濡，此属脾疟，乃太阴虚寒之候。宜主以甘温，为补正托邪法（《南雅堂医案》）。

81. 太阴脾疟，脉弦而缓，寒战，甚则呕吐噫气，腹鸣溏泄，苦辛寒法，不中与也；苦辛温法，加味露姜饮主之。

【提要】指出脾疟偏虚寒而肝气乘脾的证治。

【语释】疟邪侵入足太阴脾经，是为脾疟。弦为肝脉，缓为脾湿，脉弦而缓，是肝气乘脾之象。脾虚寒盛，故发作时寒战，可能为寒多热少，或但寒不热。脾与胃以膜相连，肝气乘脾，胃气上逆，故甚则呕吐噫气。脾虚且寒，湿邪内盛，故肠鸣泄泻。苦辛寒是治湿热之法，故不能应用。治宜苦辛温法，散寒化湿，培土泻木，用加味露姜饮来主治。

加味露姜饮方
（苦辛温法）

人参一钱　半夏二钱　草果一钱　生姜二钱　广皮一钱　青皮（醋炒）一钱

水二杯半，煮成一杯，滴荷叶露三匙，温服。渣再煮一杯服。

［方解］以人参健脾益气扶正；草果温太阴独盛之寒；半夏、生姜辛温化湿，和胃降逆止呕；青皮、广皮苦辛温疏肝和胃化湿。共成补脾散寒，疏肝和胃，降逆止呕之功。

［临床应用］

（1）本方治脉弦缓寒战，甚则呕吐，噫气，腹鸣溏泻，是足太阴脾寒也。且苦辛寒屡用不效，俱不对病，反伤脾胃（《临证指南医案》）。

（2）本方治太阴脾土虚寒，疟发寒战不已，腹鸣溏泄、时作呕吐，脉象弦缓，主以苦辛温法（《南雅堂医案》）。

82. 中焦疟，寒热久不止，气虚留邪，补中益气汤主之。

【提要】指出气虚疟的证治。

【语释】疟邪侵入脾胃，故名中焦疟。由于脾胃气虚，中气不足，无力以抗邪，所以疟疾发作，寒热久而不止，一般都叫做虚疟，这是由于气虚抗邪无力，疟邪留恋所致。治宜补中益气，正复则邪自退，用补中益气汤来主治。

补中益气汤方

炙黄芪一钱五分　人参一钱　炙甘草一钱　白术（炒）一钱　广皮五分　当归五分　升麻（炙）三分　柴胡（炙）三分　生姜三片　大枣（去核）二枚

水五杯，煮取二杯，渣再煮一杯。分温三服。

[**方解**] 本方是根据《内经》"虚者补之"，"陷者举之"和"劳者温之"的治疗原则而组成的。以黄芪补气益肺而固表；党参、白术、甘草益气健脾而和中；陈皮理气以防滞；柴胡、升麻以升举清阳；当归以养血；生姜、大枣调和营卫。共成补中益气，调理脾胃，益卫固表，升阳举陷之功。

[**临床应用**]

（1）本方治病久正气必虚，正虚邪必留伏不去，大易所谓小人道长，君子道消，邪正势不两立，理有同揆，病机亦何莫不然。今患疟九月余矣，邪仍留恋三焦，寒热迄未少减，中气虚馁已极，邪势更无外达之机，攻之固犯所忌，和之亦未必能解。惟先以升阳益气立法，或可冀其有效。拟用补中益气汤（《南雅堂医案》）。

（2）本方治气高而喘，身热而烦，其脉洪大而头痛，或渴不止，其皮肤不任风寒，而生寒热。腹中痛者，加白芍、炙甘草。恶寒冷痛者加肉桂。恶热喜寒而腹痛者，于已加白芍二味中再加生黄芩。如天凉时恶热而痛，于已加白芍、甘草、黄芩中，更少加肉桂。如天寒时腹痛，去芍药味酸而寒，加益智或加半夏生姜。头痛加蔓荆子。如痛甚者，加川芎。如顶痛脑痛，加藁本。如苦痛者，加细辛。如脐下痛者，加熟地黄；如不已者，更加肉桂。如胸中气壅滞者，加青皮。如大便秘涩加当归。（《脾胃论》）。

（3）本方治内伤气虚自汗。如脉洪大，心火炎上者，加五味子、麦冬、黄连。如左关脉浮弦，自汗，挟风邪也，加桂枝、白芍。如一切虚损之证，自汗不休者，加麻黄根、浮小麦。阳虚甚者，加附子。但升麻、柴胡俱用蜜水炒。尺脉大者，加炒黄柏、知母、熟地黄（《证治准绳》）。

（4）本方治烦劳内伤，身热心烦，头痛恶寒，懒言恶食，脉洪大而虚，气短而渴，或阳虚自汗，或气虚不能举元，致疟痢脾虚，久不能愈，一切清阳下陷，中气不足之证（《成方切用》）。

（5）本方治后阴脱出，屎后良久乃入者，中气下陷故也。又治潮发寒冷，入夜则又发热者，阳气陷入阴也（《医学见能》）。

（6）本方加禹粮石、白芍、茯苓、泽泻，治伏暑痢兼五色，腹痛里急，不食，神疲脉弦，此名五色痢。

（7）本方加赤石脂、禹粮石、炮姜、粳米，治伏暑痢色如冻，杂以水谷，

145

肛垂里急，随食随痢，完谷不化，此直肠痢也（以上均见《六因条辨》）。

（8）本方加葛根，治一女病员，76 岁，三个月前下痢脓血及黏液样便，每日二十次左右，腹痛有里急后重感，住某医院诊为细菌性痢疾，经用抗生素治疗十余日，症状消失出院，三天后又复下痢脓血黏液样便，症状基本同前，住另一医院，又用抗生素治疗一星期，症状再次消失出院，几天后，又复发下利，是黏液涕状便，仍有里急后重感，请某中医诊治，服汤药五剂痢止，最近每日晚上咳嗽，有白黏痰，下午自觉发热，有时体温稍高，大便每天一至三次，不爽而稍加脓血及黏液，尚有里急后重感，不思饮食，只能食稀粥，腹胀，五心烦热，小便尚佳，脉寸尺弱，两关弦，左细右大，舌质暗苔白腻少津，属中气下陷，脾失健运。服药数服而愈（《蒲辅周医案》）。

（9）本方重加枳壳，治脱肛、胃下垂、子宫脱垂、肾下垂等，均有较好的疗效。

83. 脉左弦，暮热早凉，汗解渴饮，少阳疟偏于热重者，青蒿鳖甲汤主之。

【提要】指出少阳疟偏于阴虚热重的证治。

【语释】弦为肝的主脉，左手为肝胆之分部，今左手脉弦，说明病在厥阴、少阳。由于阴液内虚，日暮属阴，阴气主时，液亏得阴气之助，正气得以修复，抗邪有力，邪正交争，故日暮发热。早晨属阳，阳气将盛，在相对情况下，则阴液更虚，无力以抗病邪，邪正不相交争，故发汗消退。再者一宿发热，最后热蒸汗出，热随汗泄，也是早凉的一个因素。由于阴虚内热，汗泄伤津，故口渴引饮。这是少阳疟偏于阴虚热重的，治宜滋阴透邪清热，生津止渴，用青蒿鳖甲汤来主治。

84. 少阳疟如伤寒证者，小柴胡汤主之。渴甚者，去半夏，加栝蒌根；脉弦迟者，小柴胡加干姜陈皮汤主之。

【提要】指出少阳疟偏于寒重的证治。

【语释】疟疾是寒热往来，定时发作为特点，所谓"疟邪不离少阳"，故称少阳疟。如少阳疟好像与伤寒少阳证相似，但伤寒少阳证多由太阳经传来，一般是先见太阳表征，后见少阳经证。再者，少阳证，是寒热往来无定时，一日可二三度。且少阳证的病因是风寒之邪。疟疾是一病即是，且寒热往来有定时，有一日一发，二日一发，或三日一发。而疟疾的病因是疟邪。假如疟疾像少阳证一样，先恶寒战栗，后但热不寒，发有定时，恶寒与发热的时间基本相等，治宜和解表里，用小柴胡汤来主治。若渴甚者，这是热盛伤津，故去半夏之辛燥，加栝蒌根以生津止渴。迟脉主寒，若脉象弦迟，这是少阳疟疾偏寒。《金匮要略·疟病》篇说："弦迟者多寒"。必定在发作时恶寒的时间偏长，发热的时间偏短，也就是寒多而热少，治宜和解表里，温阳散寒，用小柴胡加干姜陈皮汤来主治。

<h1 style="text-align:center">青蒿鳖甲汤方</h1>
（苦辛酸寒法）

青蒿三钱　知母二钱　桑叶二钱　鳖甲五钱　丹皮二钱　花粉二钱

水五杯，煮取二杯，疟来前，分二次温服。

[**方解**] 以鳖甲滋阴退热，入络搜邪；青蒿芳香清热透络，引邪外出；知母、花粉生津清热止渴，丹皮凉血泄热；桑叶轻清发散，透邪清热。共成滋阴退蒸，清热透邪，生津止渴，凉血祛风之功。

[**临床应用**]

（1）本方治脉左弦，暮热朝凉，汗解渴饮，治在少阳（《临证指南医案》）。

（2）本方治疟邪客于半表半里，阴出于阳争则寒，阳入于阴争则热。今寒热有时，日晡必发热，天时乃止，口渴喜饮，脉弦，少阳有偏胜之热，法以清热护阴，兼取出蠕动入络搜邪，冀其却病（《南雅堂医案》）。

（3）本方治狂疟，有卓效。

（4）本方治功能性低烧，伴有手足心热，口渴，邪在气、营者，有明显疗效。

<h1 style="text-align:center">小柴胡汤方</h1>
（苦辛甘温法）

柴胡三钱　黄芩一钱五分　半夏二钱　人参一钱　炙甘草一钱五分　生姜三片　大枣（去核）二枚

水五杯，煮取二杯。分二次温服。加减如《伤寒论》中法。渴甚者，去半夏，加栝蒌根三钱。

[**方解**] 以柴胡透达少阳半表之邪；黄芩清泄少阳半里之热；配半夏、生姜以和胃散寒降逆；伍人参、甘草、大枣以扶正达邪；姜、枣相配又可调和营卫。共成和解半表半里之邪，扶正益气，和胃降逆之功。

[**临床应用**]

（1）本方加天花粉，治疟发寒热，口苦心烦喜呕，胸脘痞闷，胁间隐隐作痛，脉弦，邪在少阳，用转输法。

（2）本方去人参、半夏、生姜、大枣，加石膏、知母、麦冬、竹叶，治疟疾半月未瘥，每日晡时即发，但热而不寒，烦躁口渴欲呕，夜半始退，脉洪弦数。是复伤于暑，邪热内蓄，表邪已解，而阴气先伤，阳乃触发；此即《内经》所谓肺素有热，气感于身，发则阳气盛而不衰，故致消烁肌肉，名曰瘅疟是也。宜泻阳明蕴热，并令领表外出，拟方列后。

（3）本方去人参加枳实、大黄、川朴、栝蒌仁，治伏邪挟积，疟发日轻日重，重则神昏烦躁，起卧不安，乃食积蒸痰，邪热化火，痰火上蒙为患，防有风动痉厥之虞。脉象沉实，舌黄，邪在阳明，拟用通下法，仿大柴胡例加减主治（以上俱见《南雅堂医案》）。

（4）本方治妊娠七月，每日午后先寒后热，热到戌时，微汗而解，已近十日。此上年伏暑成疟，由初春升发之气而发，病在少阳与小柴胡法。一剂寒热减，二帖减大半，第三日用前方三分之一痊愈（《吴鞠通医案》）。

（5）柴胡去半夏加栝蒌根汤（即本方去半夏加栝蒌根），治疟病发渴者。亦治劳疟。

（6）柴胡桂姜汤（即本方去人参、半夏、生姜、大枣，加桂枝干姜栝蒌根、牡蛎），治疟，寒多微有热，或但寒不热，服一剂如神（以上俱见《外台秘要》）。

（7）伤寒六七日中风，往来寒热，胸胁苦满，默默不欲饮食，心烦喜呕，或胸中烦而不呕，或渴，或腹中痛，或胁下痞硬，或心下悸，小便不利，或不渴身有微热，或咳者。

太阳病，十日已去，脉浮细而嗜卧者，外已解也，设胸满胁痛者。

血弱气尽腠理开，邪气因入，与正气相搏，结于胁下，正邪分争，往来寒热，休作有时，默默不欲饮食。

伤寒四五日，身热恶风，颈项强，胁下满，手足温而渴者。

阳明病，发潮热，大便溏，小便自可，胸胁满不去者。

阳明病，胁下硬满不大便而呕，舌上白苔者。

太阳病不解，转入少阳者，胁下硬满，干呕，不能食，往来寒热，尚未吐下，脉沉紧者（《伤寒论》）。

（8）呕而发热者。

诸黄腹痛而呕者。

妇人中风七八日，续得寒热，发作有时，经水适断者，此为热入血室，其血必结，故使如疟状，发作有时。

产妇郁冒，其脉微弦，不能食，大便反坚，但头汗出。所以然者，血虚而厥，厥而必冒，冒家欲解，必大汗出，以血虚下厥，孤阳上出，故头汗出，所以产妇喜汗出者，亡阴血虚，阳气独盛，故当汗出，阴阳乃复。

大便坚，呕不能食者（《金匮要略》）。

（9）此药（即本方）《伤寒论》虽主数十证，大要其间有五证最得当，服之必愈。一者，身热，心中逆，或呕吐者，可服。若因渴饮水而呕者，不可服；身体不温热者，不可服。二者，寒热往来者可服。三者，发潮热者可服。四者，心烦胁下满，或渴或不渴，皆可服。五者，伤寒已瘥后，更发热者，可服（《苏沈良方》）。

（10）胸胁苦满，心下痞硬，时时呕逆，口苦目眩，脉弦细，舌苔薄白，向边渐淡者，小柴胡之证也（陆渊雷《伤寒今释》）。

（11）本方治功能性低烧，伴有口苦、咽干、目眩者，有效。

小柴胡加干姜陈皮汤方
（苦辛温法）

即于小柴胡汤内，加干姜二钱，陈皮二钱。

水八杯，煮取三杯。分三次温服。

[方解] 以柴胡汤和解表里；加干姜以温阳散寒；陈皮以理气化湿。共成和解表里，散寒化湿之功。

[临床应用]

（1）本方去黄芩、人参，加桂枝、草果、茯苓、厚朴，治疟发间日，但寒而不热，此为牡疟，仿仲景法而减其制（《南雅堂医案》）。

（2）加味小柴胡汤（即小柴胡汤加知母、鳖甲、常山、草果、酒曲），治久痢不愈，脉弦而无力（《衷中参西录》）。

（3）小柴胡汤，治耳鸣耳聋，或兼口苦寒热者，少阳经风热也。又治呕吐发热，或兼口苦胸满者，少阳之逆气也。

（4）加减柴胡汤（即小柴胡汤加杏仁、栝蒌、枳壳、旋覆花、荷梗），治胸前胀满，兼见口渴胁痛者，少阳气不畅也。

（5）加味柴胡汤（小柴胡汤去人参加竹茹、玉竹、白芍、钩藤），治头痛在侧，或兼寒往来者，少阳经伤风也（以上均见《医院见能》）。

（6）小柴胡汤去半夏，加当归、桃仁、山楂、丹皮、赤芍、广郁金、鲜菖蒲），治春温妇女往来寒热，经水适来，病发适断，昼明夜昏，此热入血室（《六因条辨》）。

85. 舌白脘闷，寒热四末，渴喜热饮，湿蕴之故，名曰湿疟，厚朴草果汤主之。

【提要】指出湿疟的证治。

【语释】由于湿邪内停，脾胃升降失常，故舌苔白腻或白滑，胃脘满闷，湿困脾阳，脾主四肢，脾寒不能温煦四肢，故疟疾发作，先从四肢冷起。脾寒湿阻，不能化津上布，故渴喜热饮。总之是湿邪停留，蕴不去所致。故名为湿疟。治宜宣利三焦湿邪，佐以温脾散寒，用厚朴草果汤来主治。

【按语】疟疾一般是以寒热往来，发作有定时为特征。往之根据寒热的多少，而更易其病名，如但热不寒者，为之瘅疟；热多寒少者，为之温疟；但寒不热者，为之牝疟等。前人在治疟疾寒热多少的用药方面，积累了很好的经验，值得我们继承和发扬。王肯堂说："外祖母虞太孺人，年八十余，夏患疟，诸舅以年高不堪再发，议欲截之。予曰：欲一剂而已，亦甚易，何必截乎？乃用柴胡、升麻、姜、防、葛根之甘辛气清以升阳气，使离于阴而寒自已；以知母、石膏、黄芩之苦甘寒，引阴气下降，使离于阳而热自已；以猪苓之淡渗分利阴阳，使不得交并；以穿山上引之；以甘草和之。果一剂而止。"这是一个很有名的医案，对后世治疟用药，有很大启发。周慎斋在此基础上又进一步更明确地指出："治疟之法，升其阳使不并于阴，则寒已；降其阴使不并于阳，则热已。升其阳者，是散阳中之寒邪，柴、葛、羌之属；为散寒之品也。降其阴者，是泄阴中之热邪，芩、知、膏之属，为泄热之品也。盖并之则病，分之则愈也。"这是治疟疾寒热多少，用药的准则。在辨证的基础上，若再配以治疟特效药，则会更进一步的提高疗效。

厚朴草果汤方

（苦辛温法）

厚朴一钱五分　杏仁一钱五分　草果一钱　半夏二钱　茯苓块三钱　广皮一钱

水五杯，煮取二杯。分二次温服。

［**方解**］以杏仁宣肺利气化湿；半夏、厚朴、广皮温燥化湿，理气和胃除满；草果温脾散寒；茯苓块淡渗利湿，使从小便而去。湿邪一去，诸证自解。

［**临床应用**］

（1）本方治舌白脘闷，寒起四末，渴喜热饮，此湿邪内蕴，脾阳不主宣达，而成湿疟（《临证指南医案》）。

（2）本方去杏仁、半夏，加人参、香附、青皮、木香，治疟母乃邪与气血交混而成，现自左胁僭踞中宫，木乘土位，脾胃必受其戕，延久怕成中满，尤应预防（《南雅堂医案》）。

86. 湿热内蕴，夹杂饮食停滞，气不得运，血不得行，遂滞下，俗名痢疾，古称重证，以其深入脏腑也。初起腹痛胀者易治；日久不痛并不胀者难治。脉小弱者易治；脉实大数者难治。老年久衰，实大小弱并难治；脉调和者易治。日数十行者易治；一二行或有或无者难治。面色便色鲜明者易治；秽暗者难治。噤口痢属实者尚可治；属虚者难治。先滞后利者易治；先利后滞者难治。先滞后疟者易治；先疟后滞者难治。本年新受者易治；上年伏暑，酒客积热，老年阳虚积湿者难治。季胁少腹无动气疝瘕者易治；有者难治。

【提要】指出痢疾的病因和预后。

【语释】由于平素脾胃功能失调，脾为阴土易生湿；胃为阳土易生热；因之湿热内蕴于里。再夹杂饮食不洁，或不节，造成秽邪与食滞内停。内外合邪，而成滞下，俗名痢疾。本病自古称为重证，特别是疫毒痢，病情险要，是因为其病变，深入脏腑，并发症也多的缘故。

其预后，痢疾初起腹部胀痛的，这是正盛邪盛，正邪抗争较剧故易治；痢疾日久，腹部不痛不胀的，这是正衰邪盛，正气不能与邪气抗争的缘故，故难治。痢疾脉小弱的，小为病退，这是正盛邪衰，故为易治；痢疾脉实大而数的，大为病进，这是正衰邪盛，正不胜邪，故为难治。年老病久，气血虚衰的，脉象不论实大或小弱，皆为难治；脉象调和的，说明气血尚调，故为易治。痢疾大便一日数十次的，这是正盛邪盛，正气能抗邪外出的现象，故为易治；若大便一日只一二次，或欲大便而不能排出粪便的，这是正虚邪盛，正气不能抗邪外出的现象，故为难治。颜面的气色和大便的颜色鲜明的，这是正盛邪浅，故为易治；气色和便色秽暗的，这是正衰邪深，故为难治。痢疾水谷不能入口的为噤口痢，如属实证的，这是正盛而热毒壅遏于胃所致，故尚为可治；如属虚证的，这是正衰胃败，故为难治。先是痢疾而后转为泄泻的，这是病情由重转轻，故为易治；先是泄泻而后转为痢疾的，这是病情由轻转重，故为难治。先是痢疾而后转为疟疾的，这是病邪由里出表，故为易治；先是疟疾而后转为痢疾的，这是病邪由表入里，故为难治。痢疾当年受邪而发的，因病程短，正气尚盛，病邪尚浅，故为易治；如果痢疾由上年伏暑，或嗜酒湿热素盛，或年老阳虚积湿的，因病程长，正气亏虚，邪气较深，故为难治。肋骨下季胁部或少腹部无筑筑跳动，及无疝痛、痞块的，说明无并发症，故为易治；反之，说明有并发症，故为难治。

【按语】痢疾的病因，主要是脾胃功能失调，过食生冷不洁之食物而引起，皆是病从口入，张景岳对这个问题阐发的很清楚。《景岳全书·杂证谟》说："痢疾之病，多发于夏秋之季。古法相传，皆谓炎暑大行，相火司令，酷热之毒，蓄积为痢。今人所宗皆此一说。夫痢因于暑而言，其为热宜不宜然？然炎热者，天之常令也，当然不热，必反为灾。因热贪凉者，人之常事也，过食生冷，所以致痢多见。人之慎疾者，虽经盛暑，不犯寒凉，则终无泻痢之患，宣其独不受热乎？病在人事，不在天时，从可知矣。"这是非常正确的。

凡痢疾清水可进，水谷不入，未面入口即吐者，为之噤口痢。初起者多由湿热、疫毒蕴积大肠，上攻于胃，正盛邪减，尚可救治。病久者，精神萎困，正衰邪盛，胃气败绝，多不可救。《张氏医通》说："大抵初痢噤口，为湿瘀胃口，故宜苦燥治之；若久痢口噤，则胃气虚败，即大剂独参、理中，恐难为力也。"就是说明这个精神。

87. 自利不爽，欲作滞下，腹中拘急，小便短者，四苓合芩芍汤主之。

【提要】 指出由泄泻转痢疾的证治。

【语释】 先是大便溏泻，次数增多，并无不爽之感，以后逐渐出见腹痛、里急后重，大便不爽的现象，这是由泄泻转为痢疾的缘故。由于湿郁化热，湿热蕴结肠中，故腹中拘急疼痛不舒，湿邪偏注大肠，故小便短少。治宜利湿清热，理气行滞，用四苓合芩芍汤来主治。

四苓合芩芍汤方
（苦辛寒法）

苍术二钱　猪苓二钱　茯苓二钱　泽泻二钱　白芍二钱　黄芩二钱　广皮一钱五分　厚朴二钱　木香一钱

水五杯，煮取二杯。分二次温服。久痢不在用之。

[方解] 以猪苓、茯苓、泽泻淡渗利湿止泻；苍术和胃燥湿；黄芩清湿热；芍药苦酸微寒和血止痛治下痢；厚朴、广皮、木香理气化湿行滞。共成淡渗分利，清湿热，止下痢之功。

[临床应用]

（1）本方去苍术，以藿香易木香，治脉缓，大腹痛，泄泻，小溲不利，此水谷内因之湿，郁蒸肠胃，致清浊不分，若不清理分消，延为积聚黏腻滞下。议用芩芍汤（《临证指南医案》）。

（2）上方治腹痛泄泻，小便不利，脉形缓大，系水谷湿热之气，郁蒸肠胃，致清浊不分，延久防成滞下。拟清利分消之法（《南雅堂医案》）。

（3）本方去猪苓加黄连、椒目、良姜、生苡仁，治先泻而后滞下，脾虚传肾证为难治（《吴鞠通医案》）。

88. 暑湿风寒杂感，寒热迭[1]作，表证正盛，里证复急，腹不和而滞下者，活人败毒散主之。

【词解】①迭：音谍 dié，交换，屡之意。

【提要】指出痢疾兼表的证治。

【提要】平素脾胃失和，又杂感暑、湿、风、寒之邪气，以致恶寒发热，连次交换发作，当表证正在旺盛的时候，又出现了大便不爽，次数增多，或腹痛，里急后重等里证，腹中不舒而成痢疾的，这时不可治痢疾，当先解其表邪，以免邪气内陷，病情加重，用活人败毒散加主治。

【按语】痢疾表证盛时，用人参败毒散有卓效，喻嘉言称痢疾的这种治法，为"逆流挽舟法"。

活人败毒散
（辛甘温法）

羌活　独活　茯苓　川芎　枳壳　柴胡　人参　前胡　桔梗以上各一两
甘草五钱

共为细末，每服二钱，水一杯，生姜三片，煎至七分，顿服之。热毒冲胃禁①口者，本方加陈仓末各等分，名仓廪散，服法如前，加一倍。噤口属虚者，勿用之。

【校勘】①冲胃禁口之"禁"字，《增补详著温病条辨》作"噤"，是。

[方解] 本方亦名人参败毒散。原方每服一两，加姜三片，薄荷少许煎。以羌活、独活祛风胜湿；柴胡散热升清；协川芎以治头痛目昏；前胡、枳壳降气行痰；协桔梗、茯苓以泄肺热，而除湿邪；人参、甘草扶正益气以匡邪；疏导经络，表散邪滞，故曰败毒。

[临床应用]

（1）喻嘉言治周信川，年七十三岁，平素体坚，不觉其老，秋月病痢，久而不愈，至冬月成休息痢，昼夜十余行，面目浮肿，肌肤晦黑，喻诊其脉，沉数有力。谓曰：此阳邪陷入于阴之证也。当用逆流挽舟法，提其邪转从表出，则趋下之势止而病可愈。于是以人参败毒散本方煎好，用厚被围椅上坐定，置火其下，更以布条卷成鹅蛋状，置椅褥上殿定肛门，使内气不得下走，方以前药热服。良久又进前药。遂觉皮间津津微润，再溉以滚汤，教令努力忍便，不得移身，如此约二时之久，病者心躁畏热，忍无可忍，始令连被带汗，卧于床上，是晚止下痢二次。以后改用补中益气汤，不旬日而全愈（《古今医案按》）。

（2）本方治伤寒温疫，风湿风眩拘捲，风疾头痛目眩，四肢痛，憎寒壮热，项强睛痛，及老人小儿皆可服。或瘴烟之地，或温疫时行，或人多风痰，或处卑湿脚弱，此药不可缺也，日二三服，以知为度。烦热口干，加黄芩

（《证治准绳》）。

（3）治伤寒头痛，憎寒壮热，项强睛暗，鼻塞声重，风痰咳嗽，及时气疫疠，岚瘴鬼疟，或声如蛙鸣，眼赤口疮，湿毒流注，脚肿腮肿，喉痹毒痢，诸疮斑疹（《成方切用》）。

（4）仓廪汤（即本方加陈仓米），治噤口痢有热，乃毒气冲，食即吐（《证治准绳》）。

（5）人参败毒散（即本方），治背恶寒冷，由于外感发热者，太阳经伤寒也。又治背痛连项，或兼发热恶者，太阳经风寒也。又治腰痛连背，或兼寒热头痛者风寒袭太阳也（《医学见能》）。

（6）荆防败毒散（即本方去人参），治春温恶寒发热，头痛无汗，颈颔核肿，牙关不宣，此温邪时毒（《六因条辨》）。

89. 滞下已成，腹胀痛，加减芩芍汤主之。

【提要】指出湿热痢疾的证治。

【语释】湿热痢疾，大便脓血，里急后重，腹部胀痛。治宜清热燥湿，理气止痢，用加减芩芍汤来主治。

加减芩芍汤方
（苦辛寒法）

白芍三钱　黄芩二钱　黄连一钱五分　厚朴二钱　木香（煨）一钱　广皮二钱

水八杯，煮取三杯。分三次温服。忌油腻生冷。

加减法：肛坠者，加槟榔二钱。腹痛甚欲便，便后痛减，再痛再便者，白滞加附子一钱五分，酒炒大黄三钱，红滞加肉桂一钱五分，酒炒大黄三钱；通爽后即止，不可频下。如积未净，当减其制，红积加归尾一钱五分，红花一钱，桃仁二钱。舌浊脉实有食积者，加楂肉一钱五分，神曲二钱，枳壳一钱五分。湿重者，目黄舌白不渴，加茵陈三钱，白通草一钱，滑石一钱。

[方解] 以黄芩、黄连苦寒清热燥湿；白芍和肝调血止痢；厚朴、广皮、木香理气化湿。共成清热燥湿，理气止痢之功。所谓"调血则便脓自除，理气则后重自愈"，正是这个意思。因油腻助湿热，生冷而不洁，均可加重病情，故忌之。

肛坠者，是气滞较重，故加槟榔以行气。腹痛欲便，便后痛减，再痛再便，是兼寒积之象。白痢是气寒而滞，故加附子、大黄；红痢是血寒而滞，故加肉桂、大黄。如积未净，不可过用温下，当减轻其药力。红痢加归尾，桃仁、红花以活血。舌浊脉实有食积者，故加楂肉、神曲、枳壳以行气消食。湿重的，兼目黄舌白不渴的，故加茵陈、通草，滑石，以清热利湿退黄。

［临床应用］

（1）本方去木香加槟榔、竹叶，治面垢舌白，心下脘中，凄凄痛窒，至圊后便不爽。此水谷之湿，内蒸为热，气道阻闭，上热下冷，若外受客邪，既过募原，必有寒热矣（《临证指南医案》）。

（2）上方治水谷湿热内蒸，气道被阻，上热下冷，是以胸脘痞闷，腹部窒痛，下利不爽，宜祛湿清热以为治（《南雅堂医案》）。

（3）本方加大黄、附子、槟榔、枳实，治滞下白积，欲便先痛，便后痛减，责之有积，用温下法。

（4）本方加大黄、肉桂、归尾、枳实、红曲，治脉沉而有力，滞下胀痛太甚，便后少减，片时其痛仍然。议网开一面，用温下法（以上俱见《吴鞠通医案》）。

90. 滞下湿热内蕴，中焦痞结，神识昏乱，泻心汤主之。

【提要】指出痢疾兼心下痞的证治。

【语释】痢疾由于湿热之邪，内蕴中焦，脾胃升降失常，湿热之邪结于心下而为痞。胃之络通心，湿热之邪扰胃，故神识昏乱。治宜辛开苦降，清热化湿以除痞，湿热一清，则诸证自愈。用半夏泻心汤去人参、干姜、大枣、甘草加枳实、生姜来主治。

泻心汤

（方法并见前）

91. 滞下红白，舌色灰黄，渴不多饮，小溲不利，滑石藿香汤主之。

【提要】指出痢疾暑湿的证治。

【语释】痢疾便脓血，红白相兼，由于兼挟暑湿，湿热蕴结中焦，故舌色灰黄，渴不多饮；亦可伴有脘腹胀满，不饥恶心。湿邪阻滞下焦，气机不利，故小溲不利。治宜芳香化浊，利湿清热，用滑石藿香汤来主治。因暑湿一清，其痢自止。

滑石藿香汤方

（辛淡合芳香法）

飞滑石三钱　白通草一钱　猪苓二钱　茯苓皮三钱　藿香梗二钱　厚朴二

钱 白蔻仁一钱 广皮一钱

水五杯,煮取二杯。分二次服。

[方解] 以藿香梗、白蔻仁芳香化浊,祛中焦湿邪;厚朴、广皮理气化湿除满;滑石、通草、猪苓、茯苓皮淡渗清利小便。共成芳香化浊,理气化湿,清热利小便之功。

[临床应用]

(1) 本方治舌色灰黄,渴不多饮,不饥恶心,下痢红白积滞,小溲不利,此暑湿内伏,三焦气机不主宣达。宜用分理气血,不必见积以攻涤下药(《临证指南医案》)。

(2) 下痢赤白积滞,舌苔灰黄恶心,渴不多饮,小便不利,是暑湿内伏,三焦气不通宣。宜调理气血,峻攻之剂,恐非所宜(《南雅堂医案》)。

92. 湿温下利,脱肛,五苓散加寒水石主之。

【提要】 指出湿热痢疾脱肛的证治。

【语释】 由于湿热下注大肠,故下利稀水。便泻次数过多,以致脱肛。治宜分利清热止泻为主,利止则脱肛自愈。用五苓散加寒水石来主治。

【按语】 此节虽然讲的是痢疾,但所下大便是稀水或溏泻,并可有小便短少或不利之证,如此方证始能合拍。《临证指南医案·痢门·五苓散加滑石案》说:"当年痢久,用三神丸得效,是脾肾两困,兼理气分之滞,体质阳虚,遇冷病加,今病起长夏,小水不通,必系夏热阻其宣化,久则气血凝著,而为肠红。先与桂苓甘露饮,分消其湿。"可做参考。查桂苓甘露饮,为刘河间方,即五苓散加滑石、寒水石、石膏、甘草而成。所以本节所主之方,亦为桂苓甘露饮之例。

五苓散加寒水石方
(辛温淡复寒法)

即于五苓散内加寒水石三钱。如服五苓散法。久痢不再用之。

[方解] 以五苓散助膀胱气利小便,利小便即是实大便;加寒水石辛咸气寒以清热。

[临床应用] 本方治湿温下利,脱肛(《临证指南医案》)。

93. 久痢阳明不阖,人参石脂汤主之。

【提要】 指出久痢虚寒滑泻的证治。

【按语】 痢疾的时间久了,脾气虚寒,统摄升举失职,以致胃肠不能关闭,造成滑泻不禁，治宜温脾益气涩肠，用人参石脂汤来主治。

人参石脂汤方

（辛甘温合涩法，即桃花汤之变法也）

人参三钱　赤石脂（研末）三钱　炮姜二钱　白粳米（炒）一合

水五杯，先煮人参、白米、炮姜令浓，得二杯，后调石脂细末和匀，分二次服。

[方解] 以人参健脾益气；合赤石脂温涩固脱为主药；炮姜温脾散寒为辅药；粳米养胃和中为佐使药。共成温脾益气，涩肠固脱之功。

[临床应用]

（1）本方治（久痢滑泻），议堵截阳明一法。

（2）本方加附子、白芍，治中下阳微，呕呃下利，温中不应，恐延衰脱。夫阳宜通，阴宜导，此关闸不致溃散，春回寒谷，生气有以把握（以上俱见《临证指南医案》）。

（2）本方去粳米加菟丝子、茯苓、木瓜，治老年下痢，舌苔干燥，脉右空大，痰多，形倦音微，乃脾肾俱亏，水土欲败之象，勿以寻常恙视之（《南雅堂医案》）。

（3）桃花汤（即本方去人参），治温病服清解药后，脉反濡小，下利稀水，或便脓血者，热彻里虚也。

（4）桃花粥（即本方去炮姜加炙草），治温病七八日，身热舌绛苔少，下利日数十行，完谷不化，脉虚数者，里邪已尽，脾阳下陷也（以上俱见《温病指南》）。

（5）桃花汤，治下利，便脓血者（《金匮要略》）。

（6）桃花汤，治下利便脓血者，腹痛，小便不利，下利不止者（《方机》）。

（7）桃花汤治痢疾累日之后，热气已退，脉迟弱或微细，腹痛下利不止，便脓血者（《类聚方广义》）。

94. 自利腹满，小便清长，脉涩而小，病在太阴，法当温脏，勿事通腑，加减附子理中汤主之。

【提要】指出脾寒下痢的证治。

【语释】由于脾气寒湿，健运失常，脾主大腹，故下利溏薄，或带白脓，腹满喜温喜按。因内无热邪，故小便清长。脉象浮软小弱，这是太阴寒太盛之象。治宜温脾脏以利湿，切忌苦寒通降胃腑。用加减附子理中汤来主治。

加减附子理中汤方

（苦辛温法）

白术三钱　附子二钱　干姜二钱　茯苓三钱　厚朴二钱

水五杯，煮取二杯。分二次温服。

[方解]　以干姜温脾寒；白术、茯苓健脾燥湿；附子温肾扶阳散寒；厚朴理气化湿除满。共成温脾散寒，健脾利湿除满之功。

[临床应用]

（1）本方治腹满自痢，脉来濡小，病在太阴，况小便清长，非腑病湿热之比。法当温之（《临证指南医案》）。

（2）本方治脉象濡小，腹满自利，小便清长，病在太阴，不与腑病湿热同例，于法宜温。

（3）附子理中汤（即本方去茯苓、厚朴加人参），治脉象洪大而按之无力，右尺尤弱，肠鸣切痛，下痢如鱼脑，闻食则呕。是命门火衰，不能生土，非峻用温补之剂，焉能却病。

（4）本方去厚朴加人参、枳实、木香，治下痢一月有余，口干发热，饮食不进，腹胀闷作痛，而喜手按，小便清利，脉大兼数。系火衰不能生土，内真寒而外假热，辨之宜慎，拟以附子理中汤加减酌治（以上俱见《南雅堂医案》）。

95. 自利不渴者属太阴，甚则哕，冲气逆，急救土败，附子粳米汤主之。

【提要】　指出脾寒呃逆的证治。

【语释】　由于脾气虚寒，不能健运水湿，故下利溏薄或带白脓。寒湿内盛，故口不渴。这是属于太阴脾脏，寒湿的疾患。脾之阳来源于肾，严重者肾阳亦虚，脾肾虚寒，摄纳无权，冲气上冲，胃气上逆，故为呃逆。治宜温脾肾之阳气，以救脾土之败绝为主，用附子粳米汤来主治。

附子粳米汤方

（苦辛热法）

人参三钱　附子二钱　炙甘草二钱　粳米一合　干姜二钱

水五杯，煮取二杯。渣再煮一杯。分三次温服。

[方解]　以人参益气扶正；附子温肾壮阳；干姜温脾散寒；甘草、粳米补中和中；共成温脾肾，散寒邪，益气扶正和中之功。脾肾阳复，呃逆自止。

【按语】《金匮要略》附子粳米汤无人参、干姜，有半夏、大枣。此节之方，实是仲景附子粳米汤加减而成。

[临床应用]

（1）本方治自痢不渴者，属太阴。呃忒之来，由于胃少纳谷，冲气上逆，有土败之象，势已险笃；议《金匮》附子粳米汤（《临证指南医案》）。

（2）《金匮》附子粳米汤（即本方去人参、干姜加半夏、大枣），治腹中寒气，雷鸣切痛，胸胁逆满，呕吐（《金匮要略》）。

（3）上方治霍乱四逆，吐少呕多者（《千金方》）。

（4）小品解急蜀椒汤（即本方去人参加蜀椒、半夏、大枣），治寒疝气，心痛如刺，绕脐腹中尽痛，自汗出欲绝。又云：疗心腹痛，困急欲死，解急逐寒上下痛良（《外台秘要》）。

96. 疟邪热气，内陷变痢，久延时日，脾胃气衰，面浮腹膨，里急肛坠，中虚伏邪，加减小柴胡汤主之。

【提要】指出疟邪变痢的证治。

【语释】疟疾的病变部位，一般在少阳，属半表半里；痢疾的病变部位在肠，属里。今疟邪与热邪，内陷入里，转变为痢疾，这是中气亏虚，邪热内陷之缘。疟、痢久而不止，脾胃正气日虚，脾虚则健运失权，水湿邪上泛则面部浮肿；水谷失运，则腹部膨胀。湿热之邪下注肠道，故里急肛坠。总由中气亏虚，热邪内伏所致。治宜扶正祛邪，清热止痢，用加减小柴胡汤来主治。

加减小柴胡汤
（苦辛温法）

柴胡三钱　黄芩二钱　人参一钱　丹皮一钱　白芍（炒）二钱　当归（土炒）一钱五分　谷芽一钱五分　山楂（炒）一钱五分

水八杯，煮取三杯。分三次温服。

[方解] 以柴胡解半表之邪；黄芩苦寒清半里之热；配白芍以清热止痢；当归养血活血；丹皮凉血化瘀清热；人参益气扶正；谷芽、山楂和胃消积。共成和解半表半里，益气扶正，和血消积，清热止痢，攻补兼施之功。

[临床应用]

（1）本方治疟邪热气，内陷变痢，延已三月，脾胃气衰，面浮肚膨，仍有里急欲坠之象，中虚伏邪，进以和解（《临证指南医案》）。

（2）本方治病已两月有余，脾胃衰弱，疟邪内陷变痢，面浮腹胀，里急肛门欲坠，气虚伏邪未清，拟用和解之法。

（3）本方去人参、丹皮、当归、谷芽加白头翁、秦皮、黄连、枳实、厚朴、茯苓、炙甘草，治由疟转痢，频下红腻，湿热挟积内陷，腹中阵痛，疟仍未止，舌黄面垢。元气已见亏损，施治颇虑棘手（以上俱见《南雅堂医案》）。

（4）加减柴胡汤（即本方去丹皮、白芍、当归、谷芽、山楂，加花粉、生姜、甘草）治口苦而渴，或兼咽目眩者，少阳经相火也（《医学见能》）。

（5）加减柴胡汤（即本方去丹皮、白芍、谷芽、山楂，加半夏、青皮、牡蛎、生姜、甘草、竹茹），治两胁下痛，难俯仰屈伸者，少阳气不和也（以上俱见《医学见能》）。

97. 春温内陷下痢，最易厥脱，加减黄连阿胶汤主之。

【提要】指出痢疾伤阴欲脱的证治。

【语释】春温为伏气温病，是冬伤于寒，寒邪化热，伏于少阴入春发于少阳所致，其为热邪炽盛可知。热邪内陷胃肠为痢疾，热邪本易伤阴，下痢则阴液愈伤，阴竭于下，厥阳上越，而为心烦，不得卧，或昏厥虚脱等证。治宜育阴坚阴养。用加减黄连阿胶汤来主治。

加减黄连阿胶汤
（甘寒苦寒合化阴气法）

黄连三钱　阿胶三钱　黄芩二钱　炒生地四钱　生白芍五钱　炙甘草一钱五分

水八杯，煮取三杯。分三次温服。

[方解] 本方即仲景黄连阿胶汤去鸡子黄加生地、炙甘草而成。以黄连、黄芩苦寒清热坚阴；生地、炙甘草甘寒养阴；与芩连相配，苦甘化阴清热。阿胶育阴；配白芍酸苦泄热，酸甘化阴。共成养阴、坚阴、育阴清热之功。

[临床应用] 本方治春温内陷，下痢最易厥脱（《临证指南医案》）。

98. 气虚下陷，门户不藏，加减补中益气汤主之。

【提要】指出下利滑泻脱肛的证治。

【语释】由于脾胃虚弱，气虚下陷，以致久痢或滑泻不止，或脱肛。此为中气下陷，肛门不能闭藏所致。治宜补中益气升举，用加减补中益气汤来主治。

加减补中益气汤
（甘温法）

人参二钱　黄芪二钱　广皮一钱　炙甘草一钱　归身二钱　炒白芍三钱

防风五分　升麻（炒）三分

水八杯，煮取三杯。分三次温服。

[**方解**] 以人参、黄芪，炙甘草补中益气；归身、白芍养血；广皮理气和胃，使补而不滞；防风醒脾，能增强参、芪益气之力；升麻升举清阳。共成补中益气，养血和胃，升举清阳之功。

[**临床应用**] 本方治气虚下陷，门户不藏（《临证指南医案》）。

99. 内虚下陷，热利下重，腹痛，脉左小右大，加味白头翁汤主之。

【**提要**】 指出血痢的证治。

【**语释**】 由于正气内虚，感受外邪易乘虚下陷入里，湿热蕴结肠道，使肠壁溃腐，络脉破损，故下痢血多脓少。湿热下注肛门，故下痢时肛门灼热，里急后重。湿热阻遏，气机不通，故腹痛。湿热之邪，原由表而来，故右手脉大，左手脉小。治宜透邪清热，凉血解毒。用加味白头翁汤来主治。

加味白头翁汤
（苦寒法）

白头翁三钱　秦皮二钱　黄连二钱　黄柏二钱　白芍二钱　黄芩三钱

水八杯，煮取三杯。分三次温服。

[**方解**] 白头翁汤性味苦寒，气质轻清，即可下泄湿热，升散邪火，善治热毒下痢，赤痢腹痛；黄连、黄柏苦寒清热解毒，坚阴止痢；秦皮消肝凉血；加黄芩、白芍苦寒酸清热止痢。共成清热燥湿，凉血解毒，升散邪火止痢之功。

[**临床应用**]

（1）本方治温邪经旬不解，发热自利，神识有时不清，此邪伏厥阴，恐致变痉（《临证指南医案》）。

（2）本方治脉左小右大，胁热自利，病经旬未解，内虚邪陷，势非轻可。故用白头翁汤加味治之（《南雅堂医案》）。

（3）白头翁汤（即本方去黄芩、白芍），治热利下重者。下利欲饮水者，以有热故也（《伤寒论》）。

（4）白头翁加甘草阿胶汤（即白头翁汤内加甘草、阿胶），治产后下利虚极（《金匮要略》）。

（5）白头翁汤治热利下重者。下利欲饮水者。胸中热而心烦下利者（《方机》）。

（6）白头翁汤治热利下重，渴欲饮水，心悸腹痛者。又痢疾流行，每大便，肛门灼热如火，用此方，多有效（《类聚方广义》）。

（7）白头翁汤治眼目郁热，赤肿阵痛，风泪不止者。又为洗蒸剂，亦效（《类聚方广义》）。

（8）湿热证，十余日后，左关弦数，腹时痛时圊血，肛门热痛，血液内燥，热邪伤入厥阴之证，宜仿白头翁法（《湿热病篇》）。

（9）地榆白头翁汤（即本方加银花炭、丹皮、地榆），治便痢纯赤，或见口渴溺赤者，热结在血分也（《医学见能》）。

（10）白头翁汤（即本方去黄芩、白芍），治伏暑痢赤，身热口渴，腹痛窘迫，肛门如火，脉数弦滑，此湿火奔迫（《六因条辨》）。

（11）白头翁汤加鸦胆子，治阿米巴痢疾有效。

秋　燥

100. 燥伤胃阴，五汁饮主之；玉竹麦门冬汤亦主之。

【提要】指出燥伤胃阴的证治。

【语释】温燥耗伤胃之阴液，出现口舌干燥，不饥不食，舌质红少苔的。治宜生津润燥。用五汁饮来主治；亦可用玉竹麦门冬汤来主治。

五汁饮
（方法并见前）

玉竹麦门冬汤
（甘寒法）

玉竹三钱　麦冬三钱　沙参二钱　生甘草一钱

水五杯，煮取二杯。分二次服。土虚者，加生扁豆。气虚者，加人参。

［方解］以沙参甘苦微寒，清养肺胃之阴；玉竹甘平生津养胃阴；麦冬甘微苦寒生津养胃滋阴；配生甘草甘寒养阴。共成清胃生津养阴之功。土虚而大便稀溏的，故加生扁豆以和中止泻。气虚而见乏力气短的，故加人参以健脾益气。

［临床应用］

（1）本方加茯神、糯稻根须，治秋燥复伤，宿恙再发，未可补涩，故与甘药养胃（《临证指南医案》）。

（2）本方加桑叶、薄荷、枇杷叶，治深秋风热过胜，偏亢之邪，伤及气分，法以辛凉甘润为主（《南雅堂医案》）。

101. 胃液干燥，外感已净者，牛乳饮主之。

【提要】指出燥伤胃液的证治。

【语释】温燥耗阴，致使胃之阴液干燥，外感证候已经解除的。治宜养津血为主。用牛乳饮来主治。

牛乳饮
（甘寒法）

牛乳一杯

重汤燉丸。顿服之。甚者日再服。

[方解] 牛乳气味甘微寒，无毒，能补虚羸，止渴，养心肺。

[临床应用] 老人舌腐，肉消肌枯，心事繁冗，阳气过动，致五液皆枯而为燥。冬月无妨，夏日深处林壑，心境凝然，可以延年。每早服牛乳一杯。（《临证指南医案》）。

102. 燥证气血两燔者，玉女煎主之。

【提要】指出燥伤气血的证治。

【语释】温燥伤及气血，燥热伤气，可见高热，汗出，烦渴引饮，苔黄。燥热伤血，可见衄血，舌绛而干等证。燥热即气血两燔，治宜清气凉血，气血并治。用玉女煎来主治。

玉女煎方
（见上焦篇）

卷三　下焦篇

下焦在部位上，指脐部以下。在脏腑指肾与肝。在病程上，指温病的末期。在证候群，指邪在阳明久羁，或已下，或未下，身热面赤，口干舌燥，甚则齿黑唇裂……脉虚大，手足心热甚于手足背者。

风温　温热　温疫　温毒　冬温

1. 风温、温热、温疫、温毒、冬温，邪在阳明久羁①，或已下，或未下，身热面赤，口干舌燥，甚则齿黑唇裂，脉沉实者，仍可下之；脉虚大，手足心热甚于手足背者，加减复脉汤主之。

【词解】①羁：音基 jī，系住的意思。

【提要】指出下焦风温病的提纲。

【语释】风温、温热、温疫、温毒、冬温等病，由于邪热在中焦阳明逗留过久，或者已经用过苦寒攻下法，或者未用过苦寒攻下法，由于邪热仍然炽盛，火邪上炎，阴液受伤，故身热面赤，唇口干燥。齿为肾之余，唇为脾所荣，邪热耗伤肾阴，阴液欲竭，故严重的为齿黑唇裂。在这种情况下，其病机有两种可能：一是脉象沉实有力的，这是正盛邪盛，中焦阳明实热仍在，在治疗上，仍可用苦寒攻下法，以急下存阴；二是脉象虚大无力，这是正衰邪盛，阴液损伤。手足心属阴，手足背属阳，今阴液亏虚而生内热，故手足心热甚于手足背。治宜滋养肝肾之阴为主。用加减复脉汤来主治。

2. 温病误表，津液被劫，心中震震①，舌强神昏，宜复脉法复其津液，舌上津回则生；汗自出，中无所主者，救逆汤主之。

【词解】①震震：是形容比较剧烈的震动。

【提要】指出阴竭欲脱的证治。

【语释】温病误用辛温发汗法，或不应当发汗而误用发汗法，发汗容易伤阴耗液，致使津液受到损伤，大汗既可伤阴，又可伤气，如果心之气阴受伤，气血不足以养心，故心中震震跳动。心开窍于舌，而主神明，心气阴损伤，神无所主，故舌强神昏。治宜滋养心阴为主，当用加减复脉汤法，以修复心之阴液。如服用加减复脉汤之后，舌由干燥转为有津液时，说明有阴液来复之机，则预后佳良。如果舌上仍无津液，而且汗自出，患者感觉不能控制自已时，这是阴液已竭，阳气外脱的现象，非加减复脉汤所能胜任了。治宜益阴镇摄，用救逆汤来主治。

3. 温病耳聋，病系少阴，与柴胡汤者必死，六七日以后，宜复脉辈复其精。

【提要】指出肾阴虚耳聋的证治。

【语释】温病最易伤阴，肾开窍于耳，肾阴亏虚，虚阳上僭，最易耳聋。《灵枢·脉度》篇说："肾气通于耳，肾和则耳能闻五音矣。"又《灵枢·决气》篇说："精脱者，耳聋"。所以温病耳聋，特别是温病末期所致之耳聋，以足少阴肾阴精亏虚的为多。若误认为是少阳耳聋，而与小柴胡汤治疗，则阴液竭于下，虚阳脱于上，阴阳离决，故预后必死。所以温病在六七天以后，由于阴虚火炎，清窍被扰而耳聋的，治宜滋阴潜阳，用加减复脉汤之类的方剂以恢复其阴液，阴液充则虚火自宁，耳聋自愈。

【按语】外感耳聋，多属少阳，因足少阳胆脉络耳轮，手少阳三焦脉入于耳。《素问·厥论》说："少阳之厥，则暴聋，颊肿而热。"所以少阳耳聋，必为暴聋，或兼寒热往来，口苦目眩，喜呕。厥阴与少阳相表里，肝火上炎，清窍被蒙，亦能耳聋。《素问·气交变大论》说："岁金太过，燥气流行，肝木受邪，民病耳无所闻。"《素问·脏气法时论》说："肝气逆则耳聋不聪。"肝病而聋，必兼心烦易怒，舌苔黄腻或黄燥。肾开窍于耳，邪热伤耗肾阴，肾虚耳聋，多先耳鸣而后耳聋，并见舌红绛少津，以此为辨。

4. 劳倦内伤，复感温病，六七日以外不解者，宜复脉法。

【提要】指出两感温病的证治。

【语释】由于劳倦过度，内伤精气；再感受温热之邪，而为温病，这就是两感温病。到六七天以后，身热仍不见退，这是正虚邪盛，正气不能达邪外出的表现。治宜益阴扶正，正复则邪自退。用加减复脉汤之类的方剂来治疗。如服二三帖后，身热已退，而困倦特甚的，这是邪退而正尚未复的缘故，当再用上法加人参，以大补元气。

5. 温病已汗而不得汗，已下而热不退，六七日以外，脉尚躁盛者，重与复脉汤。

【提要】指出温病汗、下不解的证治。

【语释】温病已经用辛凉发汗法而汗不出，说明病邪不在上焦卫分；已经用苦寒攻下，而身热仍不见退，说明病邪不在中焦气分；现在病程已六、七天以上，脉象仍躁急有力，说明病邪已入下焦营、血分，邪气不为药衰，而病邪仍盛，正气抗邪亦尚有力，正邪交争，邪气不退的现象。治宜益阴扶正，正胜邪自退。用加减复脉汤并加重其用量，使正胜而邪退，其病自愈。

6. 温病误用升散，脉结代，甚则脉两至者，重与复脉，虽有他证，后治之。

【提要】指出脉结代的证治。

【语释】温病误用辛温升散，以致心之气阴耗伤，出现脉象结代，《脉经》说："结脉往来缓，时一止复来。"《濒湖脉学》说："结脉缓而时一止。"《伤寒论》说："代脉动而中止，不能自还，因而复动。"《濒湖脉学》说："动而中止不能还，复动因而作代看。"促、结、代均是心律不齐，但各有区别。崔紫虚《脉诀》说："促、结俱止，促数结迟；代止不然，止难回之。"甚至一息脉搏只来两至。均治宜补益心之气阴，用加减复脉汤加重其药物用量来治疗。虽然这时有其他证候存在，但也应急复其心之气阴为要，心阴恢复，再治他证。

【按语】心律不齐，兼迟者，为之结。兼数者，为之促。动而中止，不能自还，因而复动者，为代。实践证明，加减复脉汤对促、结、代均有效。

7. 汗下后，口燥咽干，神倦欲眠，舌赤苔老，与复脉汤。

【提要】指出汗下后，心肾阴伤的证治。

【语释】温病用辛凉发汗和苦寒攻下，而病仍不解，这是病邪深入下焦所致。伤及肾阴，津液不能上供，故口燥咽干。伤及心阴，神失所养，故神倦欲眠。与少阴病的但欲寐有相似之处。由于邪热尚盛，深入营、血，故舌质绛赤，舌苔坚老。治宜养阴退邪，用加减复脉汤来治疗。

8. 热邪深入，或在少阴，或在厥阴，均宜复脉。

【提要】指出热邪伤及肝肾之阴的证治。

【语释】热邪深入下焦，或在足少阴肾，或在足厥阴肝，均能损伤阴液，且肾在五行属癸水，主藏精，为元阴居藏之所；肝在五行属乙木，主藏血，主要赖肾之阴精以涵养；故称乙（木）癸（水）同源。热邪损伤肝肾之阴，其病变是比较严重而复杂的，但均宜滋阴养液为主，都可用加减复脉汤随证化裁而施治。

加减复脉汤方

（甘润存津法）

炙甘草六钱　　干地黄六钱　　生白芍六钱　　麦冬（不去心）五钱　　阿胶三钱　麻仁三钱（按柯韵伯谓：旧传麻仁者误，当系枣仁，彼从心动悸三字中看出传写之误，不为无见。今治温热，有取于麻仁甘益气，润去燥，故仍从麻仁）

水八杯，煮取八分三杯。分三次服。剧者，加甘草至一两，地黄、白芍八钱，麦冬七钱，日三，夜一服。

[**方解**]《伤寒论》炙甘草汤，《千金翼》名为复脉汤。本方即炙甘草汤去参、桂、姜、枣加白芍而成。以炙甘草益气通脉，利血气；干地黄、阿胶、麦冬、白芍养阴育阴，以补血；麻仁滋阴润燥。共成益气通脉，养阴补血润燥之功。凡肝肾之阴伤者，本方均能治。

【**按语**】剧者，加甘草至一两，量似乎太重。据临床实践，甘草用至一两，每有全身浮肿的副作用，需停药数日，即可自消。根据临床观察，甘草用量，最好以不超过五钱为宜。

[**临床应用**]

（1）本方治营络热，心震动。

（2）本方治瘦人而病温热，神呆舌赤，诊脉时两手牵掣，震动。此津液受劫，肝风内鼓，是发痉之原。议以养胃汁，熄肝风，务在存阴耳。

（3）本方去麻仁加甘蔗汁，治劳倦更感温邪，阳升头痛，寒热战慄冷汗，邪虽外达，阳气已泄，故神倦欲眠，舌赤苔黄，口不知味，当以除热为主。辛散苦降非宜。

（4）本方去麻仁加丹皮、甘蔗汁，治阴虚挟温邪，寒热不止，虽不宜发散消食，徒补亦属无益，拟进复脉汤法。

（5）本方加青蔗浆，治久疟伤阴，冬季温舒，阳不潜藏，春木升举，阳更泄越，入暮寒战，晨起始解，而头痛口渴咳嗽，阴液损伤，阳愈炽。冬春温邪，最忌发散，谓非暴感，汗则重劫阴液，迫成虚劳一途。况有汗解，岂是表病？诊得色消肉烁，脉独气口空搏，与脉左大属外感有别，更有见咳不已，谬为肺热，徒取清热消痰降气之属，必致胃损变重。尝考圣训，仲景云：凡元气已伤而病不愈者，当与甘药。则知理阳气，当推建中；顾阴液，须投复脉。乃邪少虚多之治法。但幼科未读其书，焉能心究斯理，然乎否乎！

（6）本方去白芍加人参，治脉数虚，舌红口渴，上腭干涸，腹热不饥，此津液被劫，阴不上承，心中温温液液，用炙甘草汤。

（7）炙甘草汤去麻仁，治阴津阴液重伤，余热淹留不解，临晚潮热，舌色若赤者，频饮救元阳焚燎，究未能解渴，形脉俱虚，难投白虎。议以仲景复脉一法，为邪少虚多，使少阴、厥阴二脏之阴少苏，冀得胃关复振。因左关尺空数不藏，非久延所宜耳。

（8）本方去麻仁加蔗浆，治风为阳气，温为热邪，阳邪熏灼，真阴必被灼劫，是以入暮尤重，烦扰不安，急宜救液存阴（以上俱见《临证指南医案》）。

（9）本方治温热最易伤阴，今病已汗下，而口燥咽干，神思昏倦欲睡，舌苔赤，是真阴早受耗劫，少阴之液，无以上承，少阴但欲寐，故有昏昏欲睡之象，拟与甘润存津法。

（10）本方去白芍加人参、大枣，治津液被劫，阴不上承，口渴而不知饥，心中烦热，脉形虚数，舌红。议用炙甘草汤去桂（以上俱见《南雅堂医案》）。

（11）炙甘草汤（即本方去白芍加人参、桂枝、生姜、大枣），治伤寒脉结代，心动悸（《伤寒论》）。

（12）炙甘草汤治行动如常，而其脉结代，心中动悸，如有惊惕者，非此方不能治之（《雉间焕》）。

（13）此仲景治伤寒脉结代，心动悸之圣方也。孙真人用之以治虚劳。王刺史用之以治肺痿。凡仲景诸方，通变如此。然此方之妙用，在于脉结代，故一名复脉汤。不论何病，但脉结代者，当先用此方（《方舆轨》）。

（14）炙甘草汤，治伤寒脉结代，心动悸，及肺痿咳唾多，心中温温液液者（《成方切用》）。

（15）炙甘草汤，治心动过缓，期前收缩，心房纤颤等，以本方加减，皆有一定疗效。

救逆汤方
（镇摄法）

即于加减复脉汤去麻仁，加生龙骨四钱，生牡蛎八钱，煎如复脉法。脉虚大欲脱者，加人参二钱。

[**方解**] 以加减复脉汤去麻仁之滑润，以滋补真阴；加生龙骨、生牡蛎以镇静安神，固摄津液。共成滋补真阴，固摄津液之功。若脉虚散大，为气虚欲脱之象，故加人参以大补元气，而固虚脱。

[**临床应用**]

本方去炙甘草、生龙骨加茯苓，治体虚温邪内伏，头汗淋漓，心腹窒塞，上热下冷，舌白烦渴，春阳升举为病，犹是冬令少藏所致。色脉参视，务为谨慎（《临证指南医案》）。

9. 下后大便溏甚，周十二时三、四行，脉仍数者，未可与复脉汤，一甲煎主之；服一二日，大便不溏者，可与一甲复脉汤。

【提要】指出阴虚溏泄，热仍不解的证治。

【语释】温病用苦寒攻下法后，大便溏泻，一昼夜大便三、四次，这是不正常的现象。正常情况，温病下后，便通热退，诸证缓解，一、二日不大便。今下后溏甚，可有两种情况：一为下后伤阳，脾气受伤，大便溏泻，其脉必虚缓。二为下后伤阴，阴液下溜，大便溏泻，其脉必数。今下后溏泻，而脉象仍数不解，说明是下法不当，或不当下而误下，以致热仍不解，阴液下溜所致。这时阴液虽伤，但不可与复脉汤治疗，因复脉汤甘寒滋润，能滑大肠，可使溏泻更甚。治宜护阴涩便，用一甲煎来主治。服一、二日后，大便不溏泻了，再用一甲复脉汤来治疗。

一甲煎
（咸寒兼涩法）

生牡蛎二两（碾细）

水八杯，煮取三杯，分温三服。

[方解] 牡蛎咸平微寒，咸能软坚，寒能清热，并有潜阳固涩之功。因其咸寒，故有护阴作用；因其固涩，故有实大便之功。

[临床应用]

温热，大渴大汗，脉数，昨用玉女煎法，诸证俱减。平素有消渴病，用玉女煎大便稀溏，加牡蛎，一面护阴，一面收下（《吴鞠通医案》）。

一甲复脉汤方

即于加减复脉汤内，去麻仁，加牡蛎一两。

[方解] 以加减复脉汤去麻仁之滑润，而滋养真阴；加牡蛎护阴收下。

[临床应用]

（1）本方加天冬，治又得宿粪若许，邪气已退八九，但正阴虚耳，故不欲食，晚间干咳无痰。

（2）本方去阿胶加天冬、丹皮、柏子霜，治诸证悉解，小有潮热，舌绛苔黑，深入血分之热未尽除也，用育阴法（以上俱见《吴鞠通医案》）。

（3）本方加人参、鲜石斛、鲜菖蒲，治冬温烦热，舌绛而干，斑疹显透，神迷妄笑，寻衣摸床，手足震颤。此阴伤风动（《六因条辨》）。

10. 下焦温病，但大便溏者，即与一甲复脉汤。

【提要】指出阴伤便溏的证治。

【语释】温邪深入下焦，阴液损伤，又加大便溏泻，泄泻更伤其阴。治宜滋阴养液，固涩大便。用一甲复脉汤来主治。

【按语】此节为阴液已伤，又加溏泻，当以救阴为急，故用一甲复脉汤一面养阴，一面止泻。若单纯泄泻伤阴者，可用酸甘化阴法。《临证指南医案》说："入夜咽干，欲呕，食纳腹痛即泻，此胃口大伤，阴火内风劫烁津液，当以肝胃同治，用酸甘化阴法（人参、白芍、诃子、炙草、陈仓末）"。又说"病后阴伤作泻。乌梅、白芍、炙甘草、广皮、茯苓、荷叶"。又说："酸甘化阴法，人参、生地、乌梅、炙甘草、麦冬、木瓜"。可做参考。

11. 少阴温病，真阴欲竭，壮火复炽，心中烦，不得卧者，黄连阿胶汤主之。

【提要】指出阴虚火盛，心肾不交的证治。

【语释】温热之邪，伤及心肾之阴，以致肾阴有欲竭之势，而心火独亢。心火愈盛，则不能下交于肾，而肾阴愈虚；肾阴愈虚，则不能上交于心，而心火愈亢。以致形成心肾不安，水火失济的严重局面。由于心火旺盛，心肾不交，故心中烦，不得安寐。治宜泻心火，育肾阴，安心神为主。用黄连阿胶汤来主治。

【按语】上述加减复脉汤与此节均是温邪深入下焦，阴液损伤之证。但前者为虚多邪少，重在真阴不足；后者为邪多虚少，重在心火亢盛，二者以此为别。

黄连阿胶汤方
（苦甘咸寒法）

黄连四钱　黄芩一钱　阿胶三钱　白芍一钱　鸡子黄二枚

水八杯，先煮三物，取三杯，去滓，内胶烊尽，再内鸡子黄，搅令相得。日三服。

[方解] 以黄连苦寒泻心火以坚阴；恐其力量之不足，又以黄芩以助之；阿胶育肾阴以御邪火；恐其力量之不足，又以白芍以助之；更以鸡子黄滋养中焦，补心入肾，上通心气，使之下交于肾；下补肾液，令其上达于心。共成泻火育阴，交通心肾之功。

[临床应用]

（1）本方治少阴病，得之二三日以上，心中烦，不得卧（《伤寒论》）。

（2）治时气差后，虚烦不得眠，眼中痛痛，懊恼（《肘后方》）。

（3）黄连阿胶汤，一名黄连鸡子汤，治温毒下痢脓血，少阴烦躁不得卧（《医宗必读》）。

（4）治心中悸而烦，不得眠者（《方极》）。

（5）治心中烦而不能卧者。胸中有热，心下痞，烦而不能眠者（《方机》）。

（6）治久痢，腹中热痛，心中烦而不得眠，或便脓血者（《类聚方广义》）。

（7）治淋漓证，小便如热汤，茎中焮痛而血多者（《榕堂疗指示录》）。

（8）此方，柯韵伯所谓少阴之泻心汤，治病陷阴分，上热犹不去，心烦或虚躁者。故治吐血咳血，心烦不眠，五心热，渐渐肉脱者。凡诸病人，热气浸淫于血分，为诸症者，毒利腹痛，脓血不止，口舌干者，皆有验（《方函口诀》）。

（9）本方芩、连合用，与诸泻心汤同意，故治心烦心下痞。芩、芍合用，又与黄芩汤同意，且鸡子黄治利，见《日华本草》、《本草纲目》，故又治腹痛下利。阿胶止血，故又治血痢血淋（陆渊雷《伤寒今释》）。

12. 夜热早凉，热退无汗，热自阴来者，青蒿鳖甲汤主之。

【提要】指出阴虚夜热的证治。

【语释】夜间发热，早晨热退，这是热邪深伏厥阴阴分所致。因阴液本虚，夜间属阴，得阴气之助，而抗邪有力，邪正交争，故夜间热作。昼间属阳，阴液本虚，无力以抗邪，邪正不争，故晨间发热停止。阴液已虚，无津以作汗，故热退无汗。这是邪热伏于厥阴，阴液已虚，热自内而起的缘故。治宜入阴搜邪，养阴清热，透邪外出。用青蒿鳖甲汤来主治。

青蒿鳖甲汤方
（辛凉合甘寒法）

青蒿二钱　鳖甲五钱　细生地四钱　知母二钱　丹皮三钱

水五杯，煮取二杯。日再服。

［方解］以鳖甲滋阴退热，入络搜邪；青蒿芳香清热透络，引邪外出；知母、生地益阴清热；丹皮凉血泄热。共成滋阴退热，入络搜邪，引邪外出之功。

［临床应用］

（1）本方加竹叶，治夜热早凉，热退无汗，其热从阴而来，故能食形瘦，脉数左盛，两月不解，治在血分（《临证指南医案》）。

（2）本方治温邪深伏阴分，夜间发热，天明始止，热退而汗不出，邪无外达之机，仍留伏于内，又与气血混处。法宜先清络中热邪，并泻血分伏火，使少阳领邪外出，冀可病解（《南雅堂医案》）。

（3）本方治阴中伏热，夜甚者（《医学课儿策》）。

（4）青蒿鳖甲煎（即本方）治入暮热甚，似疟非疟，舌红润口不渴，天明得汗始退热，入暮又热，是暑邪已深入，伏于少阳厥阴血分也（《伏邪新书》）。

（5）本方治阴虚型功能性低烧，而兼手足心热不渴者，有效。

【按语】青蒿鳖甲汤有二方。一见中焦篇83条，治暮热早凉，汗解渴饮，少阳疟偏于热重者。一见本节。但前者无生地，而有桑叶，花粉。可知前者有口渴，偏重气分；后者无口渴，偏重血分。

13. 热邪深入下焦，脉沉数，舌干齿黑，手指但觉蠕动，急防痉厥，二甲复脉汤主之。

【提要】指出阴虚欲痉的证治。

【语释】热邪深入下焦，阴液损伤，内热炽盛，故脉沉数。齿为肾之余，肾阴亏虚，而邪热未退，故舌干齿黑。肾阴虚不能濡养肝木，而肝阳上亢，阳动化风，故手指但觉蠕动。治宜育阴潜阳，急防痉厥为要，用二甲复脉汤来主治。

二甲复脉汤
（咸寒甘润法）

即于加减复脉汤内，加生牡蛎五钱，生鳖甲八钱。

［方解］以加减复脉汤育养肾阴；加生牡蛎、生鳖甲滋阴潜阳。

［临床应用］

（1）本方加丹皮、柏子霜，治津消亡，舌黑干刺。用复脉法。

（2）本方加黄芩，治暑之偏于热者，误以伤寒足经药治之，以致津液消亡。昨用存阴法兼芳香开络中闭伏之邪，已见大效，兹因小便赤甚而短，热虽减而未除，议甘苦合化阴气法。

（3）本方重用鳖甲、甘草，治昨进苦甘合化阴气法（即上方），服后大见凉汗；兹热已除，脉减，舌苔尽退，但六脉重按全无，舌仍干燥。议热之所过，其阴必伤例。

（4）邪少虚多，宜用复脉去大枣、桂枝，以其人本系酒客，再去甘草之重甘，加二甲、丹皮、黄芩（以上俱见《吴鞠通医案》）。

14. 下焦温病，热深厥甚，脉细促，心中儋儋①大动，甚则心中痛者，三甲复脉汤主之。

【词解】

①憺憺：音淡 dàn，通惮，即畏惮，震动之意。

【提要】指出肝肾阴虚，心失所养的证治。

【语释】温邪深入下焦，肝肾之阴耗伤，邪热内闭，故热深厥甚。肾阴不足，不能上济心火，心失所养，故脉细促，数而一止。肾水不足，肝木失涵，肝风内动，心阴耗伤，故心中畏惧震动。阴维脉为奇经八脉之一，隶属于肝肾，入通于心，今肝肾阴虚，阴维脉失其所养，故严重时，心中痛。治宜育阴潜阳，滋养奇经。用三甲复脉汤来主治。

三甲复脉汤方
（同二甲汤法）

即于二甲复脉汤内，加生龟板一两。

[方解] 以二甲复脉汤育阴潜阳，加生龟板补任脉，通阴维，止心痛。

【按语】《难经》说："阳维阴维者，维络于身，溢畜不能环流，灌溢诸经者也。"又说："阴维为病，苦心痛。"查龟板，性味咸寒，入肾、心、肝、脾四经，其主要功效为补阴益血。《别录》主"惊恚气，心腹痛。"可资参考。

[临床应用]

本方治前日衄血初止，六脉俱弦而细，气血暴虚也。似当补阴而未敢骤补，与一甲复脉汤四帖；今日六脉俱大而滑，气血暴复也。仍与翕摄真阴，与三甲复脉汤法（《吴鞠通医案》）。

15. 既厥且哕（俗名呃忒），脉细而劲，小定风珠主之。

【提要】指出肝肾阴伤，冲脉气逆的证治。

【语释】温邪深入下焦，肝肾之阴损伤，邪热内闭，故四肢厥逆。冲脉隶于阳明，邪热扰及冲脉，胃阴耗伤，冲脉之气挟胃气而上逆，故为呃逆。肾阴不足，肝木失于涵养，肝风内动，故脉细而劲。治宜滋液熄风。用小定风珠来主治。

小定风珠方
（甘寒咸法）

鸡子黄（生用）一枚　真阿胶二钱　生龟板六钱　童便一杯　淡菜三钱

水五杯，先煮龟板、淡菜得二杯，去滓，入阿胶，上火烊化，内鸡子黄，搅令相得，再冲童便。顿服之。

[方解] 以阿胶育阴养液；生龟板滋阴潜阳；童便咸寒养阴清热；淡菜养

阴潜阳；鸡子黄为血肉有情之物，能滋阴液，熄风阳。共成育阴养液，清热潜阳熄风之功。

[临床应用]

本方治平昔肠红，阴络久伤，左胁下宿瘕，肝家风气易结，形瘦面青，阴虚阳气易冒，血络不得凝静，诸阳一并遂为厥，冲气自下犯胃为呃，症似蓄血为狂，奈脉细劲，咽喉皆痛，真阴枯槁之象，水液无有，风木大震，此刚剂强镇，不能熄其厥冒耳（《临证指南医案》）。

16. 热邪久羁，吸烁真阴，或因误表，或因妄攻，神倦瘛疭，脉气虚弱，舌绛苔少，时时欲脱者，大定风珠主之。

【提要】指出阴竭欲脱的证治。

【语释】热邪深入下焦，久而不解，肝肾之阴损伤。或再因误用发汗法，或再因误用攻下法，均可进一步损伤阴液。肾阴耗伤，心阴亦必不足，全身失其所养，故神倦但欲寐。肝阴损伤，筋脉失养，故抽风瘛疭。真阴耗伤，邪少虚多，故脉象虚弱，舌绛苔少。阴液虚竭，不能恋阳，故时时有虚脱之危。治以滋阴潜阳。用三甲复脉汤来主治。

大定风珠方
（酸甘咸法）

生白芍六钱　阿胶三钱　生龟板四钱　干地黄六钱　麻仁二钱　五味子二钱　生牡蛎四钱　麦冬（连心）六钱　炙甘草四钱　鸡子黄（生）二枚　鳖甲（生）四钱

水八杯，煮取三杯，去滓，再入鸡子黄，搅令相得，分三次服。喘加入参；自汗者加龙骨、人参、小麦；悸者加茯神、人参、小麦。

[方解]本方即加减复脉汤加生龟板、生牡蛎、生鳖甲、鸡子黄、五味子而成。以加减复脉汤甘润养阴；加龟板、鳖甲、牡蛎育阴潜阳；五味子与甘草合用，取其酸甘化阴；鸡子黄为血肉有情之品，可以滋阴液，熄风阳。共成养阴潜阳熄风之功。喘者为少气不足以息，是气虚之象，故加人参以益气；自汗者，是阳气外越，气虚不固，故加龙骨、人参、浮小麦以益气潜阳止汗；悸者，是心气不足，故加茯神、人参、小麦以益气养心。

[临床应用]

本方去白芍、麻仁、五味、牡蛎、麦冬、甘草、鸡子黄加天冬、淡菜、猪脊髓、羊骨髓，熬膏。治阴络空隙，厥阳内风掀然鼓动而为厥。余用咸味入阴和阳，介类有情之潜伏，颇见小效，但病根在下深远，汤剂轻浮，焉能填隙？

改汤为膏，取药力味重以填实之，亦止厥一法（《临证指南医案》）。

17. 壮火尚盛者，不得用定风珠、复脉。邪少虚多者，不得用黄连阿胶汤。阴虚欲痉者，不得用青蒿鳖甲汤。

【提要】指出大小定风珠、加减复脉汤、黄连阿胶汤及青蒿鳖甲汤的禁忌证。

【语释】小定风珠和大定风珠，均是填补真阴，潜阳熄风的方剂，适用于邪少虚多，阴竭阳气不潜，化风欲脱的情况；加减复脉汤，是填养真阴，以退虚热的方剂，也是适用于邪少虚多，阴虚而余热未清的情况。所以大小定风珠、加减复脉汤，凡是邪多虚少，壮火尚盛的要禁用，以免留邪之患。黄连阿胶汤是养阴泻火的方剂，适用于邪多虚少，阴虚而壮火尚盛的情况。凡是邪少虚多的要禁用，以免苦寒化燥伤阴之弊。青蒿鳖甲汤是入络搜邪，兼以养阴，以祛邪为主的方剂，适用于阴虚不甚，而热邪陷入厥阴血分的情况。所以凡阴虚欲痉的要禁用，以免更耗阴液之虞。

【按语】所列诸方治禁，颇为精当，值得熟记。

18. 痉厥神昏，舌短，烦躁，手少阴证未罢者，先与牛黄、紫雪辈，开窍搜邪；再与复脉汤存阴，三甲潜阳。临证细参，勿致倒乱。

【提要】指出手、足厥阴证治疗的先后次序。

【语释】热邪深入下焦，肝阴损伤，阳亢风动，故为痉厥。邪入心包，故神昏。手厥阴心包代心用事，心开窍于舌，心阴不足，邪热旺盛，故舌短，烦躁。既有足厥阴证的痉厥，又有手厥阴证的神昏，舌短，烦躁，手少阴心经的症状仍然存在时，在治疗上，当先以清心解毒，开窍搜邪，用安宫牛黄丸，或紫雪丹以治其手厥阴（包括手少阴）。待神识已清，再给加减复脉汤养液存阴，生牡蛎、生鳖甲、生龟板三甲潜阳，以治足厥阴，而止其痉厥。这个治疗的先后顺序，在临证时要认真审别，不可颠倒混乱。

【按语】痉厥神昏，舌短，烦躁，病情危重，手、足厥阴之证候均较急迫，清心解毒，芳香开窍，固在所急；而滋液潜阳，熄风定痉，亦不可缓。亦可用三甲复脉汤，化服安宫牛黄丸或紫雪丹，手足厥阴同时并治。

19. 邪气久羁，肌肤甲错，或因下后邪欲溃，或因存阴得液蒸汗，正气已虚，不能即出，阴阳互争而战①者，欲作战汗②也，复脉汤热饮之。虚盛者加人参。肌肉尚盛者，但令静，勿妄动也。

【词解】

①战：即战慄，寒战之意。

②战汗：证名。在外感热病病程中，邪盛正虚，突然出现战慄，继而出现全身出汗，称为战汗。

【提要】 指出战汗的证治。

【语释】 热邪逗留过久，阴液耗伤，肌肤失其濡润，瘀血停滞，故肌肤甲错，粗糙如鱼鳞。或因用苦寒攻下法后，里气已通，正复邪溃。或因用滋阴养液之剂，阴津恢复，正气转旺，获得汗液的来源。正气已经大虚，无抗邪之力，故不能战汗而解。今因下后或服用滋阴之剂，正气得到修复，抗邪有力，正邪抗争，而突然寒战，四肢厥冷，瓜甲青紫，这是欲作战汗的征象。战之得汗则生，战之无汗则危，这是一个最紧要的关头。若正衰阴虚的，用加减复脉汤，使患者热饮，以扶正养阴作汗。虚甚者，加人参以大补元气；若肌肉尚丰满，全身情况良好的，可不必服药，但要使患者安静，不要使护理人员惊惶扰乱，或随便搬动病人，也可得战汗而解的。

【按语】 战汗是热性病过程中常有的现象，主要是正虚邪盛，但正气尚有抗邪之力，正邪抗争，突然寒战，四肢厥冷，爪甲青紫，而呈现阳极似阴的证象，即是欲作战汗之预兆。战汗是衰弱的正气抗邪由气分出表得汗而解的现象。伤寒之战汗，多在使用下法以前；温疫之战汗，多在攻下腑通之后；外感风温之战汗，多由轻展气化而得；伏气温病之战汗，多由益胃阴而得。叶天士《外感温热篇》说："若其邪始终在气分流连者，可冀其战汗透邪，法宜益胃，令邪与汗并，热达腠开，邪从汗出。解后胃气空虚，当肤冷一昼夜，待气还自温暖如常矣。盖战汗而解，邪退正虚，阳从汗泄，故渐肤冷，未必即成脱证，此时宜令病者，安舒静卧，以养阳气来复，旁人切勿惊惶，频频呼唤，扰其元神，使其烦躁。但诊其脉若虚软和缓；虽倦卧不语，汗出肤冷，却非脱证。若脉急疾，躁扰不卧，肤冷汗出，便为气脱之证矣。更有邪盛正虚，不能一战而解，停一二日再战汗而愈者，不可不知。"很透彻的说明了战汗的病机，战汗的情况和战汗与虚脱的鉴别等。很值得我们参考。

20. 时欲漱口不欲咽，大便黑而易者，有瘀血也，犀角地黄汤主之。

【提要】 指出血热瘀血的证治。

【语释】 由于热邪耗津，故口干。热在血分而不在气分，故不渴，而但欲漱水不欲咽。《金匮要略·惊悸吐衄下血胸满瘀血病》篇说："病人胸满，唇痿舌青，口燥，但欲漱口不欲咽，……为有瘀血"。就是这个精神。血热而瘀，肠络破损，血从大便而出，故大便黑而易。治宜凉血化瘀止血。用犀角地黄汤来主治。

犀角地黄汤方
（甘咸微苦法）

干地黄一两　生白芍三钱　丹皮三钱　犀角三钱

水五杯，煮取二杯。分二次服；渣再煮一杯服。

[**方解**] 以犀角清热凉血解毒；干地黄养阴清热，凉血止血；白芍和营泄热；丹皮凉血清热散瘀。共成凉血清热，解毒止血清瘀之功。

[**临床应用**]

（1）治伤寒及温病，应发汗而不汗之，内蓄血及鼻衄吐血不尽，内余瘀血，大便黑，面黄。消瘀血方（《千金要方》）。

（2）治衄血及吐红（《医学正传》）。

（3）治小肠淋漓出血，疼痛难忍，及治心血妄行衄血等疾。食后临卧服之，用白茅根煎服（《证治准绳》）。

（4）治伤寒胃火热盛，吐血，衄血，嗽血，便血，蓄血如狂，漱水不欲咽，及阳毒发斑。热甚如狂者，加黄芩；因怒致血者，加栀子、柴胡（《成方切用》）。

（5）治夜热邪迫，血妄行。议清营热（《临证指南医案》）。

（6）经云：中焦受气取汁变化而赤，是谓血。血为阴，气为阳，阳密则阴固，阳盛则阴伤，故气有余便是火，火淫于内，血不循经，乃逆而妄行，从上而涌，是以频患咯血，虽有在经在腑之分，实由心肝两经受热所致。盖心为营血之主，心火旺则血不宁；肝为藏血之室，肝火盛则血不守。兹从少阴、厥阴施治，平其君相两火，为清源之法（《南雅堂医案》）。

（7）治瘀血漱水便黑者（《医学课儿策》）。

（8）治热伤一切失血之病。若胸膈满痛，是为瘀血，加桃仁、大黄。若吐血热盛，加黄芩、黄连。因怒致吐血及呕血者，加柴胡、炒栀。唾血加元参、黄柏、知母。咯血加天冬、麦冬。嗽血加知母、贝母（《医宗金鉴·杂病心法》）。

（9）犀角地黄汤加连翘、紫草、茜根、银花，治热证，上下失血，或汗血，毒邪深入营分，走窜欲泄（《湿热病篇》）。

（10）犀角地黄汤加紫草、元参、连翘、郁金、鲜菖蒲、紫雪丹，治春温经旬不解，神昏狂妄，舌绛焦黑，斑紫或黑，烦躁难禁，此热陷血瘀。

（11）犀角地黄汤加元参、人中黄、鲜菖蒲、鲜石斛、青竹叶、牛黄丸，治伤暑舌黄渐黑，尖绛底赤，神昏烦躁，斑疹透露，目赤齿枯，此邪既入营，气分犹炽。

（12）犀角地黄汤加元参心、连翘心、鲜石斛、鲜菖蒲、紫草、至宝丹，治春温舌绛或黑，谵妄烦躁，神昏脉促，斑疹紫黑，此热入血分。

（13）犀角地黄汤加羚羊角、元参心、连翘心、鲜石斛、人中黄、鲜菖蒲、紫草、红花、至宝丹，治伤暑旬余，热仍不解，舌绛焦黑，斑色或紫或黑，神昏妄笑，此热炽血分，津枯邪滞。

（14）犀角地黄汤加元参、连翘心、鲜石斛、鲜菖蒲、紫草、竹叶、至宝丹，治伤暑舌焦尖绛，昏谵妄笑，脉促，斑紫，肢体振颤，此邪已入血，热动风生。

（15）犀角地黄汤加鲜石斛、元参心、连翘心、鲜菖蒲、青竹叶、牛黄丸，治秋燥经旬不解，舌绛焦黑，神昏谵妄，斑疹累累，此热入血分。

（16）犀角地黄汤加鲜石斛、元参心、连翘心、人中黄、广郁金、鲜菖蒲、青竹叶、至宝丹，治冬温烦热，舌绛，神昏谵妄，斑紫或黑，脉数或促，此邪入血分。

（17）犀角地黄汤加元参、连翘、人中黄、蝉衣、竹叶、薄荷、牛黄丸，治温毒神昏舌绛，丹疹如锦，烦躁咽痛，鼻煤齿枯，脉数而促，此邪郁内外。

（18）犀角地黄汤加元参心、连翘心、鲜石斛、鲜菖蒲、人中黄、青竹叶、至宝丹，治伤湿身热，烦躁，神昏谵妄，斑疹隐隐，脉数而促，此热陷入血（以上俱见《六因条辨》）。

21. 少腹坚满，小便自利，夜热昼凉，大便闭，脉沉实者，蓄血也，桃仁承气汤主之，甚则抵当汤。

【提要】指出瘀血重而有热的证治。

【语释】少腹坚硬胀满，当小便不利，今小便自利，则知不是膀胱不化之蓄水证，乃瘀血停留下焦所致。《伤寒论·126 条》说："伤寒有热，少腹满，应小便不利，今反利者，为有血也。"就是这个精神。由于热郁血分，故夜热昼凉。实热内结，故大便闭结，脉象沉实有力，这是实热伏于阴分，兼有瘀血之证。治宜攻下逐瘀。用桃仁承气汤来主治；若病情严重，用桃仁承气汤仍不能通时，就用抵当汤来治疗。

桃仁承气汤方
（苦辛咸寒法）

大黄五钱　芒硝二钱　桃仁三钱　当归三钱　芍药三钱　丹皮三钱

水八杯，煮取三杯。先服一杯，得下止后服；不知，再服。

[**方解**]《伤寒论》桃核承气汤即调胃承气汤加桂枝、桃仁而成。本方是在此基础上去甘草、桂枝，加当归、芍药、丹皮。以桃仁活血化瘀；丹皮清血中伏热，并能消瘀；当归、白芍活血养血；大黄、芒硝清热攻下通便。共成活血消瘀，凉血清热泻下之功。

[临床应用]

（1）桃核承气汤，治太阳病不解，热结膀胱，其人如狂，血自下，下者愈。其外不解者，尚未可攻，当先解外，外解已，但少腹急结者，乃可攻之（《伤寒论》）。

（2）桃核承气汤，疗往来寒热，胸胁逆满（《外台》）。

（3）桃仁承气汤（即上方）又治产后恶露不下，喘胀欲死服之十差十（《总病论》）。

（4）兼金丸（即上方五味为末，蜜丸），治热入膀胱，脐腹上下兼胁肋疼痛，便燥，欲饮水，按之痛者。妇人血闭疼痛，亦宜服之（《三因方》）。

（5）桃仁承气汤（即上方），治下焦蓄水，漱水迷妄，小腹急痛。内外有热，加生蒲黄（《直指方》）。

（6）妇人月事沉滞，数月不行，肌肉不减，《内经》曰：此名为瘕为沉也。沉者，月事沉滞不行也，急宜服桃仁承气汤加当归，大作剂料服，不过三服立愈。后用四物汤补之（《儒门事亲》）。

（7）伤寒按之，当心下胀满而不痛者，宜泻心汤加桔梗，是痞证也。以手按之，小腹苦满，小便自利，大便兼黑，或身黄谵妄燥渴，脉沉实者，为蓄血，桃仁承气尽下黑物则愈（《伤寒六书》）。

（8）治淋血，桃仁承气汤空心服，效（《传信尤易方》）。

（9）胃实失下，至夜发热者，热留血分，更加失下，必致瘀血，初则昼夜发热，日晡益甚。既投承气，昼日热减，至夜独热者，瘀血未行也。宜桃仁承气汤。服汤后，热除为愈，或热时前后缩短，再服再短，蓄血尽而热亦尽。大热已去，亡血过多，余焰尚存者，宜犀角地黄汤调之。至夜发热，亦有瘅疟；有热入血室；皆非蓄血。并未可下，宜审（《温疫论》）。

（10）吐血势不可遏，胸中气塞，上吐紫黑血，此瘀血，内热盛也。桃仁承气汤加减下之。打扑内损，有瘀血者，必用（《证治大还》）。

（11）桃仁承气汤，治伤寒呃逆，舌强短者。又疟夜发者。又治脏毒，下瘀血。又治痘后狐惑证，其人好睡，不欲食，上唇有疮，虫蚀其腑；下唇有疮，虫蚀其脏；其声哑嗄，上下不定，故名狐惑。此候最恶，麻疹后尤多，如大便不通，以此下之（《小青囊》）。

（12）桃仁承气汤，治噎膈有积血者（《识病捷法》）。

（13）龋齿数年不愈，当作阳明蓄血治，桃核承气为细末，炼蜜丸如桐子大，服之，好饮者多此，屡服有效（《张氏医通》）。

（14）此方治女子月经不调，先期作痛，与经闭不行者，最佳（《柯氏方论》）。

（15）桃核承气汤，治小腹急结，如狂者。胞衣不下，气急息迫者。产后小腹坚痛，恶露不尽，或不大便而烦躁，或谵语者。痢病，小腹急痛者（《方机》）。

（16）齿痛难堪者，宜用桃核承气汤。龋齿、龂疽、骨槽，诸种齿痛难堪者，余用之屡有效，盖多属气血冲逆故也（《芳翁医谈》）。

（17）桃核承气汤，治产后恶露涩滞，脐腹大痛者。胎死腹中，胞衣不出，血晕等诸证，亦佳。又云下痢腹痛甚，里急后重，下紫黑色者，瘀血也。非桃核承气汤不为功（《方舆輗》）。

（18）师虽曰热结膀胱，又称少腹急结，以余多年经验，此急结常不在膀胱部位，而在下行结肠部位（小腹左边），以指尖沿下行结肠之横径，向腹底擦过而强按压之，触知坚结物，病人诉急痛，是即少腹急结之正证也（汤本氏）

（19）据云：两次服辛温药，瘀浊随溢出口，此必热瘀在肝胃络间，故脘胁痞胀，大便阻塞不通，芦荟苦寒通其阴，仅仅更衣，究竟未能却瘀攻病，有年久恙，自当缓攻，汤药荡涤，理难于用，议以桃仁承气汤为丸（《临证指南医案》）。

（20）本方治伤暑瘀热不解，胸肋板痛，少腹硬痛，小便自利，大便黑色，此蓄血也（《六因条辨》）。

抵当汤方
（飞走攻络苦咸法）

大黄五钱　虻虫（炙干为末）二十枚　桃仁五钱　水蛭（炙干为末）五分

水八杯，煮取三杯。先服一杯，得下止后服；不知，再服。

[**方解**] 本方为攻逐瘀血的重剂。以水蛭逐恶血，破血瘕积聚；虻虫逐瘀血，破血积坚痞癥瘕；配桃仁破血行瘀；大黄荡涤热邪，导瘀下行。共成攻逐瘀血，泻热导滞之功。

[**临床应用**]

（1）治太阳病六七日，表证仍在，脉微而沉，反不结胸，其人发狂者，以热在下焦，少腹当硬满，小便自利者，下血乃愈。所以然者，以太阳随经瘀热在里故也。太阳病身黄，脉沉结，少腹硬，小便不利者，为无血也。小便自利，其人如狂者，血证谛也。阳明病，其人喜忘者，必有蓄血。所以然者，本有久瘀血，故令喜忘，屎虽硬，大便反易，其色必黑。病人无表里证，发热七八日，虽脉浮数者，可下之。假令已下，脉数不解，合热则消谷善饥，至六七日，不大便者有瘀血（《伤寒论》）。

（2）治妇人经水不利下（《金匮要略》）。

（3）按伤寒太阳病不解，从经传腑，热结膀胱，其人如狂，血自下者愈。血结不行者，宜抵当汤。今温疫起无表证，而惟胃实，故肠胃蓄血多，膀胱蓄血少，然抵当汤，行瘀逐蓄之最者，无分前后二便，并可取用。然蓄血结甚者，在桃仁（指桃核承气汤）力所不及，宜抵当汤。盖非大毒猛厉之剂，不足以抵当，故名之（《温疫论》）。

（4）抵当汤抵当丸，治瘀血者。凡有瘀血者二焉。少腹硬满，小便快利者，一也。腹不满，其人言我满者，二也。急则以汤，缓则以丸（《方极》）。

（5）抵当汤，治小腹硬满，小便自利，发狂者。喜忘，大便硬，反易通，色黑者。脉浮数而善饥，大便不通者。经水不利者（《方机》）。

22. 温病脉，法当数，今反不数而濡小者，热撤里虚也。里虚下利稀水，或便脓血者，桃花汤主之。

【提要】指出虚寒下利的证治。

【语释】温病是感受温热之邪或伏寒化热而得，故脉象当数，今反不数而呈现柔细而小的脉象，这是热邪已退，而脾肾转为虚寒所致。脾肾虚寒，气化健运失权，故下利清冷稀水而无臭秽，或大便带有脓血的。治宜温阳散寒固涩。用桃花汤来主治。

桃花汤方
（甘温兼涩法）

赤石脂一两（半整用煎，半为细末调）　炮姜五钱　白粳米二合

水八杯，煮取三杯，去渣，入石脂末一钱五分。分三次服。若一服愈，余勿服。虚甚者，加人参。

［方解］本方为温涩固脱之剂。以赤石脂温涩固下焦之滑脱为主药；炮姜温中散寒为辅药；粳米养胃和中为佐使。共成温中散寒，和中固涩止滑脱之功。虚甚者，加人参以健脾益气。

［临床应用］

（1）治少阴病，下利便脓血者。少阴病二三日至四五日，腹痛，小便不

利，下利不止，便脓血者（《伤寒论》）。

（2）治下利便脓血者（《金匮要略》）。

（3）疗伤寒若下脓血者。赤石脂汤方。赤石脂二两，碎，干姜二两，切，附子一两，炮破，右三味，以水五升，煮取三升，去渣，温分三服。脐下痛者，加当归一两，芍药二两（《肘后方》）。

（4）崔氏疗伤寒后赤白滞下无数，阮氏桃花汤方。赤石脂八两，冷多白滞者，加四两，粳米一升，干姜四两，冷多白滞者，加四两，切，右三味，以水一斗，煮米熟，汤成去渣，服一升，不差复作。热多则带赤，冷多则带白（《外台秘要》）。

（5）桃花汤，治腹痛下利，便脓血者（《方极》）。

（6）下利便脓血者。腹痛，小便不利，下利不止者（《方机》）。

（7）脓血痢久不止者。便脓血，痛在小腹者，用此方良。盖脓血痢，有阴证阳证之别。阳则柏皮汤、白头翁加甘草阿胶汤；阴则桃花汤。凡痢疾，痛在小腹者，纵里有热，亦宜赤石脂、阿片之类止之为良（《方舆轨》）。

（8）痢疾累日之后，热气已退，脉迟弱或微细，腹痛下利不止，便脓血者，宜此方。若身热脉实，呕渴里急后重等证犹存者，当先随其证，以疏利之剂，驱逐热毒，荡涤肠胃。若执腹痛下利便脓血之证，以用此方及禹余粮汤等，譬犹启门养盗，其变可测乎？学者思之（《类聚方广义》）。

（9）此方《千金》为丸，用之极便利，脓血下利，非此方不治。若有后重者，非此方所主，宜用白头翁汤。后重而痛在大腹者，用之为害更甚（《方函口诀》）。

（10）治温病服清解药后，脉反濡小，下利稀水，或便脓血者，热撤里虚也（《温病指南》）。

23. 温病七八日以后，脉虚数，舌绛苔少，下利日数十行，完谷不化，身虽热者，桃花粥主之。

【提要】指出阴虚阳衰下利的证治。

【语释】温病已七八天以后，脉象虚数，舌绛苔少，说明阴液已亏，虚热未退。而又下利稀溏，一日大便数十次，其排出物为带有食物残渣，完谷不化之粪便，这是脾阳亏虚，不能统摄；肾阳已衰，不能固藏所致。虽有身热，仍宜健脾益气，温涩固脱为主。用桃花粥来主治。待脾肾阳复，完谷不化停止后，再与养阴退热。

桃花粥方
（甘温兼涩法）

人参三钱　炙甘草三钱　赤石脂六钱（细末）　　白粳米二合

水十杯，先煮参、草得六杯，去渣，再入粳米，煮得三杯，纳石脂末三钱，顿服之。利不止，再服第二杯，如上法；利止停后服。或先因过用寒凉脉不数，身不热者，加干姜三钱。

[方解] 以人参、炙甘草健脾益气；赤石脂温中固涩；白粳米养胃和中。共成健脾益气，温中固涩之功。脉不数，身不热，则全为阳虚，故加干姜以温脾阳。

[临床应用]

本方治温病七八日，身热舌绛苔少，下利日数十行，完谷不化，脉虚数者，里邪已尽，脾阳下陷也（《温病指南》）。

24. 温病少阴下利，咽痛；胸满；心烦者，猪肤汤主之。

【提要】指出温邪伤及足少阴肾经，阴虚咽痛的证治。

【语释】温邪深入下焦，伤及足少阴肾经，逼迫阴液下泄，故下利。阴液外泄，则虚热更盛，足少阴肾脉循喉咙，挟舌本，其支者，从肺出络心，注胸中。虚热循经上逆，故咽痛，胸满心烦。治宜养阴清热，健脾止泻。用猪肤汤来主治。

猪肤汤方
（甘润法）

猪肤一斤（用白皮从内刮去肥，令如纸薄）

上一味，以水一斗，煮取五升，去渣，加白蜜一升，白米粉五合，熬香，和令相得。

[方解] 以猪肤性味甘寒，滋肾养阴；白米粉和脾止利；白蜜润燥除烦，并能使药力缓行，逗留上焦。共成滋肾养阴，和脾止利之功。

[临床应用]

（1）徐君育，素禀阴虚多火，且有脾约便血证，十月间患冬温，发热咽痛，里医用麻仁、杏仁、半夏、枳、橘之属，遂喘逆倚息不得卧，声飒如哑，头面赤热，手足逆冷，右手寸关虚大微数，此热伤手太阴气分也。与葳蕤甘草等药，不应。为制猪肤汤一瓯，令膈汤燉热，不时挑服，三日声清，终剂而痛如失（《张氏医通》）。

（2）湿热证，十余日后，尺脉数，下利，或咽痛口渴心烦，下泉不足，热邪直犯少阴之证，宜仿猪肤汤凉润法（《湿热病篇》）。

25. 温病少阴咽痛者，可与甘草汤；不差者，与桔梗汤。

【提要】指出温邪伤及足少阴肾经客热咽痛的证治。

【语释】温邪深入下焦，伤及足少阴肾经，虚热循经上泛，故咽红不肿而疼痛。治宜甘缓清热解毒。用甘草汤来治疗。如果用甘草汤不见好转，则再以清热利咽，除痰解毒。用桔梗汤来治疗。

甘草汤方
（甘缓法）

甘草二两

上一味，以水三升，煮取一升半，去渣，分温再服。

[方解] 以甘草甘平，清火解毒，祛痰止咽干喉痛。

[临床应用]

（1）治小儿撮口发噤（《玉函经》）。

（2）治肺痿涎唾多，心中温温液液者。又凡服汤呕逆不入腹者，先以甘草三两，水三升，煮取二升，服之得吐，但服之不吐，益佳。消息定，然后服汤药，即流利，更不吐也（《千金方》）。

（3）独胜散（即本方），解药蛊毒，虫蛇诸毒（《得效方》）。

（4）近效一方（即本方），疗赤白痢日数十行，无问日数多少（《外台秘要》）。

（5）国老膏（即甘草一味熬膏），一切痈疽将发，预期服之，能消肿逐毒，不令毒气内攻，功效不可具述（《锦囊秘录》）。

（6）治热毒肿，或身生瘭浆。又治舌卒肿起，满口塞喉，气息不通，顷刻杀人（《圣济总录》）。

桔梗汤方
（苦辛甘升提法）

甘草二两　　桔梗二两

法同前。

[方解] 以甘草清火解毒；桔梗利咽祛痰，且有排脓之功。

[临床应用]

（1）治喉痹肿痛，饮食不下，服后有脓出，即消（《圣惠方》）。

（2）如圣汤（即本方），治风热毒气，上攻咽喉，咽痛喉痹，肿塞妨闷，及肺痈咳嗽，咯唾脓血，胸满振寒，咽干不渴，时出浊沫，气息腥臭，久久吐脓，状如米粥。又治伤寒咽痛（《和剂局方》）。

（3）散毒汤（即本方），治喉痹肿塞（《圣济总录》）。

（4）喉闭，饮食不通，欲死方（即本方）。兼治马喉痹，马项长，故凡痹在项内不见处，深肿连颊，壮热，吐气数者，是也（《备预百要方》）。

（5）本方加诃子皮，名诃子散，治失音无声（《医垒元戎》）。

（6）治咽痛者。咽中肿，不能饮食者。肺痈、痈疽，诸肿有脓者（《方极》）。

（7）甘桔汤（即本方），治少阴咽痛喉痹、肺痈吐脓，干咳无痰，火郁在肺。涎嗽加知母、贝母。咳渴加五味。酒毒加葛根。少气加人参。呕加半夏、生姜。吐脓血加紫菀。肺痿加阿胶。胸膈不利加枳壳。痞满加枳实。目赤加栀子、大黄。面肿加茯苓。肤痛加黄芪。发斑加荆芥、防风。痰毒加牛蒡子、大黄。不得眠加栀子（《成方切用》）。

26. 温病入少阴，呕而咽中伤，生疮①不能语，声不出者，苦酒②汤主之。

【词解】①生疮：即咽部发生溃疡面。

②苦酒：即米醋。

【提要】指出咽中伤生疮的证治。

【语释】温病传入少阴，由于呕吐而导致咽中损伤，发生溃疡面而妨碍说话，声音不出的。治宜清热涤痰收敛。用苦酒汤来主治。

苦酒汤方
（酸甘微辛法）

半夏（制）二钱　鸡子一枚（去黄，内上苦酒①鸡子壳②中）

上二味，内半夏著③苦酒中，以鸡子壳置刀环中，安火上，令三沸，去渣，少少含咽之。不差，更作三剂④。

【校勘】

①内上苦酒：《玉函经》无上字。是。

②鸡子壳：《伤寒论》鸡子壳上有"着"字。是。

③著：《玉函经》作"于"。是。

④三剂：《玉函经》无"三剂"二字。是。

[方解] 以苦酒消肿敛疮；半夏散结消痰；因半夏辛燥，故以鸡子清之甘

寒，清热润燥止痛为佐。共成消肿敛疮，散结消痰，润燥止痛之功。

［临床应用］

（1）治少阴病，咽中伤，生疮，不能语言，声不出者（《伤寒论》）。

（2）以半夏置米醋内煮数沸，稍凉，放入鸡子清一枚。少少含咽。治鱼刺伤咽喉，吞吐不下，疼痛者，有卓效。

27. 妇女温病，经水适来，脉数耳聋，干呕烦渴，辛凉退热，兼清血分，甚至十数日不解，邪陷发痉者，竹叶玉女煎主之。

【提要】指出邪入血室气血两燔的证治。

【语释】妇女感受温邪，适值月经来潮，邪热乘虚而侵入血分。邪热内盛，伤及肾阴，肾开窍于耳，故脉数耳聋。邪热伤胃之气分，胃气上逆，故干呕烦渴。甚至十余天，邪热不解，陷入足厥阴肝经，肝热阴伤，筋失所养，故抽风发痉。治宜辛凉清气分之热，兼清血分之热，气血两清。用竹叶玉女煎来主治。

竹叶玉女煎方
（辛凉合甘寒微苦法）

生石膏六钱　干地黄四钱　麦冬四钱　知母二钱　牛膝二钱　竹叶三钱

水八杯，先煮石膏、地黄得五杯，再入余四味，煮成二杯。先服一杯，候六时复之，病解停后服；不解再服。

［方解］以石膏、知母、竹叶清阳明气分之热；干地黄清血分之热而滋少阴不足之水；麦冬甘寒养肺胃之阴；配地黄取金水相生之意；牛膝导热下行。共成气血两清，导热下行之功。

［临床应用］

本方治温邪初发，经水即至，寒热耳聋，干呕烦渴饮水，见症已属热入血室。前医见咳嗽脉数舌白，为温邪在肺，用辛凉轻剂，而烦渴愈甚。拙见热深十三日不解，不独气分受病。况体质素虚，面色黯惨，恐其邪陷痉厥，三日前已经发痉，五液暗耗，内风掀旋，岂能视为渺小之恙？议用玉女煎两清气血邪热，仍有救阴之能（《临证指南医案》）。

28. 热入血室，医与两清气血，邪去其半，脉数，余邪不解者，护阳和阴汤主之。

【提要】指出热入血室气阴两虚的证治。

【语释】热入血室，如上条证，医与两清气血之法，用竹叶玉女煎治疗，邪去一半，但脉象仍数，这是患者体质素虚，在气分之邪虽解，而气阴两亏，在血分之余邪未清。治宜补气益阴，略佐清邪。用护阳和阴汤来主治。

护阳和阴汤方

（甘凉甘温复法，偏于甘凉，即复脉汤法也）

白芍五钱　炙甘草二钱　人参二钱　麦冬（连心炒）二钱　干地黄（炒）三钱

水五杯，煮取二杯。分二次温服。

［方解］本方即加减复脉汤去阿胶、麻仁，加人参而成。以人参、炙甘草培中大补元气；白芍、麦冬、干地黄滋阴养血凉血，以祛邪。共成大补元气，滋阴凉血祛邪之功。因气为阳，本方既补气又养阴，故名护阳和阴汤。

［临床应用］

本方治脉数色黯，舌上转红，寒热消渴俱缓，前主两清气血，伏邪已得效验，大凡体质素虚，驱邪及半，必兼护养元气，仍佐清邪。腹痛便溏，和阴是急（《临证指南医案》）。

29. 热入血室，邪去八九，右脉虚数，暮微寒热者，加减复脉汤，仍用参主之。

【提要】指出热入血室气阴两虚的证治。

【语释】热入血室证，经过恰当的治疗，疗效甚好，病邪已去八、九，惟右脉仍虚弱无力而数，每到傍晚，微有寒热，这是邪少虚多，气阴双亏，营卫尚未调和所致。不可专恃祛邪，治宜补气养阴扶正为主，正复则邪自去。用加减复脉汤，仍用人参来主治。

【按语】以上三节，是叶天士的一个完整病案。初诊温邪侵入血室，呈现气血两燔之象，用竹叶玉女煎两清气血。二诊，服竹叶玉女煎，在气分之邪已解，干呕烦渴已除，而舌红便溏，气阴两虚，余邪未清，用护阳和阴汤，扶正祛邪。三诊，病情继续好转，惟邪少虚多，用加减复脉汤仍用参，以扶正退邪，其病自愈。

加减复脉汤仍用参方

即于前复脉汤内，加人参三钱。

［方解］以加减复脉汤填补真阴；加人参大补元气。气阴充，正气足，则病自愈。

［临床应用］

（1）本方治脉右数左虚，临晚微寒热（《临证指南医案》）。

（2）复脉汤去姜、桂，加地骨皮、鲜石斛、牡蛎、白芍，治春温热渴不已，舌光色绛，心悸神迷，此热伤胃阴。

（3）复脉汤去姜、桂，加地骨皮、鲜石斛、鲜谷芽，治伤暑热久不解，神迷如寐，舌红少津，饥不欲食，脉数无神，此热伤胃阴，津不肯复。

（4）复脉汤去姜、桂，加鲜石斛、白芍、地骨皮、梨汁、蔗浆，治风温舌绛干焦，神清脉数，而热不肯解，此热劫胃阴（以上俱见《六因条辨》）。

30. 热病经水适至，十余日不解，舌萎①饮冷，心烦热，神气忽清忽乱，脉右长左沉，瘀热在里也，加减桃仁承气汤主之。

【词解】

①舌萎：病证名。指舌短缩而萎，或舌体肌肉萎软。

【提要】 指出热入血室，瘀血内结的证治。

【语释】 感受温邪而病，正值月经来潮，热邪乘虚而入血室，十余天不解，心主血脉，邪热入心，故舌体萎缩或萎软。心主神明，故神气忽清忽乱。邪热在气分，故渴饮冷水，心中烦热。邪热方盛，故右手脉长。瘀血内结，故左手脉沉。这是热与血结，瘀血成实的缘故。治宜清热凉血，攻逐瘀血。用加减桃仁承气汤来主治。

加减桃仁承气汤方
（苦辛走络法）

大黄（制）三钱　桃仁（炒）三钱　细生地六钱　丹皮四钱　泽兰二钱　人中白二钱

水八杯，煮取三杯。先服一杯，候六时，得下黑血，下后神清渴减，止后服。不知，渐进。

[方解] 以大黄苦寒清热；配桃仁、丹皮攻逐瘀血，凉血清热；生地凉血养阴；泽兰行血祛瘀；人中白咸寒清热祛瘀。共成清热凉血养阴，攻逐瘀血之功。

[临床应用]

本方治热病十七日，脉右长左沉，舌萎饮冷，心烦热，神气忽清忽乱，经来三日病患，血舍内之热气，乘空内陷，当以瘀热在里论病。但病已至危，从蓄血如狂例（《临证指南医案》）。

31. 温病愈后，嗽稀痰而不咳，彻夜不寐者，半夏汤主之。

【提要】 指出瘥后不寐的证治。

【语释】温病已愈之后，只是吐稀痰而并不咳嗽，这是胃有湿邪，胃气不和所致。胃之络通于心，《内经》说："胃不和则卧不安"，故彻夜不寐。治宜燥湿和胃，胃气和则寐自安。用半夏汤来主治。

【按语】《素问·逆调论》说："阳明者，胃脉也，胃者六腑之海，其气亦下行，阳明逆不得从其道，故不得卧也。下经曰：胃不和则卧不安，此之谓也。"所以因胃不和，而导致的失眠证，在伤寒温病瘥后，是比较多见的。《重订广温热论·瘥后不寐》说："凡温热症热退之后，夜不欲寐者，胃不和也，温胆汤加秫米和之。惊悸不寐者，心气虚也，前方合酸枣仁汤，去川芎清敛之。虚烦不寐者，余火扰动也，黄连阿胶汤清滋之。终夜清醒，目不能瞑，或目瞑，则惊悸梦惕者，余邪内留肝胆，胆气未舒，肝魂不安也。宜酒浸郁李仁、炒枣仁、猪胆皮、黄连、焦山栀、淡竹茹、冬桑叶等，滑以去着，苦以泄热。"这是温病瘥后不寐之辨证论治的大法，值得参考。

半夏汤

（辛甘淡法）

半夏（制）八钱　秫米二两（即俗所谓高粱是也，古人谓之稷，今或名为芦稷，如南方难得，则以薏仁代之。）

水八杯，煮取三杯。分三次温服。

［方解］以半夏燥湿化痰和胃；秫米淡渗利湿和胃。胃和湿去，其病自愈。

［临床应用］

（1）鬓发已苍，面色光亮，操心烦劳，阳上升动，痰饮亦得上溢，《灵枢》云："阳气下交入阴，阳蹻脉满，令人得寐。"今气越外泄，阳不入阴，勉饮酒醴，欲其神昏假寐，非调病之法程。凡中年以后，男子下元先损，早上宜用八味丸，晚时用半夏秫米汤（《临证指南医案》）。

（2）本方加茯苓、橘红、麦冬，治脾阴因滞而生痰，肝阳因劳而化风，风痰相搏，上攻旁溢，是以头目昏晕，肢体酸痛，右关脉微滑，口腻不食。当先调和胃气，蠲除痰饮，俟胃纳增，治法再议（《南雅堂医案》）。

（3）有病肝者必克脾，脾受克者必停饮；停饮射肺者必咳嗽，渍胃者必不寐，故《灵枢》谓胃不和则卧不安，饮以半夏汤复杯则寐法（《吴鞠通医案》）。

（4）半夏秫米汤（即本方），加羚羊角、丹皮、姜汁、炒枣仁，酒浸郁李仁、猪胆皮、龙齿、蒺藜，治中热神清，能食便闭，目瞑不寐，而多惊惕，此热留胆络，营卫失度（《六因条辨》）。

32. 饮退则寐，舌滑，食不进者，半夏桂枝汤主之。

【提要】指出瘥后不食的证治。

【语释】通过半夏汤的治疗，饮邪已退，胃气稍和，故瘥后不寐之证已除。惟胃之寒湿未彻，脾胃失调，故舌苔白滑，饮食不进。治宜和胃利湿，温运中阳，用半夏桂枝汤来主治。

【按语】瘥后不食，在临床上也比较多见，其病情也颇不一致。何廉臣说："瘥后不食，当辨不欲食，食亦不化两端。不欲食者，病在胃，宜养以甘凉，《金匮》麦门冬汤主之；叶氏养胃汤亦主之。食不化，病在脾，当补以温运，香砂理中汤主之；六君子汤亦主之。虽然，不欲食一证，宜分伤食与停食两项。伤食者，饮食自倍，肠胃乃伤，病在不及消化。停食，不论食之多少，或当食而怒，或当食而病，在气结而不能化也。治伤食宜偏重于食。或吐，或下，或消。若停食，则偏重在气，惟理气而兼之以消，吐下之法不可也。医者须分别治之。"这是治瘥后不食之辨证论治的大法，颇全面而精要，可做参考。

半夏桂枝汤方

（辛温甘淡法）

半夏六钱　秫米一两　白芍六钱　桂枝四钱（虽云桂枝汤，却用小建中汤法。桂枝少于白芍者，表里异治也）　炙甘草一钱　生姜三钱　大枣（去核）二枚

水八杯，煮取三杯，分温三服。

［方解］本方即半夏汤合小建中汤去饴糖而成。以半夏秫米汤和胃利湿；小建中汤去饴糖温运中阳。中阳运，湿邪去，脾胃调和，自然能食。

33. 温病解后，脉迟，身凉如水，冷汗自出者，桂枝汤主之。

【提要】指出瘥后自汗的证治。

【语释】温病通过治疗，热退以后，由于素体阳虚，或服寒凉药物太过，以致阳气亏虚。阳虚则寒，故脉迟。阳虚肢体失于温煦，故身凉如水。阳虚卫气不固，故冷汗自出。治宜调和营卫，用桂枝汤来主治。

桂枝汤方

（见上焦篇。但此处用桂枝，分量与芍药等，不必多于芍药也；亦不必啜粥再令汗出，即仲景以桂枝汤小和之法是也）

【按语】温病瘥后自汗，亦为临床所常见。何廉臣《重订广温热论》说："瘥后自汗、盗汗，虽皆属虚候，然温热瘥后，多由余热未清，心阳内炽，以致熏蒸煽灼，津液外泄而汗出。慎勿骤补峻补。苦坚清养为宜。苦坚：如当归六黄汤加减，以育阴清火固表；清养：如西洋参、生地、麦冬、黄连、甘草、小

麦、百合、竹叶、茯苓、莲子心之类，择而为剂可也。"《伤寒指掌》说："伤寒瘥后，余盗汗不止者，阴虚有火也，当归六黄汤加减。无热恶寒，而盗汗不止者，阳虚也，黄芪建中汤加减。自汗不止者，阳虚也，玉屏风加牡蛎、龙骨收之。"由以上看来，瘥后自汗或盗汗，均有阳虚、阴虚的不同，临床者宜仔细审辨。

34. 温病愈后，面色萎黄，舌淡，不欲饮水，脉迟而弦，不食者，小建中汤主之。

【提要】又指出瘥后不食的证治。

【语释】温病治愈之后，由于气血不足，故面色萎黄。中阳不振，寒湿内停，故舌质色淡，不欲饮水。阳虚寒盛，肝寒犯胃，胃失和降，故脉迟而弦，不能进食。治宜温运中阳，建立中气。用小建中汤来主治。

小建中汤方
（甘温法）

白芍（酒炒）六钱　桂枝四钱　甘草（炙）三钱　生姜三钱　大枣（去核）二枚　胶饴五钱

水八杯，煮取三杯，去渣，入胶饴，上火烊化，分温三服。

[方解] 本方是桂枝汤倍芍药君饴糖而成。饴糖合桂枝，甘温相得，能温中补虚；饴糖、炙甘草合芍药，甘苦相须，能和胃缓急；生姜合大枣，辛温与甘温相合，能健脾胃而和营卫。共成温中补虚，和里缓急，调和营卫之功。

[临床应用]

（1）伤寒阳脉涩，阴脉弦，法当腹中急痛者。伤寒二三日，心中悸而烦者（《伤寒论》）。

（2）虚劳里急，悸衄，腹中痛，梦失精，四肢酸痛，手足烦热，咽干口燥。男子黄，小便自利。妇人腹中痛（《金匮要略》）。

（3）古今录验芍药汤（即本方），疗虚劳里急腹中痛，梦失精，四肢酸痛，手足烦热，咽干口燥，并妇女少腹痛（《外台秘要》）。

（4）芍药汤（即本方），治产后苦少腹痛（《千金方》）。

（5）此药（即本方），治腹痛如神。然腹痛按之便痛，重按却不甚痛，此止是气痛。重按愈痛而坚者，当自有积也。气痛者不可下，下之愈甚，此虚寒证也。此药偏治腹中虚寒，补血，尤止腹痛（《苏沈良方》）。

（6）芍药汤治非时便血，即本方去大枣（《圣济总录》）。

（7）治痢，不分赤白久新，但腹中大痛者，神效。其脉弦急，或涩浮大，按之空虚，或举按皆无力者，是也（《证治准绳》）。

（8）治里急，腹皮拘急，及急痛者（《方极》）。

（9）腹中急痛，或拘挛者，此其正证也（《方机》）。

（10）健脾散治脾痞腹痛，即本方加缩砂（《示儿仙方》）。

（11）治胃虚不能约血，吐血自汗，即本方以阿胶代饴糖；治痰涎中带血，属脾虚不能摄血者，本方加黄连（《济阴纲目》）。

（12）治经后腹痛，本方加当归（《医宗金鉴》）。

35. 温病愈后，或一月，至一年，面微赤，脉数，暮热，常思饮不欲食者，五汁饮主之；牛乳饮亦主之。病后肌肤枯燥，小便溺管痛，或微燥咳，或不思食，皆胃阴虚也，与益胃、五汁辈。

【提要】 指出瘥后胃阴虚的证治。

【语释】 温病治愈之后，或一月，甚至一年，在这个阶段，如出现面微赤，脉数，暮热，常愿饮水，不欲进食的，这是胃阴亏虚，内热未清，胃失和降所致。治宜滋养胃阴为主，胃阴复则诸证自退。用五汁饮来主治；或用牛乳饮来主治也可。

如果温病愈后，肌肤枯瘦干燥，小便时尿道疼痛，或轻微的干咳无痰，或不思饮食的，也都是胃阴亏虚，肌肤失于滋养，余热下注膀胱。或轻微燥咳的，是肺阴亦伤，气失清肃。不思饮食的，是阴伤而胃失和降。皆宜滋养胃阴。用益胃汤、五汁饮一类的方剂。

【按语】 温病瘥后，肌肤枯燥，是阴伤失养；瘥后咳嗽，是肺胃阴伤。何廉臣说："温热愈后，身体枯瘦，皮肤甲错者，乃热伤其阴，阴液不能滋润皮肤也。治法以养阴为主，吴氏人参养荣汤（人参、麦冬、生地、五味、当归、白芍、知母、陈皮、甘草）、清燥养荣汤（知母、花粉、白芍、陈皮、甘草、当归、地黄汁、灯心）酌用，叶氏加减复脉汤尤效，亦有粥食调理自回者。"又说："凡温热证热退之后，尚有咳嗽未除，此余热在肺也。宜滋养肺胃之阴，其病自止，如南沙参、麦冬、地骨皮、知母、川贝、川斛、花粉、茯苓、甜杏仁、桑皮、蔗汁、梨汁之类，或加生地、玉竹之类。"可做参考。

暑温　伏暑

36. 暑邪深入少阴消渴者，连梅汤主之；入厥阴麻痹①者，连梅汤主之；心热烦躁，神迷甚者，先与紫雪丹，再与连梅汤。

【词解】 ①麻痹：即肢体麻木或不用之意。

【提要】指出暑入少阴、厥阴的证治。

【语释】暑邪深入少阴，手少阴心属火，暑为火邪，最先入心，两火相交，心火亢盛。足少阴肾属水，暑邪入肾，清耗肾液，肾水不能上济心火，则心火益亢。火盛消水，饮水自救，饮不解渴，故为消渴。治宜酸苦泄热，酸甘化阴。用连梅汤来主治。足厥阴肝属风木主筋，暑邪伤及肝阴，则筋脉失于濡养。且水能生木，乙癸同源，肝木主要赖肾水以涵养，肾阴不足，则肝之筋脉亦失于濡润，故为麻痹。《医宗金鉴》有肝阴血虚损，"筋缓不自收持"之论。也同样用连梅汤来主治，肝阴恢复，麻痹自愈。手厥阴心包代心用事，暑入心包，故心胸烦热，精神烦躁，甚至神识昏迷，当先以辛凉芳香开窍，用紫雪丹，以治其标；然后再用连梅汤，以治其本。

【按语】对于暑病总的治法，叶天士《三时伏气外感篇》引张凤逵之言说："暑病首用辛凉，继用甘寒，再用酸泄酸敛"盖暑病初起，首用辛凉重剂，所谓"夏暑发自阳明，古人以白虎汤为主方。"继用甘寒之剂，以养阴退热。最后用酸苦泄热，酸甘化阴，连梅汤就是其代表方剂。蒲辅周论暑病"治法，可根据张凤逵先生所主张的先用辛凉，次用甘寒，终用甘酸。"也是这个精神。

再者《金匮要略·脏腑经络先后病》篇论肝阴虚的治法，说"夫肝之病，补用酸，助用焦苦，益用甘味之药调之。"连梅汤恰恰符合这个组方原则。

连梅汤方

（酸甘化阴，酸苦泄热法）

云连二钱　乌梅（去核）三钱　麦冬（连心）三钱　生地三钱　阿胶二钱

水五杯，煮取二杯，分二次服。脉虚大而芤者，加人参。

［方解］以黄连苦寒泄心与心包独亢之火；阿胶甘平育肝肾之阴；乌梅、麦冬、生地酸甘化阴滋液；乌梅配黄连酸苦以泄热。其成酸苦泄热、酸甘养阴之功。脉虚大而芤者，是气阴并虚之象，故加人参以补益气阴。

［临床应用］

（1）本方加人参，治右脉空大，左脉小芤，寒热麻痹，腰痛冷汗，平素积劳内虚，秋暑客邪，遂干脏阴，致神迷心热，烦躁，刮痧似乎略爽，病不肯解，此非经络间病，颇虑热深劫阴，而为痉厥。张司农集诸贤论暑病，谓入肝为麻痹，入肾为消渴，此其明征。议清阴分之邪，仍以养正补之（《临证指南医案》）。

（2）本方加人参，治平素积劳内虚，秋暑客邪内侵，致心热神昏，烦躁不安，腰痛，寒热麻痹，冷汗时出，而病仍未解，右脉空大，左小芤，暑邪深入劫阴，防有痉厥之虑。拟清阴分之邪，并扶养正气为主（《南雅堂医案》）。

37. 暑邪深入厥阴，舌灰，消渴，心下板实，呕恶吐蛔，寒热，下利血水，甚至声音不出，上下格拒者，椒梅汤主之。

【提要】 指出暑入厥阴，上下格拒的证治。

【语释】 暑邪深入下焦，伤及足厥阴肝经，暑兼湿热，热邪伤阴，津液被灼，故消渴。湿邪伤阳，阳虚湿盛，故舌灰滑。寒热交结于心下，故心坚硬胀满而板实。寒热交结，胃气上逆，故恶心呕吐蛔虫。足厥阴肝与足少阳胆为表里，故寒热。湿热下迫大肠，阴络损伤，故下利血水。《灵枢·经脉》篇说："足厥阴之脉，上贯膈，布胁肋，循喉咙之后，上入顽颡"，邪热循经上干于喉，故甚至声音不出。既消渴吐蛔，又下利血水，上热下寒，寒热夹杂，故上焦、下焦关格拒闭不通。这都是木胜克土，木乘土败之象。治宜扶正祛邪，酸苦辛甘并用。用椒梅汤来主治。

椒梅汤方

（酸苦复辛甘法，即仲景乌梅圆法也，方义已见中焦篇）

黄连二钱　黄芩二钱　干姜二钱　白芍（生）三钱　川椒（炒黑）三钱　乌梅（去核）三钱　人参二钱　枳实一钱五分　半夏二钱

水八杯，煮取三杯，分三次服。

[方解]

本方是乌梅丸之变方，即乌梅丸去细辛、当归、附子、桂枝、黄柏，加黄芩、白芍、枳实、半夏而成。因本节有吐蛔一证，柯韵伯说："蛔得酸则静，得辛则伏，得苦则下"，其组方基本符合这个原则。以乌梅、白芍之酸以制蛔；配黄连、黄芩之苦寒，酸苦泄热；干姜、川椒之辛热散寒，配芩、连之苦寒，辛开苦降，以泄心下寒热之结；半夏辛温燥湿，降逆止呕；枳实苦酸微寒，理气除满；人参补气扶正。共成酸苦泄热，辛开苦降，扶正祛邪之功。

[临床应用]

（1）本方治暑邪不解，陷入厥阴，舌灰消渴，心下板实，呕恶吐蛔，寒热，下利血水，最危之证（《临证指南医案》）。

（2）本方治邪入厥阴，证见消渴烦躁，神昏谵语，时热时厥，或吐蛔者。亦可予连梅汤（《蒲辅周医疗经验》）。

38. 暑邪误治，胃口伤残，延及中下，气塞填胸，燥乱口渴，邪结内踞，清浊交混者，来复丹主之。

【提要】 指出暑邪误治，清浊交混的证治。

【语释】 暑邪为病，治疗不当，损伤胃气，以致暑邪不解，由上焦而延中、下焦，由于邪气壅塞于上，故气塞而胸部痞满。邪气固结于中，故心烦闷乱口渴。这是邪盛正虚，邪气固结在中，清浊之邪交相混乱，攻补皆不可施。治宜旋转清浊。用来复丹来主治。

来复丹方
（酸温法）

太阴元精石一两　舶上硫黄一两　硝石一两（同硫黄为末，微火炒结砂子大）橘红二钱　青皮（去白）二钱　五灵脂二钱（澄去砂，炒令烟尽）

【按语】本节此方无制法。据《成方切用》五灵脂、青皮、橘红作陈皮各一两，醋和丸。末饮下。

[方解] 因此方有恢复下焦阳气的功能，故名来复丹。元精石是盐卤的结精，味咸性寒，功能沉降；硫黄是火之精，大热纯阳；二味寒热相配，有阴阳互济之功。硝石性寒，配硫黄，有降逆之功；五灵脂甘温腥，入肝经，能行血通瘀，能引上药内走厥阴，外达少阳；青皮、橘红舒肝理气和胃。《玉机微义》说："硝石性寒，佐以陈皮，其性疏快。此由啖食生冷，或冒暑热，中脘闭结，挥霍变乱，此药通利三焦，分理阴阳，服之甚验。若因暑火湿热者，勿用。"可做参考。

[临床应用]

（1）暑湿皆客邪也，原无质，故初起头胀胸满，但伤上焦气分耳。酒家少谷，胃气素薄，一派消导，杂以辛散苦寒，胃再伤残，在上湿热，延及中下，遂协热自利，三焦邪蒸，气冲塞填胸，躁乱口渴，瓜果下脘，格拒相斗，此中宫大伤，况进热饮略受，其为胃阳残惫，而邪热内踞可知矣。考暑门时风烦躁，清浊交乱者，昔贤每以来复丹五六十粒，转运清浊为先。攻补难施之际，望其效灵耳（《临证指南医案》）。

（2）治伏暑泄泻，身热脉弱（《成方切用》）。

（3）暑月病，初起但恶寒面黄口不渴，神倦四肢懒，脉沉弱，腹痛下利，湿困太阴之阳。宜仿缩脾饮，甚则大顺散、来复丹等法（《湿热病篇》）。

39. 暑邪久热，寝不安，食不甘，神识不清，阴液元气两伤者，三才汤主之。

【提要】指出暑温气液俱伤的证治。

【语释】暑邪深入下焦，发热久而不解，肾阴耗伤，导致心火亢盛，以致心肾不交，水火失济，故夜寐不安。胃阴耗伤，和降失常，故纳食不香。心阴耗伤，神明失守，故神识昏蒙不清。这都是阴液元气俱伤的缘故。治宜大补元气，滋养阴液。用三才汤来主治。

三才汤方

（甘凉法）

人参三钱　天冬二钱　干地黄五钱

水五杯，浓煎两杯。分二次温服。欲复阴者，加麦冬、五味子。欲复阳者，加茯苓、炙甘草。

[方解]用天冬以补肺生水；人参以补脾益气；干地黄以补肾滋阴。以药有天地人之名，而补亦有上中下之分，故名三才。欲复阴者，加麦冬、五味子，即合生脉散，以复肺、心之阴。欲复阳者，加茯苓、炙甘草，即合四君子汤（去术），以补脾益气。

[临床应用]

（1）本方加麦冬、五味子，治热久胃汁被劫，不饥不便，亦病后常事耳。古人论病，必究寝食，今食未加餐，难寐，神识未清，为病伤元气，而热病必消烁真阴，议用三才汤意（《临证指南医案》）。

（2）本方治脾肺虚劳咳嗽（《成方切用》）。

（3）三才封髓丹（即本方加黄柏、砂仁、甘草），降心火，益肾水，滋阴养血，补而不燥。治心火旺盛，肾精不固，易于施泄（《拔萃方》）。

（4）本方加萸肉、山药、黄芪、玉竹、花粉、苍术等，治糖尿病有效。

40. 蓄血，热入血室，与温热同法。

【提要】指出暑温、伏暑的蓄血和热入血室的治法。

【语释】暑温和伏暑病的蓄血证和热入血室证，与下焦篇的风温、温热病的蓄血证和热入血室证，治法相同。

41. 伏暑、湿温胁痛，或咳，或不咳，无寒，但潮热，或竟寒热如疟状，不可误认柴胡证，香附旋覆花汤主之；久不解者，间用控涎丹。

【提要】指出停饮胁痛的证治。

【语释】暑湿之邪，与素停体内之水饮，相结于胁下，影响肝气不舒，故胁痛。水湿犯肺，故咳。不上犯肺，故或不咳，不恶寒。因暑湿内蕴，故到傍晚时发热。因肝与胆相表里，肝气郁滞影响少阳不和，故或竟寒热如疟状。这是暑湿邪气与素来停饮相结的缘故，不要错误认为是小柴胡汤证。治宜理气降逆利湿。用香附旋覆花汤来主治。如暑湿与停饮，久而不解的话，也可能形成悬饮证，单纯用香附旋覆花汤治疗，就病重药轻了，不能解决问题，必须间用控涎丹来治疗。

香附旋覆花汤方

（苦辛淡合芳香开络法）

生香附三钱　旋覆花（绢包）三钱　苏子霜三钱　广皮二钱　半夏五钱　茯苓块三钱　薏仁五钱

水八杯，煮取三杯。分三次温服。腹满者，加厚朴。痛甚者，加降香末。

[**方解**] 以香附、旋覆花、苏子霜舒肝理气，化痰降逆；半夏、广皮消痰化饮；茯苓、薏仁淡渗利湿，使饮从小便而去。共成理气化痰、降逆除饮之功。腹痛者，是气滞不通，故加厚朴以理气除满止痛。痛甚者，是气滞血瘀，故加降香行瘀活血止痛。

[**临床应用**]

（1）本方治暑兼湿气，伏于足厥阴太阴大络者，胁痛吞酸，日久变生停饮，胁下辘辘有声，脉弦舌滑（《伏邪新书》）。

（2）本方去茯苓、广皮加降香、新绛、桃仁、丹皮、元胡、郁金、归须，治肝着用通络法，业已见效，仍宗前法；但必须用化气丹间服为妙，取其治病不伤正耳（《吴鞠通医案》）。

控涎丹方

（苦寒从治法）

甘遂（去心制）　大戟（去皮制）　白芥子

上等分为细末，神曲糊为丸，梧子大。每服九丸，姜汤下。壮者加之，赢者减之，以知为度。

[**方解**] 本方是十枣汤的变方。即十枣汤去芫花、大枣，加白芥子而成，并改为丸剂应用。以大戟泻脏腑水湿；甘遂行经隧水湿；白芥子散皮里膜外痰气。共成逐水消痰之功。

[**临床应用**]

（1）治患胸背胁颈项及手足腰胯隐痛不忍，筋骨牵引钓痛，时时走易，乃是痰涎在胸膈间，随气升降，于经络中作楚而然。或手足冷痹，气脉不通，误认为瘫痪者（《医学正传》）。

（2）李时珍曰：痰涎为物，随气升降，无处不到。入心则迷，成癫痫；入肺则塞窍，为喘咳背冷；入肝则胁痛干呕，寒热往来；入经络则麻痹疼痛；入筋骨则牵引钓痛；入皮肉则瘰疬痈肿。陈无择《三因方》，并以控涎丹主之，殊有奇功（《成方切用》）。

（3）治癫痫，痰而兼惊者（《医宗金鉴·杂病心法》）。

（4）诊脉浮中沉来去不为流利，气阻湿郁，胶痰内着，议用控涎六分缓攻（《临证指南医案》）。

（5）本方治久有疝证，十年来，寒热劳形，则右胸胁中，一股气坠，直走少腹，凡大小便用力皆然，面赤亮，痰多，食腥腻更令病加，此湿热久壅隧中，缓攻为宜（《临证指南医案》）。

（6）治胸腔积液，配合适应汤剂，有效。

寒 湿

42. 湿之为物也，在天之阳时为雨露，阴时为霜雪，在山为泉，在川为水，包含于土中者为湿。其在人身也，上焦与肺合，中焦与脾合，其流于下焦也，与少阴癸水合。

【指要】 指出湿的性质。

【语释】 湿在正常的情况下，是六气之一，为长夏季节的主气。在天时温和的时候，湿气遇冷，则为雨为露。在天时寒冷的时候，湿气遇大寒大冷，则为霜为雪。在山陵上是泉。在河流中是水。包含于土中的为湿。在不正常的情况下，则是六淫之一。其侵入人体，在上焦时，则必与肺相合，因肺为水为上源，主输布津液，通调水道，湿邪在上焦，必定影响肺的宣发，输布，通调的功能，而引起相应的疾患。湿在中焦时，则必与脾相合，因脾为阴土而恶湿，主健运。湿在中焦，必定影响脾的运化功能，而产生相应的疾患。如果湿邪在上、中二焦，得不到恰当的治疗，邪必不解，而流入下焦，则必与肾相合。因肾为先天之本，内藏元阴元阳，为封藏之本，主气化。湿在下焦，必定影响肾的气化功能，而产生相应的病变。邪影响于何脏，则必出现该脏相应的脉、舌、证，在临床上必须以辨证求因，审因论治的精神，进行细心的处理。

43. 湿久不治，伏足少阴，舌白身痛，足跗①浮肿，鹿附汤主之。

【词解】 ①跗：音夫 fū，指脚背。

【提要】 指出湿邪伤肾，浮肿的证治。

【语释】 湿邪侵入人体，很长时间得不到适当的治疗，以致湿邪深入下焦，伤及足少阴肾经。使肾阳受伤，卫阳来源于肾，则卫阳亦必不足。且肾阳受伤，不能煦暖脾土，脾阳亦必不足，脾主肌肉，脾湿寒盛，故舌白身痛。肾阳不足，水气不化，水与湿合，流注于下，故足跗浮肿。治宜补督脉，扶肾阳，温脾寒，利湿邪。用鹿附汤来主治。

鹿附汤方
（苦辛咸法）

鹿茸五钱　附子三钱　草果一钱　菟丝子三钱　茯苓五钱

水五杯，煮取二杯，日再服；渣再煮一杯服。

[方解] 以鹿茸补督脉之阳气，督脉起源于肾，总督一身之阳气，督脉的阳气一升，则全身阳气皆能振奋；附子扶肾阳，温行十二经脉；菟丝子补肾益精髓；草果胜太阴独盛之寒，而温脾散寒；茯苓淡渗利湿，导水下行。共成补肾脉，扶肾阳，湿脾散寒，利湿消肿之功。

[临床应用]

本方治舌白身痛，足跗浮肿，从太谿穴水流如注，此湿邪伏于足少阴，当用温蒸阳气为主（《临证指南医案》）。

44. 湿久，脾阳消乏，肾阳亦惫者，安肾汤主之。

【提要】指出脾肾阳虚的证治。

【语释】寒湿侵入，久而不解，脾阳受伤。但脾之阳来于肾，脾阳虚久，则肾阳亦必虚衰。治宜补督脉，扶肾阳为主。用安肾汤来主治。

安肾汤方
（辛甘温法）

鹿茸三钱　胡芦巴三钱　补骨脂三钱　韭子一钱　大茴香二钱　附子二钱
茅术二钱　茯苓三钱　菟丝子三钱

水八杯，煮取三杯，分三次服。大便溏者，加赤石脂。久病恶汤者，可用二十分作丸。

[方解] 以鹿茸补督脉之阳气；附子、补骨脂、韭子、胡芦巴温肾扶阳；大茴香功效主治与小茴香相同，惟大茴性热，小茴性平，以温中散寒，理气止痛；菟丝子补肾益精；茅术、茯苓利湿健脾。共成补督脉，扶肾阳，利湿散寒之功。大便溏者，是脾肾阳虚，不能摄藏，故加赤石脂以温涩。

[临床应用]

（1）本方加赤石脂，治湿久脾阳消乏，中年未育子，肾真亦败，仿安肾丸（《临证指南医案》）。

（2）安肾丸（即本方去鹿茸、韭子、茅术、附子、菟丝子加川楝肉、续断、桃仁、杏仁、山药、小茴香易大茴香），治肾虚腰痛，悠悠不举（《医宗金鉴·杂病心法》）。

45. 湿久伤阳，痿弱不振，肢体麻痹，痔疮下血，术附姜苓汤主之。

【提要】指出寒湿痔疮下血的证治。

【语释】寒湿久留，损伤阳气，以致肢体软弱无力，皮肤麻木，感觉迟钝，肛门痔疮出血。痔血属于湿热的固多，属于寒湿的也有。寒湿痔血，治宜温脾肾以散寒。用术附姜苓汤来主治。

术附姜苓汤方
（辛温苦淡法）

生白术五钱　附子三钱　干姜三钱　茯苓五钱

水五杯，煮取二杯。日再服。

［方解］以附子温肾扶阳；干姜温脾阳散寒邪；生白术、茯苓健脾利湿。脾肾阳复，寒湿邪祛，其病自止。

［临床应用］

本方治阳伤痿弱，有湿麻痹痔血（《临证指南医案》）。

【按语】痔疮一般属湿热者多，寒湿者少。《医宗金鉴·外科心法》说："痔疮形病亦多般，不外风湿燥热源"，初俱服止痛如神汤（秦艽、桃仁、皂角子、苍术、防风、黄柏、当归尾、泽泻、槟榔、熟大黄）。"可做参考。

46. 先便后血，小肠寒湿，黄土汤主之。

【提要】指出虚寒便血的证治。

【语释】大便在先，血液在后，叫做远血。主要由于小肠寒湿，中气虚寒，不能统摄，而血渗于下所致。治宜温脾燥湿，养血止血。用黄土汤来主治。

黄土汤方
（甘苦合用、刚柔互济法）

甘草三两　干地黄三两　白术三两　附子（炮）三两　阿胶三两　黄芩三两
灶中黄土半斤

水八升，煮取二升。分温二服（分量服法，悉录古方，未敢增减，用者自行斟酌可也）。

［方解］灶中黄土即伏龙肝，温中止血；附子温阳散寒；白术、甘草健脾补中；四者配合，刚燥健脾，温中祛寒，以恢复脾脏统血之功能。干地黄、阿

胶阴柔养血止血；黄芩一味，作为反佐，制约温燥之品，以防其太过。为寒热并用，刚柔相济，温脾摄血之良剂。

［临床应用］

（1）本方加当归、白芍，治粪后便血，责之小肠寒湿，不与粪前大肠湿热同科。举世业医者不知有此，无怪乎数年不愈也。用古法黄土汤（《吴鞠通医案》）。

（2）治卒吐血及衄血（《千金方》）。

（3）治下血，四肢不仁，或冷而痛者。下血手足烦热，心烦不得眠者。吐血、衄血，亦有前证，则此汤主之（《方机》）。

（4）妇人崩血不止，男子下血久久不愈，面色萎黄，掌中烦热，爪甲干色，脉数胸动，或见微肿者，得效。是禁血之剂也（《用方经验》）。

（5）治吐血下血，久久不止，心下痞，身热恶寒，面青体瘦脉弱，舌色刷白，或腹痛下利，或微肿者。又治脏毒痔疾，脓血不止，腹痛濡泻，小便不利，面色萎黄，日渐羸瘠，或微肿者（《类聚方广义》）。

（6）此方治下血陷于阴分者。有收涩之意，不拘先便后血，以脉紧为用此方之目的。其治吐血、衄血，亦同此意。又崩漏脉紧者有效。又伤寒热侵血分，暴下血，与桃核承气汤、犀角地黄汤血不止，陷于阴位危笃者，与此方，往往得奇验（《方函口诀》）。

（7）愚每用此方，以赤石脂一斤，代灶心黄土如神（陈修园《金匮要略浅注》）。

（8）本方不仅能治下血，即吐血，崩漏不止等，凡属脾阳亏虚，统摄无权，兼见面色萎黄，掌中烦热，腹痛喜按，恶寒体倦等，用之均有效。

47. 秋湿内伏，冬寒外加，脉紧无汗，恶寒身痛，喘咳稀痰，胸满舌白滑，恶水不欲饮，甚则倚息不得卧，腹中微胀，小青龙汤主之；脉数有汗，小青龙去麻、辛主之；大汗出者，倍桂枝减干姜，加麻黄根。

【提要】指出外寒内饮的证治。

【语释】夏末秋初，感受湿邪，潜伏于内；冬天又感受寒邪，外束肌表；这样就形成了外有风寒，内有水饮的局面。由于风寒外束，毛窍闭塞，营卫失和，故脉紧无汗，恶寒身痛。寒饮上逆犯肺，肺气不利，故喘咳稀痰，胸满舌白滑。寒饮内盛，并无热象，故恶水不欲饮。饮邪上泛，肺气闭塞不利，故甚则倚息不得卧。饮邪内盛，中阳不振，故腹中微胀。治宜宣肺散寒，祛除水饮，用小青龙汤来主治。如果脉数有汗，这个数，不是热，这是外感风邪，引动内在水饮，饮邪上冲所致。不能麻、桂合用，再发其汗，以恐损伤阳气，故用小青龙汤去麻黄、细辛来主治。如果大汗出者，这是营卫不和，表阳不固所致。故用小青龙汤去麻黄、细辛，再倍桂枝减干姜以实表阳，加麻黄根以止汗。

小青龙汤方
（辛甘复酸法）

麻黄（去节）三钱　甘草（炙）三钱　桂枝（去皮）五钱　芍药三钱　五味二钱　干姜三钱　半夏五钱　细辛二钱

水八碗，先煮麻黄减一碗许，去上沫，内诸药，煮取三碗，去滓，温服一碗。得效，缓后服；不知，再服。

［方解］以麻黄、桂枝发汗解表，宣肺平喘；芍药与桂枝相伍，调和营卫；细辛、半夏温中蠲饮，散寒降逆；配以五味子之收敛，是为散中有收，可防肺气耗散之太过。共成发汗解表，宣肺平喘，调和营卫，温中蠲饮，散寒降逆，止咳平喘之功。

［临床应用］

（1）伤寒表不解，心下有水气，干呕发热而咳，或渴，或利，或噎，或小便不利，小腹满，或喘者。伤寒心下有水气，咳而微喘，发热不渴，服汤已渴者，此寒去欲解也（《伤寒论》）。

（2）病溢饮者，当发其汗。咳逆倚息不得卧。妇人吐涎沫，医反下之，心下即痞，当先治其吐涎沫（《金匮要略》）。

（3）细辛五味子汤（即本方），治肺气不利，咳嗽喘满，胸膈烦闷，痰涎多，喉中有声，鼻塞清涕，头痛目眩，肢体倦怠，咽嗌不利，呕逆恶心（《御药院方》）。

（4）杂病肤胀水肿证，用此发汗而利水（《医宗金鉴》）。

（5）此方治表不解而心下有水气，咳喘者。又用于溢饮咳嗽，其人咳嗽喘急，遇寒暑，则必发，吐涎沫，不能卧，喉中涩，此为心下有水饮，宜此方。若上气烦躁者，加石膏（《方函口诀》）。

（6）治咳喘，上冲头痛，发热恶寒，或乾呕者（《方极》）。

（7）治干呕发热而咳。或咳且微喘者（《方机》）。

（8）小青龙汤，治急性呼吸器病之方也。其主证为发热恶寒头痛，咳而微喘。《玉函》《千金翼》以咳而发热为主证，不举干呕，是也。如急性支气管炎，支气管螺旋体病，支气管肺炎，渗出性胸膜炎等，凡咳喘而有太阳表证者，皆是（陆渊雷《伤寒今释》）。

（9）本方治外感咳嗽，吐痰清白而涎者，伤寒有水气也（《医学见能》）。

（10）外有风寒，内有水饮，胸满喘嗽，宜小青龙汤。兼烦热者加生石膏（《蒲辅周医疗经验》）。

（11）治寒性支气管哮喘及寒性哮喘性气管炎，或单纯呕吐清水者，皆有卓效。

48. 喘咳息促，吐稀涎，脉洪数，右大于左，喉哑，是为热饮，麻杏石甘汤主之。

【提要】指出热饮的证治。

【语释】热饮犯肺，肺气壅塞不利，故咳嗽气喘，呼吸急促。饮邪上泛，故吐清稀涎沫。热邪内盛，上壅于肺，故脉象洪数，右脉大于左脉。肺为声音之门，饮热壅肺，金实不鸣，故喉哑。治宜宣肺清热，发越水气。用麻杏石甘汤来主治。

麻杏石甘汤方
（辛凉甘淡法）

麻黄（去节）三钱　杏仁（去皮尖碾细）三钱　石膏（碾）三钱　甘草（炙）二钱

水八杯，先煮麻黄，减二杯，去沫，内诸药，煮取三杯。先服一杯，以喉亮为度。

[方解]

本方即大青龙汤去桂枝、生姜、大枣而成。以麻黄辛温宣肺；配杏仁苦温宣肺平喘；伍石膏辛寒宣肺清热，发越水气，并变麻黄之辛温而为辛凉剂；甘草甘平，调和诸药。共成宣肺清热，平喘止咳，发越水气之功。

[临床应用]

（1）治发汗后，不可更行桂枝汤，汗出而喘，无大热者（《伤寒论》）。

（2）冬月咳嗽，寒痰结于咽喉，语声不出者，此寒气客于会厌，故卒然而瘖也。麻杏甘石汤（《张氏医通》）。

（3）治汗出而喘，热伏者。又治喘息而渴者（《方机》）。

（4）用小青龙汤，表解而喘犹盛者，水热相结也。麻杏甘石汤主之（《方舆輗》）。

（5）治喘咳不止，面目浮肿，咽干口渴，或胸痛者。又云：哮喘，胸中如火，气逆涩潮，大息呻吟，声如拽锯，鼻流清涕，心下硬塞，巨里动如奔马者。宜此方（《类聚方广义》）。

（6）本方治风阻于肺卫，咳嗽面浮，当辛散之。

（7）本方治外冷内热，久逼失音，用两解法。

（8）本方加射干、苡仁，治先失音，继喉痹，是气分窒塞，微寒而热，水饮呛出，咯痰随出随阻，此仍在上痹，舌黄口渴，议与苦辛寒方。又治秋凉燥气咳嗽，初病皮毛凛凛，冬月失音，至夏未愈，而纳食颇安，想屡经暴冷暴暖之伤，未必是二气之馁，仿金实无声议治（以上俱见《临证指南医案》）。

（9）麻杏甘石汤之主证，为烦渴喘咳，凡支气管炎、支气管喘息、百日咳、白喉等，有烦渴喘咳之证者，悉主之（陆渊雷《伤寒今释》）。

（10）本方加银花、连翘、鱼腥草等清热解毒药，治支气管肺炎有卓效。

【按语】失音一证，一般分暴喑和久喑两类。暴喑发病急骤，卒然而起，多属邪气壅肺，金实不鸣，皆属实证。久喑发病缓慢，逐渐而成，多属肺肾阴亏，金破不鸣，皆属虚证。暴喑多由感受外邪而引起。风寒者，宣肺散寒，三拗汤（麻黄、杏仁、甘草）为主方；风热者，或寒包热者，以麻杏石甘汤为主方。蝉衣、木蝴蝶、桔梗最易随证加入，可提高疗效，最忌滋腻收敛。徐灵胎说："久嗽失音，必由药误，麦冬、五味，此失音之灵丹也。服之久，无不失音者。……若风寒痰火，偶尔失音者，即不治亦愈，但更以麦冬、五味，则弄假成真矣。"值得参改。

再者，麻杏石甘汤为辛凉之剂，所以麻黄与石膏的用量不应相等，临床上生石膏的用量，常为麻黄的三至五倍，否则，麻黄辛温之性，是不能改变的，值得注意。

49. 支饮不得息，葶苈大枣泻肺汤主之。

【提要】指出支饮的证治。

【语释】支饮是水停胸肺，痰涎壅塞，肺气不利，故见胸满喘咳，呼吸困难等证。治宜泻肺逐饮。用葶苈大枣泻肺汤来主治。

葶苈大枣泻肺汤
（苦辛甘法）

苦葶苈（炒香碾细）三钱　大枣（去核）五枚

水五杯，煮成二杯，分二次服。得效，减其制；不效，再作服；衰其大半而止。

［方解］葶苈苦寒性滑，能开泻肺气，泻水逐痰平喘；佐以大枣保护脾胃，调和药性，使泻不伤正。

［临床应用］

（1）治咳逆倚息不得卧。肺痈喘不得卧。肺痈胸满胀，一身面目浮肿，鼻塞清涕出，不闻香臭酸辛，咳逆上气，喘鸣迫塞（《金匮要略》）。

（2）治小儿水气腹肿，兼下痢脓血，小便涩（《幼幼新书》）。

（3）孙兆治一人病吐痰，顷间已及升余，咳不甚，面色暗郁，精神不快。兆告曰：肺中有痰，胸膈不利，令服仲景葶苈大枣汤，一服讫，已觉胸中快利，略无痰唾矣（《鸡峰普济方》）。

（4）治浮肿咳逆，喘鸣迫塞，胸满强急者（《方极》）。

（5）治喘而不卧者。又治一身面目浮肿，咳逆上气，喘鸣息迫者（《方机》）。

（6）治水肿尿塞。用甜葶苈二两炒为末，以大枣二十枚，水一大升，煎一升去枣，入葶苈末，煎至可丸如梧子大，每服六十丸，渐加以微利为度（《梅师方》）。

（7）治脉右大弦，气喘，咳唾浊沫，不能着枕，喜饮汤水，遇寒病发，此属饮邪留于肺卫，如见咳，投以清润，愈投愈剧矣（《临证指南医案》）。

（8）本方治停饮喘息不得卧（《医宗金鉴·杂病心法》）

（9）本方合六一散、枇杷叶，治伏暑发热，喘不得卧，痰嘶胸板，此暑滞肺络（《六因条辨》）。

（10）本方治水饮上逆，喘咳，面目浮肿（《蒲辅周医疗经验》）。

50. 饮家反渴，必重用辛，上焦加干姜、桂枝；中焦加枳实、橘皮；下焦加附子、生姜。

【提要】指出饮家口渴的治疗用药。

【语释】素患饮邪之人，反而出现口渴，这是饮邪停蓄，气化不行，水津不能上布所致。《金匮要略》说："先渴后呕者，为水停心下，此属饮家。"就是说明这个精神。在治疗上，当以温阳化饮为主，饮邪化，水津布，则口渴自止，所以必须重用辛温的药物。《内经》："以辛润之。"就是指此而言。饮邪在上焦的，必须加重干姜、桂枝的用量，以温肺化饮；饮邪在中焦的，必须加重枳实、橘皮的用量，以理气和胃化湿；饮邪在下焦的，必须加重附子、生姜的用量，以温肾行饮。

51. 饮家阴吹①，脉弦而迟，不得固执《金匮》法，当反用之，橘半桂苓枳姜汤主之。

【词解】①阴吹：病名。指妇女阴道中出气簌簌有声，有如矢气。

【提要】指出饮家阴吹的证治。

【语释】素患痰饮的病人，又得了阴吹的病症，同时伴有不寐、不食、不饥、不便、恶水等证，这是痰饮盘踞中焦，胃中津液不得下行而滋润大肠，阳明浊气逼走前阴所致。由于寒饮内停，故脉弦而迟。今据《内经》九窍不和，皆属胃病之例，治宜温阳化饮，不能死守《金匮》用猪膏发煎之法，而用橘半苓桂枳姜汤来主治。

橘半桂苓枳姜汤
（苦辛淡法）

半夏二两　小枳实一两　橘皮六钱　桂枝一两　茯苓块六钱　生姜六钱

甘澜水十碗，煮成四碗。分四次，日三夜一服，以愈为度。愈后以温中补脾，使饮不聚为要。其下焦虚寒者，温下焦。肥人用温燥法，瘦人用温平法。

[方解] 以半夏、生姜燥湿和胃，降逆逐饮；枳实、橘皮理气和胃化湿；桂枝、茯苓温阳化气利水。共成降逆逐饮，和胃理气，温阳利水之功。

[临床应用]

本方去茯苓、枳实、生姜，治阴吹。按《金匮》妇人门之阴吹，治以猪膏髮煎，纯然外阴，注谓肠胃俱槁。再按肠胃俱槁，阴不足者，阳必有余，脉当数，面与唇舌当赤，口当渴。兹面青脉弦而迟，不食不饥，不便不寐，盖痰饮蟠踞胃中，津液不行大肠，肠虽槁而胃不槁。议通幽门法。服一帖而减，三帖而退。惟余痰饮，调理脾胃数月而痰饮亦愈（《吴鞠通医案》）。

【按语】 阴吹之名，始见于《金匮要略》。张仲景说："胃气下泄，阴吹而正喧，此谷气之实也。"但《医宗金鉴》则主张用诃黎勒丸（诃黎勒、陈皮、厚朴各三两，蜜丸如梧子大，酒饮服二十至三十丸）。秦伯未认为大便不实者，用此方。再者，阴吹由气虚下陷所致者，在临床上比较多见，用补中益气汤有效。

52. 暴感寒湿成疝，寒热往来，脉弦反数，舌白滑，或无苔不渴，当脐痛，或胁下痛，椒桂汤主之。

【提要】 指出寒疝的证治。

【语释】 由于平素肝气不舒，复又暴感寒湿邪气，以致成为疝瘕病。寒邪在表，少阳不和，故寒热往来。脉弦反数。这里的数并不是代表热，而实质上是紧的意思。《金匮要略·腹满寒疝宿食病》篇说："脉数而紧乃弦。"所以弦脉本兼有数与紧两种形态，且以药测证，应该弦紧为是。寒湿内盛，故舌苔白滑，或无苔，口不渴。寒湿内盛，寒性收引，寒胜则痛，故当脐痛。这是寒疝的主证。因寒湿与肝气相结，肝脉布胁肋，故或胁下痛。治宜解表邪，散里寒为主。用椒桂汤来主治。

椒桂汤方

（苦辛通法）

川椒（炒黑）六钱　桂枝六钱　良姜三钱　柴胡六钱　小茴香四钱　广皮三钱　吴茱萸（泡淡）四钱　青皮三钱

急流水八碗，煮成三碗。温服一碗，复被令微汗佳；不汗，服第二碗，接饮生姜汤促之；得汗，次早服第三碗，不必覆被再发汗。

[方解] 以柴胡、桂枝解太、少二阳之寒邪；川椒、吴茱萸、小茴香、良姜散里寒，止疼痛；广皮、青皮舒肝和胃，理气行滞。共成解表邪，散里寒，行气止痛之功。

【按语】疝有外疝、内疝之分。外疝就是疝气病，属外科范围。内疝，是以脐腹部剧烈疼痛为主证，属寒者多，故亦名寒疝，属内科常见病。《巢氏病源》说："疝者，痛也，此由阴气积于内，寒气结搏而不散，脏腑虚弱，风冷邪气相击，则腹痛里急，故云寒疝腹痛也。"与本节病机症状相似。《金匮要略》论寒疝说："寸口脉弦而紧，弦则卫气不行，即恶寒，紧则不欲食，邪正相搏，即为寒疝。寒疝绕脐痛，若发则白汗出，手足厥冷，其脉沉弦者，大乌头煎主之。"与本节所述症状基本相同。实践证明，椒桂汤与大乌头煎有同样的功效。在临床上可以本方代替大乌煎使用。

53. 寒疝脉弦紧，胁下偏痛发热，大黄附子汤主之。

【校勘】《金匮要略·腹满寒疝宿食病》篇云："胁下偏痛发热，其脉紧弦，此寒也，以温药下之，宜大黄附子汤。"《脉经》无"发热"二字。为是。

【提要】指出寒疝里实的证治。

【语释】疝病皆属于肝，寒疝为肝寒之证，弦是肝之主脉，紧脉为寒，故其脉弦紧。肝脉布胁肋下，肝寒气滞，故胁下偏痛。亦可两胁俱痛。肝主疏泄，肝寒气滞，疏泄失常，亦可伴有大便不通。这是寒实内结，气不通则痛所致。治以温下，便通气和，则痛可自止。用大黄附子汤来主治。

大黄附子汤方

（苦辛温下法）

大黄五钱　熟附子五钱　细辛三钱

水五杯，煮取两杯。分温二服（原方分量甚重，此则从时改轻，临时对证斟酌）。

[方解] 大黄泻下通便；附子温阳散寒；细辛散寒止痛。为治沉寒挟滞，

寒实内结之良方。本方为温下剂之祖方。

[**临床应用**]

（1）治腹绞痛，恶寒者（《方极》）。

（2）治胁下偏痛，发热者。恶寒甚，腹痛，大便不通者（《方机》）。

（3）胸胁腹偏苦痛，腹绞痛至甚，身不可转侧，内击如磬，坐卧两不得者，治之如神（《雉间焕》）

（4）本方为开结良方，尝用之以治肠结腹痛而甚效（《衷中参西录》）。

（5）千金温脾汤（即本方去细辛加甘草、人参、芒硝、当归、干姜），治腹痛，脐下绞结，绕脐不止（《千金方》）。

（6）本事温脾汤（即本方去细辛加干姜、甘草、桂心、厚朴），治痼冷在肠胃间，泄泻腹痛（《时方妙用》）。

（7）治沉寒痼冷，挟实泄泻，每至秋冬即发，多年不愈，腹痛即泻，泻后痛减，用本方有卓效，乃通因通用之法。倦怠乏力者加党参；寒甚者加干姜；腹满者，加厚朴、甘草。

54. 寒疝少腹或脐旁，下引睾丸，或掣胁，下掣腰，痛不可忍者，天台乌药散主之。

【提要】指出寒疝气滞的证治。

【语释】寒疝病多属于肝，《灵枢·经脉》篇说："足厥阴之脉，循股，入阴中，环阴器，抵小腹……布胁肋。"肝寒气凝，故少腹或脐旁剧烈疼痛，下引睾丸亦痛，或牵掣胁下亦痛。严重者，牵掣腰部亦痛。因寒主收引，寒胜则痛，气不通则痛，故疼痛剧烈，痛不可忍。治宜理气散寒，温通止痛。用天台乌药散来主治。

天台乌药散方

（苦辛热急通法）

乌药五钱　木香五钱　小茴香（炒黑）五钱　良姜（炒）五钱　青皮五钱　川楝子十枚　巴豆七十二粒　槟榔五钱

先以巴豆微打破，加麸数合，炒川楝子，以巴豆黑透为度，去巴豆、麸子不用，但以川楝同前药为极细末。黄酒和服一钱，不能饮者，姜汤代之。重者日再服；痛不可忍者，日三服。

[**方解**] 以乌药、木香辛温香窜，行气中之滞；小茴香、良姜暖下散寒；青皮疏肝理气；槟榔导积下行；川楝子治疝止痛；但川楝性味苦寒，故与巴豆同炒，能使巴豆辛热猛攻之气味，由川楝导入肝络，以除在下之寒湿气滞。共

成行气导滞，散寒止痛之功。

[临床应用]

本方治外疝（疝气）之属寒疝者。对一切寒凝气滞之腹痛，及寒湿便秘，均有卓效。临床多改为汤剂用。

【按语】椒桂汤、天台乌药散，均为治寒疝的有效方剂。可补《金匮》治疗寒疝之不足，值得我们很好的重视。

湿　温

55. 湿温久羁，三焦弥漫，神昏窍阻，少腹硬满，大便不下，宣清导浊汤主之。

【提要】指出温热便秘的证治。

【语释】湿温之邪久而稽留不去，邪气弥漫上、中、下三焦，湿热郁结下焦，气机不行，肠道不通，故少腹硬满，大便不下。湿热熏蒸于上，蒙蔽清窍，故神识昏迷。治宜宣化湿浊。用宣清导浊汤来主治。

宣清导浊汤
（苦辛淡法）

猪苓五钱　茯苓五钱　寒水石六钱　晚蚕砂四钱　皂荚子（去皮）三钱

水五杯，煮成两杯。分二次服；以大便通快为度。

[方解] 以猪苓、茯苓、寒水石利湿清热；晚蚕砂、皂荚子化湿除秽，合前药一以化无形之气，一以逐有形之湿，湿邪既解，则气机宣畅，大便自通。

[临床应用]

本方治仲景云：小便不利者，为无血也。小便利者，血证谛也。此证是暑湿气蒸，三焦弥漫，以致神昏，乃诸窍阻塞之兆。至小腹硬满，大便不下，全是湿郁气结，彼夯医犹然以滋味呆钝滞药，与气分结邪相反极矣。议用甘露饮法（《临证指南医案》）。

56. 湿凝气阻，三焦俱闭，二便不通，半硫丸主之。

【提要】指出阳虚便秘的证治。

【语释】由于阳气亏虚，湿邪凝滞，阻遏气机，而致三焦气化功能失常，上焦肺为水之上源，与大肠相表里；下焦肾司二便，今肾阳亏虚，湿邪不化，前后二阴失于温煦濡润，故二便不通。治宜温肾化湿，通阳泄浊。用半硫丸来主治。

半硫丸
（酸辛温法）

石硫黄　半夏（制）

上二味，各等分为细末，蒸饼为丸，梧子大，每服一二钱，白开水送下。

[方解] 硫黄具大热之性，能补命门真火之不足，推动阳气以疏利大肠；半夏苦温燥湿，和胃降逆。共成温肾祛寒，通阳泄浊之功。

[临床应用]

（1）治老人虚秘，冷秘（《成方切用》）。

（2）治年老体衰，命门阳气不足，胃逆不降，浊阴凝聚之大便秘结，亦称阳虚便秘。久服有效。

【按语】半硫丸为《太平惠民和剂局方》所载。原方为半夏、硫黄各等分，为末，生姜汁同熬，蒸饼为丸，梧桐子大，每服十五至二十丸，空腹温酒或生姜汤送下。加生姜汁更妙。本方不仅能治虚冷便秘，亦可以治寒湿久泻。因肾司二便，本方能温肾逐寒，故凡由肾寒所致之便秘或泄泻，均可治之。

57. 浊湿久留，下注于肛，气闭肛门坠痛，胃不喜食，舌苔腐白，术附汤主之。

【提要】指出寒湿肛坠的证治。

【语释】由于浊湿之邪，逗留过久，肾阳亏虚，气化不行，寒湿之邪，下注肛门，以致气道闭塞，故肛门坠痛。寒湿内盛，胃失和降，故胃不喜食，舌苔白腐如积粉。治宜温肾散寒，健脾和胃燥湿。用术附汤加减主治。

术附汤方
（苦辛温法）

生茅术五钱　人参二钱　厚朴三钱　生附子三钱　炮姜三钱　广皮三钱

水五杯，煮成两杯。先服一杯；约三时，再服一杯，以肛痛愈为度。

[方解] 以生附、炮姜温肾回阳散寒；人参健脾益气；生茅术、厚朴、广皮和胃燥湿除满。共成温肾散寒，健脾和胃燥湿之功。

[临床应用]

本方治病人述病中厚味无忌，肠胃滞虽下，而留湿未解，湿重浊，令气下坠于肛，肛坠痛不已，胃不喜食，阳明失阖，舌上有白腐形色。议劫胃肠之湿（《临证指南医案》）。

58. 疟邪久羁，因疟成劳，谓之劳疟；络虚而痛，阳虚而胀，胁有疟母，邪留正伤，加味异功汤主之。

【提要】指出劳疟的证治。

【语释】疟邪逗留过久，耗伤气血较剧，因成劳损，故名劳疟。气血不足，则络脉空虚，肢体失于荣养，故肢体疼痛。脾阳亏虚，健运失权，故腹部胀满。疟邪与痰血相结，在左胁下有痞块，即叫做疟母。气血既虚，又有疟母，这是邪留正伤的缘故。治宜培补气血。用加味异功汤来主治。脾胃旺盛，气血恢复，则疟邪自退。

加味异功汤方
（辛甘温阳法）

人参三钱　当归一钱五分　肉桂一钱五分　炙甘草二钱　茯苓三钱　于术（炒焦）三钱　生姜三钱　大枣（去核）二枚　广皮二钱

水五杯，煮成两杯，渣再煮一杯。分三次服。

［方解］本方即异功散加当归、肉桂、生姜、大枣而成。以人参、于术、茯苓、炙甘草健脾益气；广皮理气和胃；生姜、大枣调和营卫；当归、肉桂温补血分。共成补气养血，理气和胃，调和营卫之功。

［临床应用］

（1）本方治络虚则痛，阳微则胀，左胁有疟母，邪留正伤，此劳疟（《临证指南医案》）。

（2）本方治疟邪久羁成劳，左胁结有疟母，邪留正虚，故脘腹时作胀痛，经云：劳者温之，当先补气养血，使营卫调和，夙恙渐得平复，拟用异功散加味（《南雅堂医案》）。

（3）异功散（即本方去当归、肉桂、生姜、大枣），治呕吐泻下，脾胃虚弱，不思饮食（《小儿药证直诀》）。

（4）钱氏异功散，治脾胃虚弱，难任饮食（《证治准绳》）。

（5）异功散，调理脾胃（《成方切用》）。

59. 疟久不解，胁下成块，谓之疟母，鳖甲煎丸主之。

【提要】指出疟母的证治。

【语释】疟疾发作，久而不止，致使疟邪与痰浊气血相结，在左胁下形成痞块，即叫做疟母。治宜益气养血，散邪化痰，活血软坚，攻补兼施。用鳖甲煎丸来主治。

鳖甲煎丸方

鳖甲（炙）十二分　乌扇①（烧）三分　黄芩三分　柴胡六分　鼠妇（熬）三分　干姜三分　大黄三分　芍药五分　桂枝三分　葶苈（熬）一分　石韦（去毛）三分　厚朴三分　牡丹皮五分　瞿麦二分　紫葳②三分　半夏一分　人参一分　䗪虫（熬）五分　阿胶（炒）三分　蜂窝（炙）四分　赤硝③十二分　蜣螂（熬）六分　桃仁二分

上二十三味，为细末。取煅灶下灰一斗，清酒一斤五斗[1]，浸灰，俟酒尽一半，煮鳖甲于中，煮令泛烂如胶漆，绞取汁，纳诸药煎为丸，如梧子大。空心服七丸，日三服。

【校勘】

〔1〕清酒一斤五斗，《金匮要略方论》作一斛五斗。为是。

【词解】

①乌扇：即是射干。

②紫葳：就是凌霄花。

③赤硝：就是火硝。

[方解] 鳖甲主癥瘕寒热，故用为主药；大黄、䗪虫、桃仁、赤硝、牡丹、鼠妇、芍药、紫葳、蜂房、蜣螂攻逐血结为辅药；厚朴、半夏、石韦、葶苈、瞿麦、乌扇下气逐水化痰为佐药；黄芩、干姜调寒热；桂枝、柴胡通营卫；阿胶、人参补气血。灶灰性温，清酒性热，用以制鳖甲，且能协调诸药而攻除癥瘕。《内经》说："坚者削之，结者行之。"就是这个意思。

[临床应用]

（1）治病疟以月一日发，当以十五日愈。设不差，当月尽解。如其不差，当云何？师曰：此结为癥瘕，名曰疟母（《金匮要略》）。

（2）治疟邪经月不解，邪已入络，络聚血，邪攻则血下，究竟寒热烦渴，目黄舌腻，溺赤短少，全是里邪未清，凡腥荤宜禁，蔬食不助邪壅。阅医药柴葛攻表，消导通便，与疟尤与。用仲景鳖甲煎丸，早十粒，午十粒，黄昏十粒。开水送（《临证指南医案》）。

（3）疟邪久结，清阳不运，浊阴窃踞，致气阻痰凝血滞，结积块，此为疟母。系正气久虚，邪毒胶结，断非和解所能瘳。宜主以苦辛通降，藉以透络搜邪，然必持久乃效。遵用仲景鳖甲煎丸，每服开水吞送十颗，按朝晚两次服之（《南雅堂医案》）。

（4）本方治疟疾引起的脾肿大，有卓效。

60. 太阴三疟^①，腹胀不渴，呕水，温脾汤主之。

【词解】①三疟：就是三阴疟疾。疟邪深入，脏气损伤，多缠绵难愈。亦有指三日疟而言。

【提要】指出三阴疟属脾寒的证治。

【语释】三阴疟疾，属于足太阴脾经的，由于脾虚而寒，健运失权，寒湿停聚，故腹胀不渴，呕吐清水。治宜温阳散寒，利湿止疟。用温脾汤来主治。

温脾汤方
（苦辛温里法）

草果二钱　桂枝三钱　生姜五钱　茯苓五钱　蜀漆（炒）三钱　厚朴三钱
　水五杯，煮取两杯。分二次温服。

[方解] 以草果温太阴独盛之寒；桂枝、生姜温阳化气行水；茯苓淡渗利湿；厚朴理气除满；蜀漆善于截疟。共成温阳散寒，利湿截疟之功。

[临床应用]

（1）本方治三疟，腹胀，不渴呕水，邪在脾胃之络，温疏里邪，勿用表散（《临证指南医案》）。

（2）治此太阴三疟也，腹胀，呕水而口不渴，是脾胃有寒之故，主以温脾汤（《南雅堂医案》）。

61. 少阴三疟，久而不愈，形寒嗜卧，舌淡脉微，发时不渴，气血两虚，扶阳汤主之。

【提要】指出三阴疟属于肾寒的证治。

【语释】三阴疟疾属于少阴虚寒的，由于病位深而病情重，故久而不愈，三日一发。肾阳亏虚，肢体失于温养，故形寒。肾藏精而主元阴元阳，心藏神而主火，心肾交惫，肾阳虚则诸阳不能鼓舞，心火衰则神气疲乏，故呈现嗜卧欲寐，疲惫不堪，懒言懒动，似睡非睡的状态。心肾阳虚，脉道不充，故舌淡脉微，发时不渴。总是心肾交亏，气血两虚的缘故。治以补督脉扶肾阳，培气血，截疟邪为主。用扶阳汤来主治。

扶阳汤
（辛甘温阳法）

鹿茸（生锉末，先用黄酒煎得）五钱　熟附子三钱　人参二钱　粗桂枝三钱
当归二钱　蜀漆（炒黑）三钱

　水八杯，加入鹿茸酒，煎成三小杯。日三服。

[**方解**] 以鹿茸补督脉；附子温肾扶阳；配桂枝实表阳；人参、当归大补元气，气血并补；蜀漆截疟邪。共成补督脉，温肾阳，补气血，止疟邪之功。

【按语】疟疾有二日一发者，为间日疟。有三日一发者，为三日疟。《素问·疟论》说："间日发者，由邪气内薄于五脏，横连募原也。其道远，其气深，其行迟，不能与卫气俱行，不得皆出，故间日乃作也。"又说："时有间二日或至数日发，其间日者，邪气与卫气客于六腑，而有时相失，不能相得，故休数日乃发也。"可做参考。

[**临床应用**]

（1）本方治少阴之疟已久，当升阳温经（《临证指南医案》）。

（2）本方治疟发口不渴饮，形寒嗜卧，脉微舌淡，是为少阴疟，邪入至深，久与卫气相失，虑有积众难返之势，元阳式微已甚，急宜固卫扶元，使其领邪外出，以图转机（《南雅堂医案》）。

62. 厥阴三疟，日久不已，劳则发热，或有痞结，气逆欲呕，减味乌梅圆法主之。

【提要】指出三阴疟属肝寒热错杂的证治。

【语释】三阴疟疾属于厥阴经的，由于寒热错杂，阴阳并伤，病位深而病情重，故三日一发，日久不止。阴伤、阳伤，或阴阳俱伤，皆能劳则发热。寒热邪气相结，故心下痞结。肝气犯胃，胃气上逆，故气逆欲呕。治宜辛开苦降，寒热并用，以酸补肝。用减味乌梅圆法来主治。

减味乌梅丸法

（酸苦为阴，辛甘为阳复法）

（以下方中多无分量，以分量本难预定，用者临时斟酌可也）

半夏　黄连　干姜　吴萸　茯苓　桂枝　白芍　川椒（炒黑）　乌梅

[**方解**] 用乌梅、白芍酸以补肝；干姜、吴萸、桂枝、川椒辛温散寒；半夏辛温和胃、和逆止呕；配黄连苦寒清热，辛开苦降，以除痞满；茯苓健脾利湿，乃酸辛苦合用，刚柔相济，阴阳并调之剂。

[**临床应用**]

（1）本方治三日疟，一年有余，劳则欲发内热，素有痞结，今长大攻走不定，气逆欲呕酸，经闭四载，当厥阴阳明同治（《临证指南医案》）。

（2）本方治三疟邪伏至阴之分，病入至深，难以迅速图功，今病已至一载，阴阳俱伤，内热不止，脘腹痞闷，气逆欲呕，乃厥阴之邪，干犯阳明故也。今仿乌梅丸法，酌减其制（《南雅堂医案》）。

（3）醋制乌梅丸（即乌梅丸原方用醋糊为丸），治腹痛喜按，舌上有白花点者，内有蛔虫扰也（《医学见能》）。

63. 酒客久痢，饮食不减，茵陈白芷汤主之。

【提要】指出湿热久痢的证治。

【语释】酒客多湿热素盛，患痢疾久而不止，但饮食不减，说明湿热之邪不在胃而主要在肠所致。治宜清肠中湿热，佐醒脾阳。用茵陈白芷汤来主治。

茵陈白芷汤方
（苦辛淡法）

绵茵陈　白芷　北秦皮　茯苓皮　黄柏　藿香

［方解］以茵陈、茯苓皮利湿清热；黄柏、秦皮苦寒清热燥湿止痢；白芷、藿香散湿化湿醒脾。共成清热利湿，止痢醒脾之功。

［临床应用］

本方治十年久痢，须推饮食避忌，酒客湿滞肠中，非风药之辛，佐苦味入肠，何以胜湿逐热？久病饮食不减，肠中病也（《临证指南医案》）。

64. 年老久痢，脾阳受伤，食滑便溏，肾阳亦衰，双补汤主之。

【提要】指出脾肾两虚久痢的证治。

【语释】老年下元虚衰，再加久痢不止，脾肾阳气皆受到损伤，肾阳伤则不化，脾阳伤则不运，故大便溏薄，而无腹痛，里急后重之证，这是邪少虚多之象。治以双补脾肾。用双补汤来主治。

双补汤方
（复方也，法见注中）

人参　山药　茯苓　莲子　芡实　补骨脂　苁蓉　萸肉　五味子　巴戟天　菟丝子　覆盆子

［方解］以人参、山药、茯苓、莲子、芡实健脾益气燥湿；萸肉、苁蓉、菟丝子、五味、覆盆子补肾益精；补骨脂、巴戟天温补肾中阴中之阳。共成双补脾肾之功。

［临床应用］

（1）本方治久痢，用辛甘温而效，是脾阳久伤，治由东垣法极是。述食血腥，滑必便溏，四肢忽有肉疹，营卫内应脾胃，气血未得充复，五旬外，下亦怯，用脾肾两补（《临证指南医案》）。

（2）本方加黄芪，治蛋白尿有效。

65. 久痢小便不通，厌食欲呕，加减理阴煎主之。

【提要】 指出阴阳两伤的证治。

【语释】 久痢不止，阳气损伤，阴液已涸，阳气伤则气化不利，阴液涸，则小便无源，故小便不通。阴阳两伤，损及脾胃，升降失常，故厌食欲呕。治宜益阴扶阳。用加减理阴煎来主治。

加减理阴煎方

（辛淡为阳、酸甘化阴复法。凡复法，皆久病未可以一法了事者）

熟地　白芍　附子　五味　炮姜　茯苓

[方解] 本方即理阴煎去当归、甘草加白芍、五味、茯苓、附子而成。以熟地、白芍、五味酸甘化阴；附子、干姜温肾扶阳；茯苓淡渗理脾。共成益阴扶阳之功。

[临床应用]

（1）本方治阴液涸，则小便不通；胃气逆，则厌食欲呕；此皆痢之疑症也。治以中下二焦为主。议理阴煎（《临证指南医案》）。

（2）理阴煎（即本方去白芍、五味、茯苓、附子，加当归、甘草），治真阴虚弱，胀满呕逆，痰饮恶心，吐泻腹痛，妇人经迟血滞等证（《成方切用》）。

66. 久痢带瘀血，肛中气坠，腹中不痛，断下渗湿汤主之。

【提要】 指出久痢带血的证治。

【语释】 痢疾病程已久，下痢仍不止，并带有血液，这是肠道湿热未清，肠壁络脉损破所致。湿热在肠，故肛门自觉有气下坠。但肠中并无积滞停留，故腹中不痛。治宜清利湿热，固涩止血。用断下渗湿汤来主治。

断下渗湿汤方

（苦辛淡法）

樗根皮（炒黑）一两　生茅术一钱　生黄柏一钱　地榆（炒黑）一钱五分
楂肉（炒黑）三钱　银花（炒黑）一钱五分　赤苓三钱　猪苓一钱五分

水八杯，煮成三杯。分三次服。

[方解] 以樗根皮苦涩寒，燥湿清热，涩肠止血；地榆凉血止血；生茅术、楂肉燥湿和胃；黄柏、炒银花清热解毒止血；猪苓、赤苓淡渗利湿，使从小便而去。共成清热燥湿，涩肠凉血止血之功。

[临床应用]

（1）本方治下痢带瘀血，肛中气坠，腹不痛。

（2）本方去黄柏、地榆、赤苓、猪苓，加槐花、广皮、厚朴、草果，治江南地薄气弱，夏季食物内蕴，时令热迫内聚，湿热赤痢，入冬不愈，皆饮食不忌之累。宜淡薄滋味（以上俱见《临证指南医案》）。

【按语】　肛坠一证，有虚有实，有寒有热，一般有下述几种情况：一为湿热积滞停于肠道，必里急肛坠腹痛苔浊，宜通因通用，轻者木香、枳实、槟榔；重者必用大黄，白痢加附子；红痢加肉桂。一为肝气疏泄太过，肺气收摄，以致气欲舒而不能舒所致。《痢疾三字经》说："肝坠注，故下逼；肺收摄，故滞涩。"治宜宣肺敛肝，芍药、杏仁、桔梗之属。以上多属实属热。一为气虚下陷，肛坠甚至肛脱不能自回，舌淡少苔，治宜益气升举，补中益气之属，此属虚。一为寒湿下注，肛坠或痛，舌淡苔白如积粉，治宜温阳燥湿，姜附参术之属，此属虚属寒。一为肾阴耗伤，肛坠尻酸，舌红少苔，治宜滋肾固涩，熟地五味禹余粮之属，此属阴虚。一为血虚而热，虚坐努责。盖里急欲便，坐久而仍不得便者，谓之虚坐努责。薛生白《湿热病篇》说："痢久伤阴，虚坐努责者，宜用熟地炭、炒当归、炒白芍、炙甘草、广皮之属。"用之其效如桴鼓。此属虚属热。章虚谷说："里结与后重不同。里结者，急迫欲便；后重者，肛门重坠。里结有虚实之分，实为火邪有余，虚为营阴不足。后重有虚实之异，实为邪实下壅，虚由气虚下陷。是以治里结者，有清热养阴之异；治后重者，有行气升补之殊。虚实之辨，不可不明。"也是说明这个精神。

67. 下痢无度，脉微细，肢厥，不进食，桃花汤主之。

【提要】　指出下痢滑脱的证治。

【语释】　下痢无度，是为滑脱。由于阳虚寒盛，肢体失于温煦，故脉微细，肢厥。阳虚而脾胃虚弱，故不进食。治宜温阳固涩。用桃花汤来主治。

桃花汤
（方见温热下焦篇）

68. 久痢，阴伤气陷，肛坠尻①酸，地黄余粮汤主之。

【词解】　①尻：音 kāo，指脊骨的末端，臀部。

【提要】　指出久痢伤肾阴的证治。

【语释】　痢疾病程太久，肾阴损伤，气阴下陷。腰为肾之府，肾阴亏虚，故腰骶酸楚。气阴下陷，故肛门下坠。治宜滋肾养阴，固涩止痢。用地黄余粮汤来主治。

地黄余粮汤方

（酸甘兼涩法）

熟地黄　禹余粮　五味子

[方解] 以熟地黄滋肾养阴；配五味子酸甘化阴，并能收敛；禹余粮甘平而涩，固涩止痢。共成酸甘化阴，固涩止痢之功。

[临床应用]

（1）本方治久痢久泻为肾病，下泻久而阴伤气坠。四神丸治脾肾晨泄，辛温香燥皆刚，佐入五味酸柔，不过稍制其雄烈。此肛坠尻酸，乃肾液内少而气陷矣。腥油肉食须忌（《临证指南医案》）。

（2）本方去禹余粮加赤石脂、当归身、焦楂肉，治久痢伤肾，下焦必虚，肾气不主摄纳，是以肛坠不收。脾胃之药，安望有效（《南雅堂医案》）。

【按语】《伤寒论159条》说："伤寒服汤药，下利不止，心下痞硬。服泻心汤已，复以他药下之，利不止，医以理中与之，利益甚，理中者，理中焦，此利在下焦，赤石脂禹余粮汤（药物即此二味）主之"。这是下焦虚寒，滑泻不止，治宜温涩，故选赤石脂、禹余粮。此节是下焦虚热，气阴下陷，治宜养阴固涩并重，故选熟地、五味配禹余粮。

69. 久痢伤肾，下焦不固，肠膑滑下，纳谷运迟，三神丸主之。

【提要】指出久痢伤肾阳的证治。

【语释】痢疾时间过久，肾阳损伤，肾主封藏，司二便，肾阳虚则封藏失职，关门不能闭藏，以致肠中的膏脂和不消化的食物，遂滑泻而出。肾为先天之本，内藏元阳，为诸阳之本，肾阳虚，则脾阳亦必不足，脾肾阳虚，健运无力，故纳谷运迟。治宜温肾固涩。用三神丸来主治。

三神丸方

（酸甘辛温兼涩法）

五味子　补骨脂　肉果（去净油）

[方解] 本方即《本事方》的二神丸和五味子散二方组合减味而成。以补骨脂温补命门之火；肉豆蔻行气消食，暖胃涩肠；五味子敛阴益气，固涩止痢。共成温肾补命，暖胃涩肠之功。

[临床应用]

（1）痢久必伤肾阴，八脉不固，肠膑自滑而下，但执健脾无用，病不在中，纳谷运迟，下焦坎阳亦衰，用三神丸（《临证指南医案》）。

（2）二神丸（即本方去五味子），治脾肾虚弱，全不进食。许叔微说："有人全不进食，服补脾药皆不验，予授此方，服之欣然能食。此病不可全作脾虚，盖因肾气怯弱，真元衰劣，自是不能消化饮食。譬如鼎釜之中，置诸米谷，下无火力，虽终日米不熟，其何能化？"（《普济本事方》）。

（3）二神加木香丸（即本方去五味加木香），治脾肾虚寒，或肠鸣泄泻，腹胁虚胀，或胸膈不快，食不消化（《证治准绳》）。

（4）四神丸（即本方加吴茱萸、生姜、大枣），治脾胃虚弱，大便不实，饮食不思，或泄泻腹痛等证（《证治准绳》）。

（5）四神丸，治肾泻脾泻。二神丸治同（《成方切用》）。

70. 久痢伤阴，口渴舌干，微热微咳，人参乌梅汤主之。

【提要】指出久痢伤阴的证治。

【语释】痢疾时间已久，阴液损伤，无津上承，故口渴舌干。阴虚则生内热，虚热扰肺，故微热微咳。治宜酸甘化阴，健脾止痢。用人参乌梅汤来主治。

人参乌梅汤
（酸甘化阴法）

人参　莲子（炒）　炙甘草　乌梅　木瓜　山药

［方解］以人参、炙甘草甘平健脾益气；配乌梅、木瓜酸甘化阴；莲子、山药健脾止泻而不伤阴。共成酸甘化阴，健脾止泻之功。

［临床应用］

（1）本方治泻痢久，必阴损液耗，此口渴微咳，非实火客邪。与酸甘化阴法（《临证指南医案》）。

（2）本方去木瓜、莲子、山药加麦冬、茯神、白芍，治痢久伤阴，津液无以上承，是以口中干燥，善噫难饥，乃胃关不和之故。但滋阴诸药，多属腻滞之品，是宜酌用（《南雅堂医案》）。

（3）本方泄泻伤阴者，有卓效。

71. 痢久阴阳两伤，少腹肛坠，腰胯脊髀①酸痛，由脏腑伤及奇经，参茸汤主之。

【词解】①髀：音婢 bì，指股部，大腿。

【提要】指出久痢伤奇经的证治。

【语释】痢疾时间已久，阴阳气血皆受损伤，并由脏腑伤及奇经，《奇经考》说："冲为经脉之海，又曰血海，其脉与任脉皆起于少腹之内胞中。"今冲脉损伤，故少腹觉坠。肾司二便，肾阳亏虚，气不能举，故肛坠。《奇经考》说："督乃阳脉之海，其脉起于肾下胞中，至于少腹，乃下行于腰间骨门之中央。"且腰为肾之府，今督脉与肾阳亏虚，故腰胯脊髀酸痛。这些证候的产生，都是肾阳与督脉、冲脉损伤的结果。治宜扶肾阳，补督脉冲脉。用参茸汤来主治。

参茸汤
（辛甘温法）

人参　鹿茸　附子　当归（炒）　茴香（炒）　菟丝子　杜仲

[方解] 以人参大补元气；附子扶肾阳；鹿茸补督脉；当归、茴香补冲脉；菟丝子益肾精；杜仲补肝肾，治腰膝酸痛。共成补元气，扶肾阳，壮督脉，填冲脉，强腰膝之功。

[临床应用]

（1）本方治痢久阴阳两伤，少腹肛坠，连两腰胯脊髀酸痛，由脏腑络伤，已及奇经，前议轻剂升阳颇投，仍从下法（《临证指南医案》）。

（2）本方去附子、小茴、菟丝子加茯苓、沙苑，治长夏患痢，原由时令湿热，但望七之年，肝肾已亏，病经匝月未减，阴阳二气式微，下焦无收摄之权，势必元气日泄，下焦虚冷愈甚，且神识毫无昏乱之象，此病外感为少，内损居多，更可想见。若徒用胃苓汤等剂，恐不足以济事，治病务求其本，斯不失握要以图之旨（《南雅堂医案》）。

72. 久痢伤及厥阴，上犯阳明，气上撞心，饥不欲食，干呕腹痛，乌梅圆主之。

【提要】指出久痢伤厥阴的证治。

【语释】痢疾日久，伤及厥阴，厥阴为阴尽阳生之经，其证多寒热错杂，上热下寒，在脏属肝，肝病易乘脾胃，上犯阳明，肝气上冲，挟胃气上逆，故气上撞心。上热则消谷善饥，下寒则食不能化，故饥而不欲食。胃气上逆，故干呕。肝气乘脾，故腹痛。治宜清上温下，酸敛止利。用乌梅圆来主治。

乌梅丸方
（酸甘辛苦复法。酸甘化阴，辛苦通降，又辛甘为阳，酸苦为阴。）

乌梅　细辛　干姜　黄连　当归　附子　蜀椒（炒焦去汗）　桂枝　人参　黄柏

［**方解**］以黄连、黄柏清上热，厚肠胃；乌梅酸敛补肝，三者皆能止痢；干姜、附子、蜀椒、桂枝、细辛，温下寒，止腹痛；人参、当归补气养血。共成清热散寒，补养气血，治久痢之功。

［**临床应用**］

（1）治厥阴之为病，消渴，气上撞心，心中疼热，饥而不欲食，食则吐蛔，下之利不止。

蛔厥者，其人当吐蛔，今病者静而复时烦者，此为脏寒，蛔上入膈，故烦。须臾复止，得食而呕。又烦者，蛔闻食臭出，其人常自吐蛔。蛔厥者，乌梅丸主之。又主久利（《伤寒论》）。

（2）治冷痢久下，乌梅丸，即本方，黄连作十两（《千金方》）。

（3）乌梅丸治产后冷热利，久下不止（《圣济总录》）。

（4）乌梅丸治胃府发咳，咳甚而呕，呕甚则长虫出（《内科摘要》）。

（5）反胃之证，世医难其治，此方速治之，实奇剂也（《雉间焕》）。

（6）乌梅丸煎剂亦效。蛔或因脏寒，或因热病，病至末传吐蛔者，多死。此证后世用理中安蛔汤（即理中汤去甘草加茯苓、蜀椒、乌梅）；古方则用乌梅丸（《百疢一贯方》）。

（7）厥阴多寒热错杂之证，除茯苓四逆汤、吴茱萸汤外，凡用此方而奏效者多，故别无蛔虫之候，但胸际略痛者，亦用之。又反胃之坏证，以半夏干姜人参丸送下此方，奇效。又能治久下利（《方函口诀》）。

（8）本方加芍药用汤剂，治胆道蛔虫，有卓效。又治非特异性溃疡性结肠炎，亦有效。

73. 休息痢经年不愈，下焦阴阳皆虚，不能收摄，少腹气结，有似癥瘕，参芍汤主之。

【**提要**】指出休息痢肾阳虚的证治。

【**语释**】痢疾时发时止，时作时休，日久不愈的为之休息痢。经年不止，下焦肾阴肾阳皆受损伤，肾主封藏，肾阳亏虚，不能固摄，阳虚不化，气机郁结，故少腹气结，有似癥瘕。治宜益气通阳，养阴固涩。用参芍汤来主治。

参芍汤方

（辛甘为阳酸甘化阴复法）

人参　白芍　附子　茯苓　炙甘草　五味子

［**方解**］以人参补益气阴；附子温肾扶阳；配茯苓通阳化气；炙甘草培土补中；配五味、白芍酸甘化阴，并能固涩。共成扶阳益阴，补气固涩之功。

[临床应用]

（1）本方治休息痢经二年，明是下焦阴阳皆虚，不能收摄，经期不来，小腹抚摩有形上行，似乎癥瘕，其实气结，若不急进温补，恐滋扰肿胀之累也（《临证指南医案》）。

（2）本方去附子、甘草加乌梅、木香、黄芩、南楂炭、於术、归须、肉果、红曲，治滞下已久，六脉洪大，有阳无阴，前与重收阴气，而去积滞即在收阴之中，以故脉见小而滞下少；现在两关独浮，有木陷入土之象，切忌恼怒助肝克脾伤胃，又忌生冷猪肉，滑大便而助湿邪。今日用药大意仍不能骤离前法，加入土中拔木兼补宗气（《吴鞠通医案》）。

74. 噤口痢，热气上冲，肠中逆阻似闭，腹痛在下尤甚者，白头翁汤主之。

【提要】指出噤口痢热毒盛的证治。

【语释】痢疾清水可入，米面汤浆难下，入口即吐的，为之噤口痢。这是由于热毒上冲，胃气上逆所致。湿热毒邪蕴结肠道，故肠中逆阻似闭，里急后重，大便不爽，带有脓血。湿热炽盛，下注直肠，故腹痛，而在下尤甚。治宜清解湿热，凉血解毒。用白头翁汤来主治。

白头翁汤
（方注见前）

【按语】噤口痢多属湿热痢、疫毒痢的一个阶段。临床所见，清水、西瓜或其他水果可以入口，但米面或浆汤不能下咽，入口即吐，故名噤口痢。本病初起，多属湿热毒盛，浊气上逆所致。治宜清化湿热，解毒，并辛开苦降，和胃降逆为主。用白头翁汤加大黄、黄芩、半夏、陈皮等。如汤剂不受者，可先用玉枢丹，磨冲少量与服；再进汤药。

75. 噤口痢，左脉细数，右手脉弦，干呕腹痛，里急后重，积下不爽，加减泻心汤主之。

【提要】指出噤口痢湿热而肝气犯胃的证治。

【语释】噤口痢疾，左脉细数，为肝热邪盛。右手脉弦，为肝木乘土。湿热炽盛，肝气乘脾犯胃，故干呕腹痛。湿热毒邪，蕴结肠中，气郁挟滞，故里急后重，积下不爽。治宜辛开苦降，清热行气解毒。用加减泻心汤来主治。

加减泻心汤方

（苦辛寒法）

川连　黄芩　干姜　银花　楂炭　白芍　木香汁

[**方解**] 以川连、黄芩苦寒清热燥湿；配干姜辛开苦降，和胃降逆；银花清热解毒；楂炭消食行滞；白芍、木香理气敛肝，止腹痛后重。共成辛开苦降，清热解毒，敛肝行气，导滞止痢之功。

[**临床应用**]

（1）本方治脉左细数，右弦，干呕不能纳谷，腹痛里急后重，痢积不爽，此暑湿深入着腑，势属噤口痢疾，症非轻渺。议用苦寒清热解毒，必痛缓胃开，方免昏厥之变。

（2）本方去银花、楂肉、木香汁加人参、枳实，治气衰热伏，腹痛下痢，脘中痞闷，不欲纳食，由疟变痢，经邪入腑，斯病势已重，清理湿热以开痞，延久必须扶正（以上俱见《临证指南医案》）。

（3）本方治腹痛里急后重，下痢不爽，脉左细数，右弦，干呕不能纳谷，系暑湿之邪，深入着腑，致成噤口重证，防有昏厥之变。拟用苦寒之剂清解之。

（4）本方去银花、楂肉加大黄、槟榔、枳壳、当归、甘草，治下痢里急后重，病在初起，故于行血调气之中，并以消导之法施之（以上俱见《南雅堂医案》）。

（5）加减泻心汤（即本方去干姜、银花、楂炭、白芍、木香汁，加半夏、枳实），治春温表证未解，大便忽泻，胸脘痞满，按之不痛，舌黄脉滑，此邪陷成痞（《六因条辨》）。

76. 噤口痢，呕恶不饥，积少痛缓，形衰脉弦，舌白不渴，加味参苓白术散主之。

【提要】指出噤口痢脾胃虚寒的证治。

【语释】噤口痢疾，因脾胃虚寒，和降失常，故呕恶不饥。脾胃虚弱，内无积滞，故积少痛缓。脾虚而肝气相乘，故形衰脉弦。虚寒无热，故舌白不渴。治宜健脾温阳，和胃固涩。用加味参苓白术散来主治。

加味参苓白术散方

（本方甘淡微苦法，加则辛甘化阳，芳香悦脾，微辛以通，微苦以降也。）

人参二钱　白术（炒焦）一钱五分　茯苓一钱五分　扁豆（炒）二钱　薏仁一钱五分　桔梗一钱　砂仁（炒）七分　炮姜一钱　肉豆蔻一钱　炙甘草五分

共为极细末，每服一钱五分，香粳米汤调服，日二次。

[方解] 本方为参苓白术散去莲子肉、山药加炮姜、肉豆蔻而成。以人参、白术、茯苓、炙甘草健脾益气；扁豆、薏仁补脾渗湿；砂仁和胃理气；桔梗载药上行；炮姜温脾散寒；肉豆蔻固涩止痢。共成健脾和胃，温阳散寒，固涩止利之功。

[临床应用]

(1) 本方治初起无寒热，即泻痢呕恶不食，乃噤口痢重病。夫暑邪之伤，由口鼻吸气而入，邪与水谷交混，蒸变湿热，酿为积滞脓血，肠胃气窒，欲解不能通爽，遂致里结后重，香连苦辛，理气导湿清热，初用颇是。皆缘劳碌之人，非膏粱温养之质，淡薄积劳，中气易伤，四十日来，积少痛缓，医称病解，而食不下咽，不知饥饿，诊得脉弦形衰，舌白，不渴饮水，日泻数行，全属胃倒气夺，中宫损极，下关不摄，谷不能咽，焉能承受汤药？药味气劣，胃衰必恶，久痢久泻，务在能食，古人非醒脾胃，即安肾摄纳，再询粉浆下咽，或呛或噎。议以上脘宣通其清阳，下焦当固摄其滑脱，仿古方中参苓白术散末，当以米饮日服二次，间以不腻滑之物，食些少勿多，以示胃之所喜为补，必得胃气渐醒，方有转危为安。

(2) 本方去扁豆、薏仁、桔便、砂仁、肉豆蔻加广皮、益智，治痢后大便不实，食不健运，色脉俱是虚象，此清阳失旷于中，阴气先走泄于下，先理中焦，再当摄阴 (以上俱见《临证指南医案》)。

(3) 参苓白术散 (即本方去炮姜、肉豆蔻加莲子肉、山药)，治脾胃虚弱，饮食不进，或呕吐泻利。其大便后补助脾胃，此药极妙 (《医学正传》)。

(4) 参苓白术散，治久泻及大病后痢后调理，消渴者尤宜 (《证治准绳》)。

(5) 参苓白术散，治脾胃虚弱，饮食不消，或吐或泻 (《成方切用》)。

(6) 本方治过敏性结肠炎属脾胃虚弱者，有效。

77. 噤口痢，胃关不开，由于肾关不开者，肉苁蓉汤主之。

【提要】 指出噤口痢肾阳虚的证治。

【语释】 噤口痢疾，由于肾阳亏虚，不能温养脾胃，以致胃失和降，不能进食，而成噤口痢。治宜温肾健脾，养血止痢。用肉苁蓉汤来主治。

肉苁蓉汤

（辛甘法）

肉苁蓉 (泡淡) 一两　附子二钱　人参二钱　干姜炭二钱　当归二钱　白芍 (肉桂汤浸炒) 三钱

水八杯，煮取三杯。分三次缓缓服；胃稍开，再作服。

[方解] 以肉苁蓉甘酸咸温，益肾精补肾阳；附子温肾扶阳；配干姜温经回阳；人参健脾益气；当归、白芍养血止痢；所谓"调血则便脓自愈。"共成益精补阳，温肾健脾，养血止痢之功。

[注] 肉苁蓉能补肾益精，补而不峻，有从阴生阳之功。但质润能通大便，故用量似嫌太重。

秋　燥

78. 燥久伤及肝肾之阴，上盛下虚，昼凉夜热，或干咳，或不咳，甚则痉厥者，三甲复脉汤主之；定风珠亦主之；专翁大生膏亦主之。

【提要】指出燥伤肝肾之阴的证治。

【语释】感受温燥之邪，久而不解，由上、中而深入下焦，损伤肝肾的阴液，肾主五液，内藏真阴，肾阴亏虚，则肝木失养，木火上炎，阴虚内热，故昼凉夜热。木火刑肺，故或干咳。肺不受灼，则或不咳。或肾阴亏虚，肝阳上亢，阳动化风，肝风上冒，故甚则痉厥。总属上盛下虚之象。治宜滋阴潜阳，病情急敝，轻的用三甲复脉汤来主治；稍重的，用大定风珠来主治。病情稍缓，用专翁大生膏来主治。

三甲复脉汤、定风珠
（并见前）

专翁大生膏
（酸甘咸法）

人参二斤（无力者以制洋参代之）　茯苓二斤　龟板（另熬胶）一斤　乌骨鸡一对　鳖甲一斤（另熬胶）　牡蛎一斤　鲍鱼二斤　海参二斤　白芍二斤　五味子半斤　麦冬二斤（不去心）　羊腰子八对　猪脊髓一斤　鸡子黄二十圆　阿胶二斤　莲子二斤　芡实三斤　熟地黄三斤　沙苑蒺藜一斤　白蜜一斤　枸杞子（炒黑）一斤

上药分四铜锅（忌铁器，搅用铜勺），以有情归有情者二，无情归无情者二，文火细炼三昼夜，去渣；再熬六昼夜；陆续合为一锅，煎炼成膏，末下三胶，合蜜和匀，以方中有粉无汁之茯苓、白芍、莲子、芡实为细末，合膏为丸。每服二钱，渐加至三钱，日三服。约一日一两，期年为度。每殒胎必三月，肝虚而热者，加天冬一斤，桑寄生一斤，同熬膏，再加鹿茸二十四两为末。

[**方解**] 以人参大补元气，益气阴；龟板、鳖甲俱用膏肓阴潜阳熄风；海参、鲍鱼养阴补血；羊腰子、猪脊髓填髓补肾；熟地黄、枸杞子滋补肾阴；白芍、五味、麦冬酸甘化阴；阿胶、鸡子黄育阴除烦；莲子、芡实健脾而不伤阴；牡蛎镇肝潜阳；沙苑蒺藜补肾涩精；白蜜润肺养阴。

【**按语**】燥自上受，首先伤肺，温燥在上，肺阴受伤，治宜轻清凉润，桑杏、桑菊之属。燥邪在中，胃阴受伤，治宜甘寒，五汁、玉竹、麦门冬之属。燥邪在下，肝肾阴伤，治宜甘寒、咸寒潜镇，三甲复脉、大定风珠、专翕大生膏之属。所谓"治上焦如羽，非轻不举；治中焦如衡，非平不安；治下焦如权，非重不沉。"正是符合这个精神。《素问·至真要大论》说："补上治上制以缓；补下治下制以急。急则气味厚，缓则气味薄适其至所，此之谓也。"也是这个精神。

卷四 杂 说

汗 论

　　汗也者，合阳气阴精蒸化而出者也。《内经》云：人之汗，以天地之雨名之。盖汗之为物，以阳气为运用，以阴精为材料，阴精有余，阳气不足，则汗不能自出，不出则死；阳气有余，阴精不足，多能自出，再发则痉，痉亦死；或熏灼而不出，不出亦死也。其有阴精有余，阳气不足，又为寒邪肃杀①之气所搏，不能自出者，必用辛温味薄急走之药，以运用其阳气，仲景之治伤寒是也。伤寒一书，始终以救阳气为主。其有阳气有余，阴精不足，又为温热升发之气所铄②，而汗自出，或不出者，必用辛凉以止其自出之汗，用甘凉甘润培养其阴精为材料，以为正汗之地，本论之治温热是也。本论始终以救阴精为主。此伤寒所以不可不发汗，温热病断不可发汗之大较也③。唐宋以来，多昧④于此，是以人各著一伤寒书，而病温热者之祸亟⑤矣。呜呼！天道欤⑥？抑人事欤？

【词解】

①肃杀：肃，音速 sù，肃杀是形容严酷萧瑟的样子。如秋冬草木枯落时的天气。

②铄：音朔 shuò，熔化的意思。

③大较：概略，大旨的意思。

④昧：音妹 mèi，昏暗之意。

⑤亟：音急 jí，迫切的意思。

⑥欤：音于 yú，表疑问或感叹语气。

【提要】说明汗的生理、病理以及伤寒温病的治则。

【语释】汗，是机体内的阳气和阴精，通过蒸化而排出体外的液体。《内经》说："人的汗液，好像自然界的雨一样，是以阴精为材料，通过阳气的鼓舞才能排出。好比天之热（阳光）气下，蒸发地的水湿，使湿气（水蒸气）上腾，在天空遇到冷，则变为雨。《内经》说："地气上为云，天气下为雨。"就是这个精神。如果阴精有余，而阳气不足，则不能蒸化，而汗液不能排出，如伤寒病，阳气亏虚，不能蒸化阴精，因而不能汗出表解，必致邪气内陷，阳气更虚，转为危证。如果阳气有余，而阴精不足，则阴不能敛阳，而阳气外越，迫津外泄，故多盗汗。阴虚阳亢，汗出则更伤其阴，致筋脉失养，而致口噤项强，四肢抽搐，甚则角弓反张，而成痉病。阴竭之痉，则为死候。《金匮要略·痉湿暍病脉证第二》说："太阳病，发热，脉沉而细者，名曰痉，为难治。"也是这个精神。若用火熏发汗，而汗仍不能出，这是阴液既伤，复用火迫其汗，则阴液虚竭，故为死证。所以凡是阳气不足，阴精有余之人，一旦感受寒邪侵袭，则阳气不能蒸发，反为寒邪所遏，必须用辛温味薄急走之药，以鼓动其阳气，如寒伤表阳，用麻黄汤，寒伤里阳，用麻黄附子甘草汤，使寒邪从汗出而解，这是张仲景治伤寒的主要方法。《伤寒论》是讨论感受寒邪为主的疾病，寒邪均伤阳气，所以《伤寒论》一书，始终是以救阳气为主。凡是阴精不足，阳气有余之人，一旦感受温热之邪侵袭，则体内的津液必为温热之邪所耗灼，阳热蒸津而汗出，或汗不出，必须用辛凉之剂如银翘散、桑菊饮之属，以清其温邪，再用甘凉甘润生津之品，以培其阴精为材料，以达解肌退热之目的，这是本书治温热的主要方法。因本书是讨论以感受温邪为主的疾病，温邪最易伤阴，所以本书始终是以救阴精为主。这就是治伤寒必须用辛温发汗，治温病必须禁用辛温发汗之大旨，这是应当特别注意的。唐宋以来，医者多不明白这个道理，虽然注解《伤寒论》的书很多，但都不能分辨伤寒、温病治疗的区别，总是以治伤寒之法治温病，多造成极为严重的不良后果，这完全是人为的祸害。

方中行①先生《或问·六气论》

原文云："或问天有六气——风、寒、暑、湿、燥、火，风、寒、暑、湿，经皆揭②病出条例以立论，而不揭燥火，燥火无病可论乎？曰：《素问》言春伤于风，夏伤于暑，秋伤于湿，冬伤于寒者，盖以四气之在四时，各有专令，故皆专病也。燥火无专令，故不专病，而寄病于百病之中；犹土无正位，而寄旺于四时辰戌丑未之末。不揭者，无病无燥也。"愚按此论，牵强臆断，不足取信，盖信经太过则凿③之病也。春风，夏火，长夏湿土，秋燥，冬寒，此所谓播五行于四时也。经言先夏至为病温，即火之谓；夏伤于暑，指长夏中央土而言也；秋伤于湿，指初秋而言，乃上令湿土之气，流行未尽。盖天之行令，每微于令之初，而盛于令之末；至正秋伤燥，想代远年④湮，脱简故耳。喻氏补之诚是，但不当硬改经文，已详论于下焦寒湿第四十七条中。今乃以土寄王⑤四时比燥火，则谬甚矣。夫寄王者，湿土也，岂燥火哉！以先生之高明，而于六气乃昧昧焉，亦千虑之失矣。

【词解】

①方中行：名有执，为明代医家，歙县人，著《伤寒论条辨》五卷。《本草钞》一卷。《或问》一卷。《痉书》一卷。

②揭：音洁 jiē，发表的意思。

③凿：穿凿附会之意。

④湮：音烟 yān，埋没之意。

⑤寄王：王是旺的意思。脾无定位，旺于四季之末的各十八日，故曰寄王。

【提要】 主要说明方氏以湿土寄王四时比燥火的错误。

【语释】 方中行的《或问·六气论》原文说："风、寒、暑、湿、燥、火是自然界的六气，气候反常，即叫六淫。《内经》对风、寒、暑、湿四淫，各有专条论述，并阐明了它致病的道理，惟独没有燥火二淫，难道燥火二淫不是致病因素吗？我认为《内经》所言春伤于风，夏伤于暑，秋伤于湿，冬伤于寒，这是以四气配四时，各有专令的季节，所以各季节也都专病，如春季多病风温，夏季多病暑热，秋季多病伤湿，冬季多病伤寒。惟燥、火没有专令的季节，所以它们也没有专令的疾病，而是混杂于其他四种病证之中，好像脾土无正位，而旺于四季之末的各十八天一样，《内经》不指出燥、火的发病时令，原因即在于此。"我认为这种说法太牵强附会，不能令人信服，这是迷信经典太过，就会穿凿附会了。春令主风，夏令主火，长夏之令主湿土，秋令主燥，冬令主寒，这是以五行配四时运行的正常现象。《内经》说夏至以前而病热者为温病，因温为热之渐，火为热之极，所以温就是火。夏伤于暑，是指长夏季节受暑，故云暑兼湿热。秋伤于湿，是指初秋季节而言，乃长夏湿气之令，尚未除尽所致。一般自然界时令的气候，往往在开始时不够明显，在时令之末则最显著。至于秋伤于燥，《内经》没有明言，想是年代久远，恐有脱简的缘故。喻嘉言补秋伤于燥一条，是很正确的，对病因学来讲是有一定贡献的，但擅改经文，是不太合适的，我在本书下焦篇寒湿第47条中，已详细论及。今乃以脾土寄旺于四时，而比之燥、火相同，是非常错误的。寄旺于四时，只是脾土如此，燥火哪能是这样的。而高明如方有执，对于六气的认识仍是不甚清楚的，也是智者千虑之一失了。

伤寒注论

仲祖《伤寒论》，诚为金科玉律①，奈注解甚难。盖代远年湮，中间不无脱简，又为后人妄增，断不能起仲景于九原②而问之，何条在先，何条在后，何处尚有若干文字，何处系后人伪增，惟有阙疑阙殆③，择其可信者而从之，不可信者而考之已尔④。创斯注者，则有林氏⑤、成氏⑥，大抵随文顺解，不能透发精义，然创始实难，不为无功。有明中行方先生，实能苦心力索，畅所欲言，溯本⑦探微，阐幽发秘，虽未能处处合拍，而大端⑧已具。喻氏⑨起而作《尚论》，补其阙略，发其所未发，亦诚仲景之功臣也；然除却心解数处，其大端亦从方论中来，不应力诋⑩方氏。北海林先生，刻方氏前条辨，附刻《尚论篇》，历数喻氏僭窃之罪，条分而畅评之。喻氏之后，又有高氏⑪，注尚论发明，亦有心得可取处，其大端暗窃方氏，明尊喻氏，而又力诋喻氏，亦如喻氏之于方氏也。北平刘觉葊⑫先生起而证之，亦如林北海之证尚论者然，公道自在人心也。其他如郑氏⑬、程氏⑭之后条辨，无足取者，明眼人自识之。舒驰远⑮之集注，一以喻氏为主，兼引程郊倩之后条辨，杂以及门之论断，若不知有方氏之前条辨者，遂以喻氏窃方氏之论，直谓为喻氏书矣。此外有沈目南⑯注，张隐庵⑰注，程云来⑱集注，皆可阅。至慈豁柯韵伯⑲注伤寒论著《来苏集》，聪明才辨，不无发明，可供采择；然其自序中谓大青龙一证，方、喻之注大错，目之曰郑声，曰杨墨⑳，及取三注对勘，虚中切理而细绎之，柯注谓风有阴阳，汗出脉缓之桂枝证，是中鼓动之阳风；汗不出脉紧烦躁之大青龙证，是中凛冽㉑之阴风。试问中鼓动之阳风者，而主以桂枝辛甘温法，置《内经》风淫于内，治以辛凉，佐以苦甘之正法于何地？仲景自序云："撰用《素问》《九卷》，反背《素问》而立法耶？且以中鼓动之阳风者，主以甘温之桂枝，中凛冽之阴风者，反主以寒凉之石膏，有是理乎？其注烦躁，又曰热淫于内，则心神烦扰；风淫于内，故手足躁乱。既曰凛冽阴风，又曰热淫于内，有是理乎？种种矛盾，不可枚举。方氏立风伤卫，寒伤营，风寒两伤营卫，吾不敢谓即仲景之本来面目；然欲使后学眉目清楚，不为无见。如柯氏之所序，亦未必即仲景之心法，而高于方氏也。其删改原文处，多逞臆说㉒，不若方氏之纯正矣；且方氏创通大义，其功不可没也。喻氏、高氏、柯氏，三子之于方氏，补偏救弊，其卓识妙悟，不无可取，而独恶其自高己见，各立门户，务掩前人之善耳。后之学者，其各以明道济世为急，毋㉓以争名竞胜为心，民生幸甚。

【词解】

①金科玉律：与金科玉条相同。形容科条法令的完美，不可变更的条规。

②九原：指墓地。

③阙疑阙殆：阙，通缺。是有疑暂置不论，不作主观臆测之意。

④已尔：与已而同，即是算了，罢了的意思。

⑤林氏：指林亿，宋人，熙宁间为光禄卿，直秘阁，同高保衡校正《内经》、《金匮要略》等书。

⑥成氏：指成无己，宋聊摄人，后地入于金，故或题金人。世习儒医，无己尤该博群书，著有《伤寒论注》及《明理论》。

⑦溯本：溯，音诉 sù。溯本，即寻源的意思。

⑧大端：指大的头绪的意思。

⑨喻氏：指喻嘉言，名昌，明清间江西新建县人，博极群书，精力过人，初治举子业，无所就，遂隐于禅学，又由禅而攻医，精心妙术，绝冠一时。著有《医门法律》十二卷。《尚论篇》八卷。《寓意草》四卷。为清初三大家之一。

⑩诋：音底 dǐ，毁谤的意思。

⑪高氏：指高学山，清代医家，著有《伤寒尚论辨似》等。

⑫莽：乌含切，古文的庵字。

⑬郑氏：指郑重光，字在章，清歙县人，精于医，著有《伤寒论条辨续注》及《温疫论补注》。

⑭程氏：指程应旄，字郊倩，清新安县人，著有《伤寒论后条辨》。

⑮舒驰远：名诏，清进贤县人，少好医方，后交南昌罗子尚，子尚尽举所得于喻昌者以授之，故其学亦以昌为宗，著《伤寒六经定法》。

⑯沈目南：字明宗，清代医家，著有《伤寒六经辨证治法》及《沈注金匮要论》等。

⑰张隐庵：名志聪，清钱塘县人，与高世拭友善，康熙间，同时学医，因不合时宜，遂闭户著书，作传道计。著有《素问集注》、《灵枢集注》、《伤寒论注》、《本草崇原》及《侣山堂类辨》等书。均为医界所重。

⑱程云来：名林，清休宁县人，博极群书，尤好医学，著《圣济总录纂要》、《金匮直解》等书。

⑲柯韵伯：名琴，清慈谿县人，闭户读书，不求闻达，研究医术，尤精伤寒之学，著有《伤寒来苏集》、《伤寒论注》、《伤寒论翼》及《内经合璧》等书。

⑳杨墨：杨即杨朱，主为我；墨即墨翟，主兼爱。此处指邪说的意思。

㉑凛冽：凛，音廪 lǐn；冽，音列 liè；凛冽，是形容刺骨的寒冷，严冷可畏的样子。

㉒臆说：指想当然的言论，即无稽之谈的意思。

㉓毋：即勿的意思。

【提要】 主要讨论《伤寒论》注家的得失。

【语释】 张仲景著的《伤寒论》，是中医的四大经典著作之一，有比较完美的规律，所以注解是比较困难的。因为年代久远，其中脱简的地方甚多，又为后人随意增加的地方也不少，绝对不可能叫仲景复活，请问他究竟那条在前，那条在后？那个地方尚有什么文字，那个地方是后人妄加的，惟有抱着严谨的怀疑态度，选择其中可靠的部分而加以研究，对一些缺疑的地方，留待以后做进一步的研究，这才是正确的治学方法。

首先注解《伤寒论》的，是林亿和成无己，他们大都是随着文字顺解，不能阐明其精神实质，可是创始是难的，对后世是有很大影响，所以也是有贡献的。到了明代有方有执先生，确实的能苦心钻研，著有《伤寒论条辨》五卷，能大胆的说出自己想说的话，追本穷源的来阐发仲景的奥秘，虽然不能说处处都符合张仲景的原意，但是《伤寒论》的基本精神是已经具备了。

到了后来，又有喻嘉言著有《尚论篇》，能补充方氏《伤寒论条辨》的缺略的地方，能阐发他未有说明白的地方，对中医学是有很大的成就和贡献的。但除了他有心得的数处外，大部分的观点是从方有执《伤寒论条辨》中得来的，他不应该竭力的毁谤排斥方有执。后来林北海先生，既刻印方氏的《伤寒论条辨》，又附带刻印了喻氏《尚论篇》，使二书合为一书，林氏一一的指出喻氏抄袭方氏的地方，并且分别加以评论。喻嘉言之后，又有高学山著有《伤寒尚论辨似》，对《尚论篇》作了注解并加以发明，也有他心得体会的地方，其基本内容是暗中窃取方氏《伤寒论条辨》的观点，表面是尊崇喻嘉言的《尚论篇》，而骨子里又有力的驳斥了喻氏的错误，这种做法，也好像喻嘉言对待方有执的态度一样。后来北平刘觉庵先生起来作了评论，也如林北海指出喻氏的《尚论篇》是窃取方有执的《伤寒论条辨》一样。这样彼此攻击，究竟谁是谁非，大家自有公论。其后有郑重光的《伤寒论条辨续注》，程应旄的《伤寒论后条辨》，一般没有什么发挥，没有什么可取的地方，明眼人一看便知道的。舒驰远所著的《伤寒六经定法》，其基本内容，一般以喻嘉言《尚论篇》为主，兼引程郊倩《伤寒论后条辨》之说，加上他自己及其门人的见解，他好像不知道有方氏《伤寒论条辨》这部书，遂以为喻嘉言抄袭方有执的内容，而写成的《尚论篇》，误认为是喻氏所著之书了。此外有沈明宗的《伤寒六经治法》，张隐庵的《伤寒论注》，程云来的注解，皆有可取的地方。至于柯韵伯所著的《伤寒来苏集》、《伤寒论注》、《伤寒论翼》及《伤寒附翼》，凭着他的聪明才辨，对《伤寒论》有很多的发明，可供后世学习和参考。但他在《伤寒来苏集·自序》中说：大青龙一证，方氏、喻氏之注都是错误的，视之为胡说八道，视之为异端邪说，玷污了仲景《伤寒论》的尊严。但是拿方氏、喻氏、柯氏这三家注解，互相对照一下，虚心谨慎根据《内经》的理论仔细研究一下，就会发现问题不是这样的。柯氏认为风有阴阳两种属性，汗出脉缓的桂枝汤证，是感受的温热鼓动之阳风；无汗脉紧烦躁的大青龙汤证，是感受寒冷刺骨的阴风。试问中温热之阳风的，而以桂枝汤辛甘温法来主治，那么，对《内经》"风淫于内，治以辛凉，佐以苦甘"的治疗原则，又将怎样解释呢？仲景《伤寒论·自序》说："撰用《素问》、《九卷》"，他的著作，是以《内经》为理论根据的，他怎样能会违背《内经》的理论而立法呢？这完全是不可能的。况且感受温热之阳风的，用甘温的桂枝来主治，感受严寒之阴风的，反而以寒凉的石膏来主治，能有这个道理吗？很明显这是错误的。其他还有一些矛盾之处，不能一一列举。方有执创立风邪伤卫，寒邪伤营，风寒两伤营卫，我不敢肯定的说这就是张仲景《伤寒论》的本来面目，但是为了使后世学习《伤寒论》的人，眉目清楚，易学易懂，我认为是有一定好处和见解的。如柯韵伯在其自序中的说法，当然是不符合张仲景的原意的，更不能说比方有执的见解高明。其他柯氏在删改《伤寒论》原文的地方，也多是凭空武断，不如方有执的见解精纯正确。况且方有执苦心钻研，精通《伤寒论》的大义，对后世学者是有帮助的，对医学是有贡献的，他的功劳是不能埋没的。喻嘉言、高学山、柯韵伯这三个人，对于方有执的《伤寒论条辨》，均能起到补偏救弊的作用，都有高超的见解和很好的心得体会，这是好的一个方面，但是另一个方面都是自己吹捧自己，各立派别，掩盖别人的长处，将他人之功占为己有，这是不好的，应当引以为鉴戒的。后世学医的人都要精研医术，提高治疗能力，以济世救人为急务，不要争名逞强，来提高自己，打击别人，这对广大群众以及促进医界的团结和进步，都是有好处的。

风 论

《内经》曰：风为百病之长。又曰：风者善行而数变。夫风何以为百病之长乎？大易^①曰：元^②者善之长也。盖冬至四十五日，以后夜半少阳起而立春，于立春前十五日交大寒节，而厥阴风木行令，所以疏泄一年之阳气，以布德行仁，生养万物者也。故王者功德既成以后，制礼作乐，舞八佾③而宣八风④，所谓四时和，八风理，而民不夭折。风非害人者也，人之腠理密而精气足者，岂以是而病哉！而不然者，则病斯起矣。以天地生生之具，反为人受害之物，恩极大而害亦广矣。盖风之体不一，而风之用有殊。春风自下而上，夏风横行空中，秋风自上而下，冬风刮地而行。其方位⑤也，则有四正四隅，此方位之合于四时八节⑥也。立春起艮⑦方，从东北隅而来，名之曰条风，八节各随其方而起，常理也。如立春起坤⑧方，谓之冲风，又谓之虚邪贼风，为其乘月建之虚，则其变也。春初之风，则夹寒水之母气；春末之风，则带火热之子气；夏初之风，则木气未尽，而炎火渐生；长夏之风，则挟暑气、湿气、木气，大雨而后暴凉，则挟寒水之气；久晴不雨，以其近秋也，而先行燥气，是长夏之风，无所不兼，而人则无所不病矣。初秋则挟湿气，季⑨秋则兼寒水之气，所以报冬气也。初冬犹兼燥金之气，正冬则寒水本令，而季冬又报来春风木之气，纸鸢⑩起矣。再由五运⑪六气⑫而推，大运如甲己之岁，其风多兼湿气；一年六气中，客气⑬所加何气，则风亦兼其气而行令焉。然则五运六气非风不行，风也者，六气之帅也，诸病之领袖也，故曰：百病之长也。其数变也奈何？如夏日早南风，少移时则由西而北而东，方南风之时，则晴而热，由北而东，则雨而寒矣。四时皆有早暮之变，不若夏日之数而易见耳。夫夏日曰长曰化，以盛万物也，而病亦因之而盛，《阴符》⑭所谓害生于恩也。无论四时之风，皆带凉气者，木以水为母也；转化转热者，木生火也；且其体无微不入，其用无处不有，学者诚能体察风之体用，而于六淫之病，思过半矣。前人多守定一桂枝，以为治风之祖方；下此则以羌、防、柴、葛为治风之要药，皆未体风之情，与《内经》之精义者也。桂枝汤在伤寒书内，所治之风，风兼寒者也，治风之变法也。若风之不兼寒者，则从《内经》风淫于内，治以辛凉，佐以苦甘，治风之正法也。以辛凉为正而甘温为变者何？风者木也，辛凉者金气，金能制木故也。风转化转热，辛凉苦甘则化凉气也。

【词解】

①大易：即是《易经》。

②元：为首的，开始之意。

③八佾：佾，音亦 yì，是乐舞行列。八佾，纵横是八人，共六十四人。在

234

奴隶社会，祭示乐舞只有天子才能用八佾。

④八风：《吕氏春秋》："东北曰炎风，东方曰滔风，东南曰熏风，南方曰巨风，西南曰凄风，西方曰飂风，西北曰厉风，北方曰寒风。"《淮南子》作：炎风、条风、景风、巨风、凉风、飂风、丽风、寒风，与《吕氏春秋》略异。

⑤方位：本来是指四方中央之位。今以东、西、南、北为基本方位；东北、东南等为中间方位；又上、下、前、后等，皆属方位之列。

⑥八节：古以立春、立夏、立秋、立冬、春分、夏至、秋分、冬至为八节。

⑦艮：音亘 gèn，八卦之一，代表山，此处是指东北方向。

⑧坤：八卦之一，象征地。此处指正北方。

⑨季：指一个季节之末。

⑩纸鸢：即是风筝。

⑪五运：即土运、金运、水运、木运、火运的合称。五行之气运化在天，故称五运。古人认为自然气候的转变，是由于阴阳五运轮转运动，往来不息，周而复始的结果。

⑫六气：风、热（暑）、湿、火、燥、寒等六种气候，亦称六元。

⑬客气：每年主气之外，加临的谓之客气。

⑭阴符：书名。即《阴符经》。

【提要】以风的性质和功能，来说明"风为百病之长"和"善行而数变"的道理。

【语释】《内经》说：风是一切疾病致病因素的头领。又说：风又善于行走无定，而且变化多端。这是什么道理呢？《易经》说：气的开始，是从春天开始的，因为自然界的气候生长万物，首先开始于春令。冬至以后四十五天的夜半，是立春节气，阳气开始发生，气候由寒冷开始逐渐转为温暖，立春之前十五天，正是大寒节气，从大寒、立春、雨水、惊蛰到春分这六十天，是厥阴风木行令，风和气暖，万物以生，它疏泄一年的阳气，万物（包括人类）都可得到它的益处，好像是一个创业者，已经得到圆满的成功，大局已定，就该制定礼节和乐舞，举行八八六十四人的乐舞大典，以示庆贺，而使八方的民众都得到恩泽，所谓四时气候调和，八方风气条顺，广大群众都能得到长寿。自然界的气候，并非是对人有害的，主要在于人体要注意调护，讲究卫生，加强锻炼，这样正气旺盛，腠理致密，是不会生病的。自然界气候正常，对万物有利，如气候反常，也对人有害，再加上人体不注意调养锻炼，正气日衰，抗病能力低下，这样就要生病了。自然界的气候正常，大地一切生物都受其益；如气候反常，则大地一切生物都受其害，所以风气既能生万物，亦能害万物，好像水既能行舟，也能沉舟一样，所以它的好处也大，害处也不小。

　　由于风的性质不同，它的作用也就不一样，春天阳气是地而生，所以春风是从下而上的；夏天阳气正盛，所以夏风是横行空中的；秋天阳气收敛，所以秋风是自上而下的；冬天阳气闭藏，所以冬风是刮地而行的。由于季节的不同，风的方位也有东、西、南、北四正以及东南、西南、西北、东北四隅的不同，这正是符合春、夏、秋、冬四季和冬至、夏至、春分、秋分、立春、立夏、立秋、立冬八节的规律。如立春节的风是起于艮方，从东北方向而来，叫做条风，其他的炎风、景风、巨风、凉风、飂风、寒风，也都从一定的方向而来，这是正常的规律。如立春节的风起于坤方，从正北方而来，就叫做冲风，这是不正常的，所以也叫虚邪贼风，以其乘月建的不足（月小），而改变其性质。春初的风，则夹有冬季寒水的母气（水生木）；春末的风，则带有夏季火热的子气（木生火）；夏初的风，则春季的木气未完，而炎热逐渐发生；长夏的风，是暑热季节，蒲辅周说："夏至后热盛于上而下迫，湿蒸于下而上腾，湿热交蒸，人在气交之中，感之而病者，即为暑病。"所以挟暑（热）气、湿气、木（风）气；大雨之后而突然寒凉，则挟寒水之气；长夏已近初秋，如久晴不雨，则挟秋季燥热之气；所以长夏的风，无所不兼，而人在这个时间所得疾病也就非常复杂多样了。初秋则挟长夏的湿气，晚秋则兼冬季寒水之气，这是预先告诉人们冬天的气候快要到了。初冬犹兼秋季燥金之气，正冬则是寒水的本令，晚冬已接近春天，所以又孕育着厥阴风木之气，由于这时阳气已经萌动，春风是从下而上，故风筝可以起飞了。再以五运六气来推算六十年一转的大运，如遇到甲和己的年庚，因甲己为土运，所以风多兼挟湿气。又如一年中的风、寒、暑、湿、燥、火六气主气期间，又要看其所加临的客气是什么，这个时候的风就会兼杂着各种客气来行使其令的。可是五运六气，没有风是不能流行的，所以风是六气的首领，当其反常，也是各种致病因素的首领，所以说"风为百病之长"。

　　又为什么说风是变化多端的呢？如夏天的风，早晨是南风，不大一会儿又转为西风、北风、东风，当刮南风的时候，是天晴而气温高，转东风则多下雨，转北风则多寒冷。四季皆有早晚的不同，但不像夏天转变快而明显罢了。夏天所以叫长叫化，就是因为夏季能使一切生物茂盛，但是这时候的致病因素也就繁多了。《阴符经》说：害生于益，也就是讲的这个情况。不论四季什么风，均带有凉气，这是因为水能生木，水为木之母，兼有母气的结果。转化为热风的，这是因木能生火，火为木之子，兼有子气的结果。风是气体的流动所造成，故其本体无孔不入，其作用是无处不有的，所以学者必须体察风的性质和作用，这样对六淫所致的疾病，就基本上可以掌握大半了。前人多守定一个桂枝汤，以为治风的祖方；以后的医家，又以川羌、防风、柴胡、葛根为治风的要药，这都是未了解风的性质，以及《内经》所讲精辟的义理的缘故。桂枝汤在《伤寒论》里所治的太阳中风证，是风邪兼寒，是为治风之变法。若风之不兼寒的，或是风热的，则应当遵照《内经》"风淫于内，治以辛凉，佐以苦甘"的治疗原则，这才是治风的正法。为什么以辛凉为正，以甘温为变呢？这是因为风为足厥阴的主气，属木；辛凉是手太阴的主气，属金；金能克木的缘故。风转化为热的，用辛凉苦甘的治法，则就化为凉气，其病自解了。

【按语】 风为六淫之首，多挟时邪而发病，如风与火合，则为风火；风与暑合，则为风暑；风与湿合，则为风湿；风与燥合，则为风燥；风与寒合，则为风寒。故云"风为百病之长也"。风为阳邪，其性易动，其为病，病变部位不定，且最易导致痉挛抽搐之证，故云"善行而数变"。

医书亦有经①史②子③集④论

儒⑤书有经史子集，医书亦有经史子集。《灵枢》、《素问》、《神农本经》、《难经》、《伤寒论》、《金匮玉函经》⑥，为医门之经；而诸家注论、治验、类案、本草、方书等，则医之子、史、集也。经细而子、史、集粗，经纯而子、史、集杂，理固然也。学人必不可不尊经，不尊经则学无根柢⑦，或流于异端；然尊经太过，死于句下，则为贤者过之，《孟子》⑧所谓：尽信书，则不如无书也。不肖者不知有经，仲景先师所谓：各承家技⑨，终始顺旧，省⑩疾问病，务在口给⑪，相对斯须⑫，便处汤药，自汉时而已然矣，遑⑬问后世，此道之所以常不明而常不行也。

【词解】

①经：指尊崇为典范的著作。

②史：是记载过去事迹的书。

③子：指先秦百家的著作。

④集：古代图书的四部分类法，把诗文等作品列为集部，简称集。

⑤儒：以孔子为首的学派，是为儒家。也简称儒。

⑥金匮玉函经：即《金匮要略》。

⑦柢：音底 dǐ，即树根。

⑧孟子：儒家的经书之一，为孟柯所著。

⑨家技：指家传的医疗技术。

⑩省：音醒 xǐng，看望的意思。

⑪口给：口辨，能说会道的意思。

⑫时须：一会儿的意思。

⑬遑：音皇 huáng，何况的意思。

【提要】主要说明学中医者读经典著作的重要性和必要性。

【语释】儒家的书有经、史、子、集，医书也同样有经、史、子、集。医书的《灵枢》、《素问》、《神农本草经》、《难经》、《伤寒论》和《金匮要略》，就是中医的经典著作，是学中医的必读之书。根据这些经书的理论，结合实践，并以浅显易懂的文字来发挥其中的奥义的，便为中医的子、史、集类的书，如后世的注解、治验、类案、本草、方剂学等。经的内容细而子、史、集的内容粗，经的内容纯正而子、史、集的内容广杂，这是一般的规律。学中医者，不可不学经典著作，不学经典则不知道中医理论的根源，便没有好的基础，而且容易误入歧途。但读经典著作，必须领悟它的精神实质而融会贯通，不能钻牛角尖，死于句下，这样才能达到死书活读，古为今用的目的。《孟子》所谓如果尽信其书，还不如无书哩，就是这个意思。张仲景在《伤寒论·自序》中曾说：当时的医生，经典著作，学习的都不够，大多都是继承各自的家传医术，始终都是老一套，诊察疾病，全在能言会辩，没有真实本领，诊察短短的一会儿，便开了药方完事。在后汉的时期已经是这样子了，何况以后呢！中医学术得不到应有的发展，与不学经典著作有很大的关系。

【按语】以前认为《内经》、《神农本草经》、《伤寒论》和《金匮要略》是中医的四大经典著作，由于本草学通过历代的发展，《神农本草经》便不如以前被重视了，近几年来，多以本书——《温病条辨》来代替《神农本草经》而为中医的四大经典著作之一，为学中医必读之书，这也是笔者写本书主要动机。

本论起银翘散论

本论第一方用桂枝汤者，以初春余寒之气未消，虽曰风温，少阳①紧承厥阴②，厥阴根乎寒水③，初起恶寒之证尚多，故仍以桂枝为首，犹时文之领上文来脉也。本论方法之始，实始于银翘散。

【词解】

①少阳：指手少阳三焦，属火。

②厥阴：指足厥阴肝，属木。

③寒水：指太阳膀胱，属水。

【提要】强调本书第一个方是银翘散，并说明首列桂枝汤的道理。

【语释】本书第一个方剂所以用桂枝汤的道理，是因为初春时候而冬季的寒气尚未完全消除，虽说是风温病，但手少阳三焦之火，是紧接足厥阴肝木而来，足厥阴肝木是紧接着太阳寒水而来，所以风温病初起有恶寒的症状，是很多的，所以仍以桂枝汤为第一个方剂，好像做文章是承上文而来的一样。但温病的本质究属纯粹的温邪，应以辛凉疏解为主，所以实际上是以银翘散为第一方。

【按语】风温是新感温病，亦有发于冬季者，一般叫做冬温，它与伤寒中风证，是两个性质完全不同的病证，绝不可用治伤寒中风证的桂枝汤来治风温病，否则，就犯热热之戒了。

本论粗具规模论

本论以前人信经太过，混六气于一《伤寒论》中，治法悉①用辛温，其明者亦自觉不合，而未能自立模范②。瑭哀道之不明，人之不得其死，不自揣度③而作是书，非与人争名，亦毫无求胜前贤之私心也。至其序论采录处，粗陈大略，未能细详，如暑证中之大顺散、冷香饮子、浆水散之类，俱未收录。一以前人已有，不必屋上架屋，一以卷帙④纷繁，作者既苦日力无多，观者反畏繁而不览，是以本论不过粗具三焦六淫之大概规模而已。惟望后之贤者，进而求之，引而伸之，斯愚者之大幸耳。

【词解】
①悉：音昔 xī，尽，全的意思。
②规范：标准，法式的意思。
③揣度：考虑，估量之意。
④卷帙：指书的卷数。

【提要】主要说明本书只是粗具规模，希望后之学者进一步研究探讨。

【语释】本书主要说明，以前的医家，对于《内经》"夫热病者，皆伤寒之类也"的说法理解不够，遂混风、寒、暑、湿、燥、火六气于一部《伤寒论》中，皆用辛温的治法来治疗，有些高明的医家，也感觉着不合适，但未能立出正确的治法来。我很担忧医学不能发扬光大，人们得了疾病以后，得不到正确的治疗，乃不考虑自己的力量，而写这部书，我不是为了与人争名，也丝毫没有觉着比前代医家高明的想法。在序论采录上，不过略陈大概，不够详细，如讨论暑证中的大顺散（甘草、干姜、杏仁、肉桂）、冷香饮子（附子、陈皮、甘草、草果）、浆水散（附子、干姜、甘草、肉桂、良姜、半夏）之类的方剂，均未收录。这是因为一来是前代医家已有论述，不必再屋上架屋，以免重复，一来恐怕卷数太多，作者既苦于精力不够，读者反怕内容太多而不敢阅览，所以本书不过是粗具三焦六淫的大概规模罢了。希望以后的学医者，在此基础进一步研究，再进一步进行发挥，这是我最感幸运的事。

【按语】本书详于外感温病，略于伏气温病。温疫则只有其名，而并无具体内容。笔者已在上焦篇注释中，进行了说明和补充。

寒疫论

世多言寒疫①者，究其病状，则憎寒壮热，头痛骨节烦疼，虽发热而不甚渴，时行则里巷之中，病俱相类，若役使者然；非若温病之不甚头痛骨痛而渴甚，故名曰寒疫耳。盖六气寒水司天②在泉③，或五运寒水太过之岁，或六气中加临之客气为寒水，不论四时，或有是证，其未化热而恶寒之时，则用辛温解肌；既化热之后，如风温证者，则用辛凉清热，无二理也。

【词解】

①寒疫：病名。指时行寒疫。乃春夏季节因暴寒而引起的一种流行性疾病。

②司天：天气之得令而在上，是以制岁气者。如寅申之岁，少阳司天，则厥阴在泉。卯酉之岁，阳明司天，则少阴在泉。辰戌之岁，太阳司天，则太阴在泉。己亥之岁，厥阴司天，则少阳在泉。子午之岁，少阴司天，则阳明在泉。丑未之岁，太阴司天，则太阳在泉。

③在泉：与司天相对待，气之而伏藏于地中者。

【提要】主要论述寒疫的症状、发病情况和治疗原则。

【语释】经常所说的寒疫，详细考究其症状，多为怕寒高热，头痛，骨节疼痛，虽然发热很高，但不甚口渴，广泛流行于乡村之中，家家户户，病人症状都相类似，好像受人役使的样子；不像温病的头痛、骨节痛不厉害而口渴的特甚，所以叫做寒疫病。其发病因素，主要是由于六气寒水司天或者在泉，或遇到五运寒水太过的年庚，或者六气中加临的客气为太阳寒水，在这种情况下，一年四季不论那个季节，都可以发生这种寒疫病。在治疗方法上，当其尚未化热而恶寒的时候，则可用辛温解表法；当其已经化热之后，与风温病证一样时，就当用辛凉清热法。这和治伤寒用辛温发汗，治风温用辛凉解肌的道理是一样的。

【按语】本书虽名为《温病条辨》，而讨论寒湿的病证并不少，惟独无寒疫一病，是其缺漏，今在杂说中补出，是恰当的。寒疫的发病季节，前代医家认识颇不一致。吴坤安《伤寒指掌》说："三月以后，八月以前，天道或有暴寒，感之而病者，时行寒疫也。"雷丰《时病论》则认为"考之《金鉴》，又谓春应温而反寒，名曰寒疫，据此而论，春有是病，而夏秋无是病也。"其实一年四季都是可以发生寒疫的，这是吴氏的论点，我认为是正确的。这个病俞根初《通俗伤寒论》论述较详，他说："伤寒兼疫，一名时行伤寒，通称寒疫。"其病因为"春应温而反寒，夏应热而反凉，感而为病，长幼率皆相似，互相传染，其所以传染者，由寒气中或挟厉气，或挟秽湿，病虽与伤寒相类，而（病）因则同中有异。"其临床表现为"初起头疼身痛，憎寒壮热，无汗不渴，胸痞恶心，或气逆作呕，或肢懈腹痛，舌苔薄白，甚或淡灰薄腻。若传里后，亦有口渴便闭，耳聋神昏者，舌苔由白而黄，由黄而黑。脉左略紧，右弦缓。"治疗方法为"春分后挟厉风而发，头疼形寒独甚者，苏羌达表汤（苏叶、防风、杏仁、羌活、白芷、橘红、生姜、苓皮）加鲜葱白、淡豆豉，辛温发表；秋分前挟秽湿而发，身痛肢懈独甚者，藿香正气汤（藿香梗、川朴、陈皮、苏梗、半夏、苓皮、砂仁）加葱、豉，辛淡芳透；均加紫金片以解毒。如有变证，可仿正伤寒传变例治之"。这是很值得参考的。惟在临床上，寒疫病少，温疫病多，不可不知。

伪①病名论

病有一定之名，近有古无今有之伪名，盖因俗人不识本病之名而伪造者，因而乱治，以致误人性命。如滞下②、肠澼③，便下脓血，古有之矣，今则反名曰痢疾。盖利者，滑利之义，古称自利者，皆泄泻通利太过之证也。滞者，淤涩不通之象，二义正相反矣，然治法尚无大疵谬④也。至妇人阴挺⑤、阴蚀⑥、阴痒、阴菌⑦等证，古有明文，大抵⑧多因于肝经郁结，湿热下注，浸淫⑨而成，近日北人名之曰瘤⑩，历考古文，并无是字，焉⑪有是病！而治法则用一种恶劣妇人，以针刺之，或用细勾勾之，利刀割之，十割九死，哀哉！其或间有一二刀伤不重，去血不多，病本轻微者，得愈，则恣⑫索重谢。试思前阴乃肾之部，肝经蟠结之地，冲任督三脉由此而分走前后，岂可肆用刀勾之所。甚则肝郁胁痛，经闭寒热等证，而亦名之曰瘤，无形可割，则以大针针之。在妇人犹可借口曰：妇人隐疾，以妇人治之。甚至数岁之男孩，痔疮、疝、瘕、疳疾，外感之遗邪，总而名之曰瘤，而针之，割之，更属可恶。……又如暑月中恶⑬腹痛，若霍乱而不得吐泻，烦闷欲死，阴凝之痞证也，治以苦辛芳热则愈，成霍乱则轻，论在中焦寒湿门中，乃今世相传谓之痧证，又有绞肠痧、乌痧之名，遂至方书中亦有此等名目矣。俗治以钱刮关节，使血气一分一合，数分数合而阳气行，行则通，通则痞开痛减而愈。但愈后周十二时不可饮水，饮水得阴气之凝，则留邪在络，遇寒或怒，则不时举发，发则必刮痧也。是则痧固伪名，刮痧乃通阳之法，虽流俗之治，颇能救急，犹可也。但禁水甚难，最易留邪。无奈近日以刮痧之法刮温病，夫温病，阳邪也，刮则通阳太急，阴液立见消亡，虽后来医治得法，百无一生。吾亲见有痉而死者，有痒不可忍而死者，庸俗之习，牢不可破，岂不哀哉！此外伪名妄治颇多，兹特举其尤⑭者耳。若时医随口捏造伪名，南北皆有，不胜指屈矣。呜呼！名不正，必害于事，学者可不察乎！

【词解】

①伪：音为 wěi，虚假的意思。

②滞下：痢疾的古称。见《千金要方·脾病》。

③肠澼：犹言肠病，即痢疾也。《素问·通评虚实论》"肠澼便血，身热则死，寒则生。肠澼下白沫，脉沉则生，脉浮则死。肠澼下脓血，脉悬绝则死，滑大则生。肠澼之属，身不热，脉不悬绝，滑大者曰生，悬涩者曰死，以脏期之。"

④疵谬：疵，音此 cī，疵谬，毛病，错误的意思。

⑤阴挺：妇女阴户中有物突出，如阴茎状也。

⑥阴蚀：即阴蚀疮。

⑦阴菌：阴中突出如菌，四周肿痛，便数晡热，似痒似痛，小便坠重。

⑧大抵：大概，大都的意思。

⑨浸淫：流布之义。

⑩瘟：音番 fān，病名。

⑪焉：音烟 yān，疑问词，怎么，哪儿的意思。

⑫恣：放纵，任意的意思。

⑬中恶：病后或睡卧间，忽而气绝者。

⑭尤：尤其，更，格外的意思。

【提要】 论述假造的病名及其治疗的得失。

【语释】 疾病是应该有一定的名称的，近来有一些古来没有现在假造的病名，这大概是为庸医本来就不晓得本病之名而伪造的，因而胡乱治疗，以致造成不应有的死亡。如滞下，肠澼，便下脓血，是古来本有的病名，现在反名之为痢疾。盖利字的意义，是滑利的意思。古所称谓的自利，都是指泄泻通利太过的病证。滞字的意义，是瘀塞不通的意思，二者的病情恰好相反，但现在的治法尚没有大的错误。至于妇女的阴挺、阴蚀、阴痒、阴菌等病证，古来本有比较明确的论述，一般的病因，多由肝经郁结，气滞不舒，气郁生湿化火，湿热下注，浸淫局部而成，近来北方多名之为瘑，查考古代许多文献，都找不到这个字，既无此字，那会有此病！其治疗方法，则是一些不懂医道，莽撞蛮干的妇女，用细针针刺局部，或者用细勾勾挑局部，或用锋利的刀子割利局部，其结果多半是十割九杀，这是多么的可悲啊！其中或者有少数的刀伤不重，出血也不多，本来病情就很轻的，也可能得到治愈，那就任意的索取重谢。试想前阴是个重要的器官，与肾、肝二脏关系密切，因肾开窍于二阴，肝的经脉循阴器，奇经八脉的冲脉、任脉、督脉都是前阴的后方会阴部位，分走于前（腹）后（背），那能是随便地用刀勾的地方。更为严重的是肝郁胁痛，经闭恶寒发热等证，也名之为瘑，这就无形可割，乃用大针来针刺。在妇女患者，尚可借口说：这是妇人的隐疾，叫妇女来治疗比较方便些。可是对年仅数岁的男孩患者，以及患有痔疮、疝气、癥瘕、痟疾以及外感的后遗症患者，也总而名之为瘑，仍然是针刺，用刀割，那就更加可恶了。又如暑天中了秽恶之气，而致剧烈的腹痛，好像是霍乱病而不得吐泻，病人烦闷得很厉害，这是阴寒凝结的痧证，治以苦辛芳热的方药就可治好了，即使已成霍乱，用这个方法治疗也能减轻，已在本书中焦篇寒湿门中，进行了论述，这就是现在相传的所谓痧证，又叫绞肠痧、乌痧的名称，遂而有的方书中也有此等名目的记载。它的治法，民间一般用铜钱醮水或麻油，来回的刮关节或肢体局部，使局部充血，可使气血一开一合，这样几开几合之后，而阳气自然流行，流行就通畅了，通则痧开痛止而痉愈。但痉愈之后，二十四小时内不可饮水，饮水之后，得阴气的凝结，则会留邪在经络，以后遇寒冷或恼怒，则仍可再复发，复发之后，仍可用刮痧法治疗。所以痧证固然是假造的病名，但刮痧法却是通阳的治法，虽然是民间相传的土治法，但颇能救急，是可以治好疾病的，应该给予肯定和提倡。但禁止喝水非常困难，如不守禁忌，是最容易留邪的。不幸的是近来把刮痧之法应用到治温病上来，温病，是感受阳热的病邪，刮痧是通阳之法，所以刮之则通阳太厉害，阴液则立见消亡。即令是后来得到正确的治疗，也是百无一生的。我亲眼看见在发痉抽风而死的，有瘙痒不可忍受而死的，庸俗的习惯，是这样的牢不可破，怎不令人痛心！此外，假造病名，进行错误的治疗是很多的，这不过是举一些较严重的例子讲一讲罢了。现在的医生，随口捏造病名的很多，南方北方都有这个情况，如果立名不正确，对治疗是会有害的，学医者不可不体察这个问题的。

【按语】古之下利，多包括泄泻和痢疾两种疾病，观张仲景《金匮要略·呕吐哕下利病脉证并治》可知。泄泻和痢疾，是两个性质不同的疾病，一般来说，其治疗原则是不同的。当然二者可以相互转化，而且个别的证型如湿热泄泻和痢疾的治法是相通的。笼统的讲二者"治法无大疵谬"，是不够正确的。痧证之名，未知始于何时，但清初王养吾（名凯）著《痧症全书》，记载痧症七十余种，是值得进一步研究的，过早的否定，是没有什么好处的。至于刮痧法，是群众在与疾病作斗争中创造的方法，用之得当，是有很好的疗效的，也值得进一步研究。

温病起手太阴论

四时温病，多似伤寒；伤寒起足太阳，今谓温病起手太阴，何以手太阴亦主外感乎？手太阴之见证，何以大略似足太阳乎？手足有上下之分，阴阳有反正之义，庸可混乎！《素问·平人气象论》曰：藏真高于肺，以行营卫阴阳也。《伤寒论》中，分营分卫，言阴言阳，以外感初起，必由卫而营，由阳而阴。足太阳如人家大门，由外以统内，主营卫阴阳；手太阴为华盖①，三才②之天，由上以统下，亦由外以包内，亦主营卫阴阳，故大略相同也。大虽同而细终异，异者何？如太阳之窍主出，太阴之窍兼主出入；太阳之窍开于下，太阴之窍开于上之类，学者须于同中求异，异中验同，同异互参，真诠③自见。

【词解】
①华盖：本是帝王的车盖。此处指肺位最高，如伞上张的意思。
②三才：才亦作材。古指天、地、人。
③真诠：犹真谛，真义的意思。

【提要】 主要说明温病起于手太阴肺的道理。

【语释】 四时的温病，多与伤寒相类似。但伤寒起于足太阳膀胱经，现在说温病起于手太阴肺经，为什么手太阴肺亦主外感病证呢？手太阴肺证的临床表现，为什么与足太阳膀胱经的见证有相同之处呢？手经、足经有上下之分，阴经、阳经有反正之别，是绝对不能相混的！《素问·平人气象论》说：五脏以肺位为最高，它能通行全身营卫阴阳之气。《伤寒论》中，也是分营、分卫，讲三阴经和三阳经的，以外感风寒表证的初起，必先由卫而到营，由三阳经而到三阴经。足太阳膀胱经主一身之表，为人体的第一层防线，好像人家大门，由外面以屏障保护于里，主一身的营卫阴阳，因此病邪的侵袭，必由足太阳而入。手太阴肺为五脏之华盖，位置最高，好像是天、地、人三才之天，既能由上以领下，也能由外以包内，因此病邪的侵袭，亦从手太阴开始，也主一身的营卫阴阳，所以足太阳膀胱经与手太阴肺经同样的都是人体卫外的藩篱，这一点是大致相同的。可是大的方面虽然相同，小的方面却有差异，差异在什么地方呢？如足太阳膀胱之窍，主排出尿液，主出；手太阴肺之窍，主呼吸空气，兼主出入；足太阳膀胱之窍开于下，手太阴肺之窍开于上之类，学医者，必须于相同处求差异，在差异中求相同，相同和差异互相参照，其真义就自然明白了。

【按语】新感温病起于手太阴肺，正如叶天士说："温邪上受，首先犯肺。"其传变，由卫分而气分、营分、血分；由上焦而中焦、下焦。伏气温病，则自内而发，由营、血分而气分、卫分；由中、下焦而上焦。伏气温病而为新感诱发者，可开始见到上焦卫分症状，而呈卫、气或卫、营两燔之象。

燥气论

前三焦篇所序之燥气，皆言化热伤津之证，治以辛甘微凉，未及寒化。盖燥气寒化，乃燥气之正，《素问》谓"阳明所至为清劲①"是也。《素问》又谓"燥极而泽"，本论多类及于寒湿伏暑门中，如腹痛呕吐之类，经谓"燥淫所胜，民病善呕，心胁痛不能转侧"者是也。治以苦温，《内经》治燥之正法也。前人有六气之中，惟燥不为病之说。盖以燥统于寒，而近于寒，凡是燥病，只以为寒，而不知其为燥也。合六气而观之，余俱主生，独燥主杀，岂不为病者乎！细读《素问》自知。再前三篇原为温病而设，而类及于暑温、湿温，其于伏暑、湿温门中，尤必三致意者，盖以秋日暑湿踞于内，新凉燥气加于外，燥湿兼至，最难界限清楚，稍不确当，其败坏不可胜言。经谓粗工治病，湿证未已，燥证复起，盖谓此也。

【词解】

①清劲：指清肃劲急，是形容燥化的情况。

【提要】主要说明燥为次寒的道理。

【语释】前上焦篇、中焦篇和下焦篇均论述了燥气为病，但都是讲的燥气化热伤津之证，是燥的复气，当以辛甘微凉的方药来治疗，除《补秋燥胜气论》外，均未谈到燥从寒化。一般来说，燥从寒化，才是燥的正气，也叫燥的胜气，《素问》所谓"阳明所至为清劲"，就是这个精神。《素问》又谓"燥极而泽"，燥属阳明燥金，土为金之母，水为金之子，母子相生，所以虽在极为干燥的情况下，仍有恢复润泽的可能。本书将燥症多类及于寒湿及伏暑门中，如腹痛呕吐之类，这就是《内经》所说"燥淫所胜，民病善呕，心胁痛不能转侧"的病变，这是因为阳明属胃，胃被燥伤，胃气不能下降，气机郁结而上逆，故为呕吐，心胁痛，不能转侧之患。当以苦降温通之法来治疗，这是《内经》治燥证的正法。前人有人认为六气之中，惟有燥气不能致病的说法，其实他们不明白燥气已包含于寒气之中，燥证与寒证相似，凡是燥病，都认为是寒病，而不知这是寒化而成燥。从六气总的来看，风、寒、暑、湿、火五气，均有相互制约和相互资生的内在联系，惟独燥气主秋令肃杀之象，难道它能不为病吗？仔细研究《素问》的精神，便自然明白了。再者，上、中、下三焦三篇，原专为病而写的，只是附带论述了暑温、湿温病，特别在伏暑、湿温门中，更是再三的注意，这是因为秋天暑湿既盘踞于内，新凉的燥又加之于外，燥气和湿气兼有，界限很难分清，稍微论述的不恰当，皆可造成不堪设想的不良后果。《内经》所说不高明的医生治病，湿证未好，燥证又起，就是这个意思。

【按语】本书三焦篇的秋燥病，论述的皆是温燥；只有补秋燥胜气论，论述的是凉燥。但在《吴鞠通医案·中燥》门中，记载的皆是凉燥的病案和治验，这也说明燥为次寒，燥气寒化，是燥气之正；治以苦温，是治燥之正法；与本篇的精神是一致的。

外感总数论

天以六气生万物，其错综变化无形之妙用，愚者未易窥测，而人之受病，即从此而来。近人止知六气太过曰六淫之邪，《内经》亦未穷①极其变。夫六气伤人，岂界限清楚毫无兼气也哉！以六乘六，盖三十六病也。夫天地大道之数，无不始于一，而成于三，如一三为三，三三如九，九九八十一，而黄钟②始备。六气为病，必再以三十六数，乘三十六，得一千二百九十六条，而外感之数始穷。此中犹不兼内伤，若兼内伤，则靡③可纪极矣。呜呼！近人凡见外感，主以一柴葛解肌汤，岂不谬哉！

【词解】

①穷：尽的意思。

②黄钟：十二律之一。十二律为：黄钟、大吕、大簇、夹钟、姑洗、仲吕、蕤宾、林钟、夷则、南吕、无射、应钟。

③靡：音迷 mí，无，没有的意思。

【提要】主是说明外感病的种类是很多的。

【语释】自然界以风、寒、暑、湿、燥、火六气的变化和循环，以生长万物，六气在自然界错综复杂变化的奥妙，是一般人所难以理解和能窥测得到的。由于受到六气错综变化的影响，而人们之所以能受病，即是从六气的变化而来。近人只知道六气太过，气候反常，为之六淫，是致病的因素，就是《内经》也没有很详尽的说明它的变化。六气太过伤人，怎么能不错综复杂，一点也没有兼挟之气，而那么的界限清楚呢！这是不可能的。六气各挟其兼气，就是以六乘六，是三十六种病。自然界万物的变化，古人认为无不从一开始，如太极为一，太极生两仪，合而成三，如一三为三，三三是九，九九是八十一，而成为十二律的黄钟之数。六气伤人致病，也要按这个方法来推算，一六为六，六六是三十六，再以三十六乘于三十六，共得一千二百九十六病，而外感病的数目才算完结。这其中还不兼内伤病，若兼内伤病来算，那就该算不完了。唉！现在的医生，凡是一见到外感病，不论是何性质，所兼何邪，均用一个柴葛解肌汤来统治，这不是非常错误的吗！

【按语】六淫为病，互相兼挟，故其病情是非常复杂的，这是事实。但也不能如此推，以一千二百九十六病为限，这是不符合实际的。我们只可灵活的了解其精神实质，不可呆板的死守于句下。

治病法论

治外感如将①（兵贵神速，机圆法活，去邪务尽，善后务细，盖早平一日，则人少受一日之害），治内伤如相②（坐镇从容，神机默运，无功可言，无德可见，而人登寿域），治上焦如羽（非轻不举）；治中焦如衡③（非平不安）；治下焦如权④（非重不沉）。

【词解】

①将：音酱 jiàng，将领的意思，指将军。

②相：封建社会官名，即宰相。

③衡：音恒 héng，即秤杆。

④权：音拳 quán，即秤锤。

【提要】主要说明治病的法则。

【语释】治疗外感的疾病，要如将军指挥作战一样，行动迅速，布置周密，了解病邪的性质，集中优势兵力，祛除消灭敌人，而且去邪要干净，不使留邪，以免酿成后患。对于善后调理，要考虑详细周到，根据病人阴阳气血的虚实情况，进行具体处理，使病人尽早的恢复健康，尽量的想法缩短其病程。

治疗内伤疾病，要如宰相治理国家大事一样，要从容不迫，态度镇静的细察全局，要深入了解病变的部位在何脏腑，以及脏腑阴阳气血的虚实等情况，妥善处理，不可猛浪从事，用药切忌猛烈，以免造成偏差，俗语说：王道无速功，不要急于求成，只要使病人的阴阳气血逐渐得到平衡，是会慢慢的恢复健康的。

疾病有在上在中的下的不同，病在上焦的，用药贵乎轻清，好像羽毛一样，才能适合病情，如用药重浊，则药过病所，不能愈病。《内经》所谓在上治上治以缓，缓则气味薄，就是这个精神。病在中焦的，用药贵乎平稳，因中焦介乎上下之间，是升降出入的枢纽，药过轻薄，则药不及病；药过重厚，则药过病所，皆不能愈病，所以要如秤杆之平才好。病在下焦的，用量贵乎重厚，非此不能达到病所，《内经》所谓在下治下治以急，急则气味厚，也是这个精神。如本书的治疗，起始于银翘散，终结于专翁大生膏，就是这个精神。

【按语】对病的治疗法则，讲的很精要，是临床有得之言，值得熟记。

吴又可温病禁黄连论

唐宋以来，治温热病者，初用辛温发表，见病不为药衰，则恣①用苦寒，大队芩、连、知、柏，愈服愈燥，河间且犯此弊。盖苦先入心，其化以燥，燥气化火，反见齿板②黑，舌短黑，唇裂黑之象，火极而似水也。吴又可非之诚是，但又不识苦寒化燥之理，以为黄连守而不走，大黄走而不守。夫黄连不可轻用，大黄与黄连同一苦寒药，迅利于黄连百倍，反可轻用哉？余用普济消毒饮于温病初起，必去芩、连，畏其入里而犯中下焦也。于应用芩、连方内，必大队甘寒以监之，但令清热化阴，不令化燥。如阳亢不寐，火腑不通等证，于酒客便溏频数者，则重用之。湿热门则不惟不忌芩、连，仍重赖之，盖欲其化燥也。语云："药用当而通神"，医者之于药，何好何恶，惟当之是求。

【词解】

①恣：音自 zì，放纵的意思。

②齿板：指牙齿。

【提要】 主要说明黄连的用法。

【语释】 自唐宋以来，对于温热病的治疗，一般是先用辛温之药发汗解表，见服药无效，疾病不见减轻，就改弦易辙，任意的用苦寒药，用大量的黄芩、黄连、知母、黄柏，除知母外，其他的药都 能苦寒化燥，结果是愈服愈燥，就是金元四大家之一的刘河间也犯这个毛病。这是因为苦味药先入心，苦寒化燥，燥气化火，燥火炽盛，阴液耗伤，故见牙齿黑，舌体短缩，舌苔发黑而干燥少津，口唇也干裂色黑之象，这是火热炽盛，火极而似水的假象。明代吴又可提出批评是很对的，但他又不了解苦寒化燥的道理，认为黄连守而不走，大黄走而不守。既然黄连不可轻用，而大黄与黄连都是同样属于苦寒药，而大黄猛迅通利之性，比黄连强百倍，怎么能够随便轻用呢？我用普济消毒饮治温毒病初起，一定去黄芩、黄连，怕其入里而犯中焦、下焦无病之所。对于应用黄芩、黄连方内，必用大队的甘寒药以监制之，只取它苦寒清热，苦甘化阴，不使它苦寒化燥、化火。但对于阳亢不寐及火腑不通等证，又对于酒客大便稀溏，次数增多之证，则必重用黄芩、黄连，则特意利用它的苦寒清降和苦寒化燥胜湿的作用。另外，治疗湿温病，也是同样不仅不禁忌黄连、黄芩，反而作为主药重用，就是特意取苦寒清热，苦寒化燥胜湿的功效。俗话说：药物能用的恰当，它的疗效是不可思议的，由此可见，医生对于药物，不应该有什么喜好和厌恶的成见，而应该以用得适当，能够取得最高的疗效为标准。

【按语】对苦寒药芩、连的应用，基本上是正确的。惟治大头瘟有用"普济消毒饮去升麻、柴胡主之；初起一二，再去芩、连，三四日加之佳"的规定。笔者认为大头瘟的病变部位，就是在头颊上部，及少阳之经，升麻、柴胡不一定非去不可，实践证明，用升、柴不惟无害，而疗效更好。再者，初起若无卫分症状而舌苔黄者，芩、连也不必去掉，疗效是可靠的。

风温、温热气复论

仲景谓腰以上肿当发汗，腰以下肿当利小便，盖指湿家风水、皮水之肿而言。又谓无水虚肿，当发其汗，盖指阳气闭结而阴不虚者言也。若温热大伤阴气之后，由阴精损及阳气，愈后阳气暴复，阴尚亏歉之至，岂可发汗利小便哉！吴又可于气复条下，谓血乃气之依归，气先血而生，无所依归，故暂浮肿，但静养节饮食自愈。余见世人每遇浮肿，便与淡渗利小便方法，岂不畏津液消亡而成三消①证，快利津液为肺痈②肺痿③证，与阴虚、咳嗽身热之劳损证哉！余治是证，悉用复脉汤，重加甘草，只补其未足之阴，以配其已复之阳，而肿自消。千治千得，无少差谬，敢以告后之治温热气复者，暑温、湿温不在此例。

【词解】

①三消：即消渴病。分上消、中消、下消，上消以多饮为主；中消以多食为主；下消以多尿为主。详见《金匮要略》。

②肺痈：病名。即现在的肺化脓病。详见《金匮要略》。

③肺痿。病名。以肺气萎弱不振为特点，有虚寒肺痿和虚热肺痿两个类型。详见《金匮要略》。

【提要】论述气复浮肿的治法。

【语释】张仲景在其所著《金匮要略·水气病脉证并治》说：凡是腰部以上浮肿的，应当用发汗的方法来治疗；凡是腰部以下浮肿的，应当用利小便的方法来治疗，这是指素有内湿的人而患风水、皮水的浮肿病而说的。又说没有水湿的虚肿，也是应用发汗的方法来治疗，这是指的阳气闭结不通，而阴液不虚的病证讲的。如果温热病大伤阴气之后，由阴虚而导致阳虚，温热病愈后，而阳气骤然恢复，这时而阴精尚亏损的很厉害，在这种情况下而发生的浮肿证，怎么能够用发汗和利小便的方法来治疗呢？吴又可在他的气复条下说，血是依靠气为引导，而循行周流全身各部的，假如病后血不足而气有余，气先到而血未到，可发生浮肿证，这种情况不须药物治疗，只要安心静养，节制饮食，就会自愈的。我见到现在的医生，一遇到水肿证，不论什么原因所致的，一概用淡渗利小便的方法治疗，怎么不怕淡渗太过，使津液消亡太甚而成消渴病，或使渗利太过，津液亏耗，阴虚生内热，而转变肺痈病或肺痿病，以及转变为阴虚、咳嗽、身热的虚损证呢？我治疗这种病证，皆用复脉汤，重加甘草来治疗，只补它的未足的阴精，以配它的已复的阳气，使阴阳达到相对的平衡，浮肿也就自然消退了，所治的病例很多，疗效都是非常可靠的，从来没有发生过差错，所以我敢于告诉后之医者，对于温热气复的浮肿证，是可以用这个方法治疗的。但暑温、湿温病的浮肿证，是不能用这个例子来治疗，这一点应当要注意的。

治血论

人之血，即天地之水也，在卦①为坎。治水者不求之水之所以治，而但曰治水，吾未见其能治也。盖善治水者，不治水而治气。坎之上下两阴爻②，水也；坎之中阳，气也；其原分自乾之中阳。乾之上下两阳，臣与民也；乾之中阳，在上为君，在下为师；天下有君师各行其道于天下，而彝③伦不叙者乎？天下有彝伦攸叙，而水不治者乎？此《洪范》所以归本皇极，而与《禹贡》相为表里者也。故善治血者，不求之有形之血，而求之无形之气。盖阳能统阴，阴不能统阳；气能生血，血不能生气。至于治之之法，上焦之血，责之肺气，或心气；中焦之血，责之胃气，或脾气；下焦之血，责之肝气、肾气、八脉之气。治水与血之法，间亦有用通者，开支河也；有用塞者，崇④堤防也。然皆已病之后，不得不与治其末；而非未病之先，专治其本之道也。

【词解】

①卦：《周易》中象征自然现象和人事变化的一套符号，以阳爻（－）阴爻（－－）相配合而成。单卦共八个，就是八卦，名称是乾、坤、震、巽、坎、离、艮、兑。

②爻：音摇 yáo，是构成《易》卦的基本符号，"－"是阳爻，"－－"是阴爻；爻是表示交错和变动的意思。

③彝：音夷 yí，法度，常规的意思。

④崇：高的意思。

【提要】 主要说明治疗血证的方法。

【语释】 人体内的血液，好像自然界的水一样，在八卦上来讲是属于坎卦。治理水道的，而不探求水流通的原理，而徒说治水，我从来未见过能够达到目的的。真正善于治水的，不治其水，而治其气。好像坎卦的上下是两个阴爻，是代表水，水为阴；坎卦的中间是个阳爻，是代表气，气为阳；说明水的流动，是主要依靠阳气来运行的。原来坎卦当中的阳爻，它的根源是从乾卦中的阳爻分派而来的。乾卦的上下是两个阳爻，是代表臣子和民众；乾卦的中间，也是个阳爻，在上的代表君王，在下的代表师尊；天下有君、师各行其职权而治理天下，法度伦理那有会不昌明的呢？天下的法度伦理都很昌明，而水那有会治理的不好呢？这就是《洪范》之所以把治水之功归于皇帝，而与《禹贡》相为表里的道理。所以善于治疗血证的，也同样不应单治有形之血，而是应该治其无形之气。这是因为血为阴，而气为阳，阳能统阴，而阴不能统阳。气能生血，而血不能生气。也就是说气为血之师，气能行血，而血不能行气，气行则血行，气滞则血凝，所以治血必先治气。至于治疗血证之法，上焦的血证，要着重于肺气和心气；中焦的血证，着重于胃气和脾气；下焦的血证，着重于肝气、肾气和奇经八脉之气。治水与治疗血证的方法，有时候有用通法的，如河道淤积，水不能流通，必泛滥而成灾，这就必须开挖支河，使水归其道；如血有瘀积，则必活血通瘀，或行气顺气，使气血调和。有用堵塞方法的，如水势上涨，则加高加固堤坝以防泛滥；大失血证，则必峻补其气以固其血。但这都是已病之后，不得不用这些办法，来治其标；而不是在未病之先，专治其本的方法了。

【按语】 论述治疗血证的方法诚是，而比喻之理太玄。

九窍论

人身九窍，上窍七，下窍二，上窍为阳，下窍为阴，尽人而知之也。其中阴阳奇①偶②生成之妙谛，《内经》未言，兹特补而论之。阳窍反用偶，阴窍反用奇。上窍统为阳，耳目视听，其气清为阳；鼻嗅口食，其气浊则阴也。耳听无形之声，为上窍阳中之至阳，中虚而形纵，两开相离甚远。目视有形之色，为上窍阳中之阴，中实而横，两开相离较近。鼻嗅无形之气，为上窍阴中之阳，虚而形纵，虽亦两窍，外则仍统于一。口食有形之五味，为上窍阴中之阴，中又虚又实，有出有纳，而形横，外虽一窍，而中仍二。合上窍观之，阳者偏，阴者正，土居中位也；阳者纵，阴者横，纵走气，而横走血，血阴而气阳也。虽曰七窍，实则八也。阳窍外阳而内阴，外奇而内偶，阳生于七，成于八也。生数，阳也；成数，阴也。阳窍用成数，七、八成数也。下窍能生化之前阴，阴中之阳也；外虽一窍而内实二，阳窍用偶也。后阴但主出浊，为阴中之至阴，内外皆一而已，阴窍用奇也。合下窍观之，虽曰二窍，暗则三也。阴窍外阴而内阳，外偶而内奇；阴窍用生数，二、三生数也。上窍明七，阳也；暗八，阴也。下窍明二，阴也；暗三，阳也。合上下窍而论之，明九，暗十一，十一者，一也；九为老，一为少，老成而少生也。九为阳数之终，一为阳数之始，始终上下，一阳气之循环也。开窍者，运阳气也。妙谛无穷，一互字而已。但互中之互，最为难识，余尝叹曰：修身③者，是字难；格致④者，互字难。

【词解】

①奇：单数为奇。

②偶：双数为偶。

③修身：努力提高自己的品德修养之意。

④格致：格物、致知的省称。旧谓穷究事物的原理而获得知识的意思。

【提要】 论述九窍主要在于说明阳中有阴，阴中有阳，阴阳互根的道理。

【语释】 人身有九个孔窍，上窍有七个，下窍有二个，上窍在头面部故为阳，下窍在躯干的下部故为阴，这是人人都知道的。但其中含有阴阳奇偶生成的奥妙，人多不了解，《内经》也未说到这个问题，今特为补充说明。上窍既属阳，其生成数应该是奇数（单），而实际上都是偶数（双）；下窍既属阴，其生成数应该是偶数（双），而实际上却是奇数（单）。上窍都是为阳，但目主视，耳主听，接触到的都是清气，为阳；鼻主嗅，口主食，接触到的都是浊气，为阴。耳朵专听无形的声音，故为上窍中的阳中之阳，它的形状中间是空的而耳翼下垂，其方位在头的两侧而相距甚远。目专看有形之色，为上窍中的阳中之阴，它的形状中间是实的而外表横列，其方位在鼻柱的两侧而相距甚近。鼻专嗅无形之气，为上窍中阴中之阳，它的形状中间是空的而外形是纵的，虽然是两个窍（鼻孔）而实际外形只是一个鼻子。口专吃有形的食物，为上窍中阴中之阴，其形状在中间有虚有实，虚的是口腔，实的是舌体，有出有纳，纳的是饮食，出的是痰唾，外形是横的，外表虽只有一个窍（口），而其中却是两个，一个是喉窍通于肺，一个是咽窍通于胃。综合上窍来看，属于阳中之阳的都是偏的，如耳和目，属于阴的都是正的，如鼻和口，口、鼻皆属土，故其位置都在中央；凡属于阳的都是纵直的，如耳和鼻，属于阴的都是横列的，如目和口，直的走气分，横的走血分，这是因为血属阴而气属阳的缘故。上窍表面虽说是七窍（奇数），而实际是八窍（偶数），阳窍表面是阳（七数）而内在实际是阴（八数），外在是奇数，内在是偶数，这是因为阳生于七，而成于八。所以生数是单，为阳；成数是双，为阴。总的来说，阳窍用成数，七和八都是成数。

下窍的前阴有生化的功用，所以为阴中之阳；表面是一个窍而内在实际是二个窍，在男子一为精窍，一为尿窍；在女子一为阴窍（阴道口），一为尿窍；所以阴窍用偶数。后阴专主排泄大便，为阴中之至阴，但内外就只有一个窍，所以阴窍用奇数。综合下窍来看，表面虽说是二个窍，而实际是三个窍。所以阴窍外在为阴（二为偶数），而内在为阳（三为奇数），为外偶（双）而内奇（单）；总的来说，阴窍用生数，二和三都是生数。

现在综合上、下窍来说，明里是九窍，暗里实际是十一窍，十一去十就是一，九为老数，一为少数，万物都是生于少而成于老，故九为阳数的终了，一为阳数的开始，其中上下始终的生化过程，无非在于阳气的循环消长而已。人体之所以生长九窍，主要在于运行阳气，从而阳生阴长，发挥了阴阳互根的作用。其中的奥妙，在于阳中有阴，阴中有阳，阳中有阳，阴中有阴的阴阳互根，这其间的关系，是可以认识清楚的。我曾感叹地说：一个要修身的人，难在怎样来明辨是非，达到不犯错误的目的；研究事物道理的人，难在怎样掌握事物的关系，明确事物变化的发展规律。

卷五　解产难

解产难题词①

天地化生万物，人为至贵，四海之大，林林②总总③，孰非母产？然则母之产子也，得天地、四时、日月、水火自然之气化，而亦有难云乎哉？曰：人为之也。产后偶有疾病，不能不有赖于医。无如医者不识病，亦不识药；而又相沿故习，伪立病名；或有成法可守者而不守，或无成法可守者，而妄生议论；或固执古人一偏之论，而不知所变通；种种遗患，不可以更仆④数。夫以不识之药，处于不识之病，有不死之理乎？其死也，病家不知其所以然，死者更不知其所以然，而医者亦复不知其所以然，呜呼冤哉！瑭目击神伤，作解产难。

【词解】
①题词：即题辞。古代的一种文体，内容为对作品进行评价或发表感想。
②林林：形容众多的样子。
③总总：形容众多或杂乱的样子。
④更仆：更，再之意；仆，人之意；更仆，就是再增加人的意思。

【提要】　主要说明写解产难的动机和感想。

【语释】　自然界生化万物，以人最为尊贵，宇宙之大，动物众多，都是其母所产。可是妇女生孩子，是自然界的一种自然现象，怎么能说难呢？所以有难的情况，完全是人为的结果。因为妇女产子之后，有了疾病，不能不依靠医生来进行调治。无奈医者并不认识疾病，亦不了解药物；而又相沿旧的庸俗习惯，假造病名；或者本来有成法可以取效，可是他并不了解，或者没有成法可守的，而他又不能正确的辨证论治，而胡发议论；或者他固执前代医家的一偏之论，而不知道融会贯通，灵活运用；种种弊病，是数也数不完的。以不了解其性质的药物，去治疗不认识的疾病，那会有不造成不良后果的道理呢？及至病人已经死亡了，病家既不了解为什么死的道理，死者就更不了解了，而医者也同样不了解所以死的道理，这是多么可悲可叹的事情啊！我看到这些情况，是非常伤心的，因此写这一篇解产难。

产后总论

产后治法，前人颇多，非如温病混入伤寒论中，毫无尺度①者也。奈前人亦不无间有偏见，且散见于诸书之中，今人读书不能搜求拣择，以致因陋就简，相习成风。兹特指出路头②，学者随其所指而进步焉，当不歧于路矣。本论不及备录，古法之阙略者补之，偏胜者论之，流俗之坏乱者正之，治验之可法者表之。

【词解】
①尺度：标准，规制的意思。
②路头：方向的意思。

【提要】主要说明写解产难的原则。

【语释】对于妇人产后疾病的治疗方法，前代医家论述的很多，不像温病都混入《伤寒论》一书中，眉目不清，毫无标准，学起来比较困难。但对产后病的治法前代医家也有一些不正确的意见，而且都散见于各家著作之中，现在的学者很难搜集完备，更难择善而从，以致只好因陋就简，沿着旧的习惯而承袭下来成为风气。因此我特为指出学习产后病治法的方向，使学者随我所指的方向，进行学习研究，以求进步发展，就不致于走弯路了。本篇不可能把所有的问题都讲明白，只是对于古法之缺漏的内容，进行补充；有所偏见的地方，提出来讨论一下；对一些不正确的流俗习惯，提出来进行纠正；对于用之有效，能够治愈产后疾病的方法，进行表彰说明，以利推广。

产后三大证论一

产后惊风之说，由来已久，方中行先生驳①之最详，兹不复议。《金匮》谓新产妇人有三病，一者病痉②，二者病郁冒③，三者大便难。新产血虚，多汗出，喜中风，故令人病痉；亡血复汗，故令郁冒；亡津液胃燥，故大便难。产妇郁冒，其脉微弱，呕不能食，大便反坚，但头汗出，所以然者，血虚而厥，厥而必冒，冒家欲解，必大汗出，以血虚下厥，孤阳上出，故头汗出。所以产妇喜汗出者，亡阴血虚，阳气独盛，故当汗出，阴阳乃复。大便坚，呕不能食，小柴胡汤主之。病解能食，七八日复发热者，此为胃实，大承气汤主之。按此论乃产后大势之全体也，而方则为汗出中风一偏之证而设，故沈目南谓仲景本意，发明产后气血虽虚，然有实证，即当治实，不可顾虑其虚，反致病剧也。

【词解】

①驳：音博 bó，辩驳，驳斥，反驳，批驳之意。

②痉：病名。指颈项强，口噤，四肢抽搐，角弓反张之证。

③郁冒：病名。即晕厥昏迷之证。

【提要】 论述张仲景治疗产后三大证的大法。

【语释】 产后惊风的说法，很久以来就有了，明代方中行先生批驳的最为详细，我现在不再议论了。《金匮要略·妇人产后病脉证并治》说：新产妇人最为常见的有三种病，第一种是痉病；第二种是郁冒病；第三种是大便秘结证。这是因新产妇人由于产子而子宫出血，因而血虚，阴血虚则不能敛阳，阳气外张，故多汗出。汗出而腠理不固，最易为风寒外袭，故喜中风。风寒外袭，郁而化热，再加本来血虚，筋脉失养，故令人病痉。本来失血，又加多汗，阴不敛阳，阳气上冒，故令人病郁冒。血虚多汗，津液消耗太多，肠道失于润养，故大便秘结。产妇病郁冒，脉象微弱，伴有呕吐不能食，大便坚，但头汗出。所以出现这些症状，其病理是妇人产后血虚，阴不能配阳，阳气上厥，因而病郁冒。郁冒欲要解除，必须自发的得大汗出才行。这是因为本来血虚于下，阳气上厥，孤阳上出，津液亦随阳气上越，故但头汗出。所以妇人产后最容易出汗的道理，主要是因为亡阴血虚，阴不能配阳，阳气独胜，若当其自发的汗出之后，阳损阴复，阴阳得到相对的平衡，故可自愈。若兼有大便秘结，呕吐不能饮食的，应当用小柴胡汤来治疗。小柴胡汤有疏利少阳经三焦的功用，使上焦得通，津液得下，胃气因和，而诸证自解。

服小柴胡汤以后，郁冒已解，便通呕止而能食了，但七、八天以后，又出现发热，大便秘结不通，这是胃肠有实热所致，用大承气汤来治疗。这是本篇按照《金匮》的条文，概括的讨论了妇人产后三大证的大体情况，而所举的两个方剂，是为产后血虚，汗出中风所出现的症状而设立的。清代医家沈目南认为仲景的本意是，妇人新产之后，气血虽虚，但是也有实证，出现实证，就应当按实证来处理治疗，不可顾虑产后气血虚而不敢应用，否则，就会贻误病机，会使病情加重的。

【按语】 此节全部为《金匮》妇人产后病篇，讨论产后三大证的内容。

产后三大证论二

按产后亦有不因中风，而本脏自病郁冒、痉厥、大便难三大证者。盖血虚则厥，阳孤则冒，液短则大便难。冒者汗者，脉多洪大而芤；痉者厥者，脉则弦数，叶氏谓之肝风内动，余每用三甲复脉、大、小定风珠及专翁大生膏而愈，浅深次第①，临时斟酌。

【词解】
①次第：等次，位次，顺序的意思。

【提要】指出产后三大证不因中风而得的治法。

【语释】按妇人产后也有不因外感中风，而由于某脏本脏自病而产生的郁冒、痉厥、大便难三大证的。这是因为阴血亏虚，则生内热，筋脉失于濡养，故发生四肢抽搐，神识昏迷的痉厥证。阴竭于下，则孤阳上冒，故发生郁冒证。阴液亏虚，大肠失润，故发生大便难证。郁冒和汗出的病人，皆是阴虚阳胜所致，故其脉象多洪大而中空。痉厥的病人，皆是阴虚肝旺所致，故其脉象多弦数。叶天士所谓肝风内动，即指此而言，我每用三甲复脉汤、小定风珠、大定风珠及专翁大生膏这类滋阴潜阳的方剂来治疗，多能收效迅速而治愈，这要根据病位的浅深，病情的轻重，斟酌病人的具体情况，而选用上述方剂。

【按语】肝风内动，非外来之风邪，乃由于阴虚阳亢，肝阳化风而导致。叶天士《临证指南医案·肝风》门说："内风，乃身中阳气之变动，甘酸之属宜之。"又说："下元水亏，风木内震。""缓肝之急以熄风，滋肾之液以驱热"。"夫阳动莫制，皆脏阴少藏，自觉上实下虚，法当介以潜之，酸以收之，味厚以填之"。都与本篇的病情和治法相符合。

产后三大证论三

《心典》云："血虚汗出，筋脉失养，风入而益其劲①，此筋病也；亡阴血虚，阳气遂厥，而寒复郁之，则头眩而目瞀②，此神病也；胃脏津液而灌溉诸阳，亡津液胃燥，则大肠失其润而大便难，此液病也。三者不同，其为亡血伤津则一，故皆为产后所有之病"。即此推之，凡产后血虚诸证，可心领而神会矣。按以上三大证，皆可用三甲复脉、大小定风珠、专翁膏主之。盖此六方，皆能润筋，皆能守神，皆能增液故也，但有浅深次第之不同耳。产后无他病，但大便难者，可与增液汤。以上七方，产后血虚液短，虽微有外感，或外感已去大半，邪少虚多者，便可选用，不必俟外感尽净而后用之也。再产后误用风药，误用辛温刚燥，致令津液受伤者，并可以前七方斟酌救之。余制此七方，实从《金匮》原文体会而来，用之无不应手而效，故敢以告来者。

【词解】
①劲：音硬 yìng，此处指强直的意思。
②瞀：音贸 mào，看不清楚，或精神昏乱的意思。

【提要】 进一步阐述产后三大证用滋阴潜阳法。

【语释】 尤在泾《金匮心典》说：既血虚又汗出，津液消亡，筋脉失于濡养，外风侵入，津液更伤，则筋脉更为强直了，这是痉病，是属于筋脉方面的疾病。阴血亏虚，不能配阳，阳气遂之上厥，而又为外寒所束，所以头眩晕而目视不清，精神昏乱，这是郁冒病，是属于神志方面的疾病。胃腑有藏津液之功能，而灌溉太阳、阳明、少阳三阳经，若胃的津液消亡则胃中干燥，则大肠失于滋润而为大便难证，此属津液方面的病证。三者病证虽不相同，其为阴血虚津液伤则是一致的，故皆为妇人产后所最常见之三大证。根据这个情况来进行推论，凡产后由于血虚所引起的各种疾病的治疗，都可以领会它的精神了。按以上所说的三大证，皆可用一甲复脉汤、二甲复脉汤、三甲复脉汤、大定风珠、小定风珠和专翁大生膏进行治疗。因为这六个方剂的功用，皆能润筋，皆能守神，皆能增液的缘故，但只有病情浅深及病程等次的不同罢了。如果产后没有其他的什么毛病，只是大便难的，可以给予增液汤治疗。以上七个方子，凡是产后血虚而津液不足的，或略微有点外感，或虽有外感已愈大半，邪少虚多的，皆可酌情选用，不可等到外感全解而后再用。再者产后血虚而误用风药治疗，或者误用辛温刚燥的药物治疗，致使津液更伤，病情更进一步加重的，皆可以斟酌病情，选用以上七方来进行救治，疗效是很好的。我制订这七个方子，都是从《金匮》原文的精神体会出来的，临床应用没有不应手取效，疗效是非常可靠的，所以我敢以提出来，供学者参考。

【按语】 妇人产后，血虚津少，多有大便秘结之证，若无其他病证，一般不必服药，可以调剂饮食，多吃一些蔬菜，待血旺津回，大便自然恢复正常。或以少量番泻叶代茶饮用，亦平稳有效。本篇吴氏提出用增液汤，以补药之体，做泻药之用，比之用攻下剂者，确实技高一筹。《医宗金鉴·妇科心法》说："产后去血过多伤其津液，多致胃燥肠枯，故令大便秘结，若饮食如常，无胀满之苦者，不宜轻下，反伤元气，惟宜量其虚实，用诸导法，待血旺津回，大便自然顺利也。"正是说明这个精神。

产后瘀血论

张石顽[①]云："产后元气亏损，恶露[②]乘虚上攻，眼花头眩，或心下满闷，神昏口噤，或痰涎壅盛者，急用热童便主之。或血下多而晕，或神昏烦乱，芎归汤[③]加人参、泽兰、童便，兼补而散之。又败血上冲有三：或歌舞谈笑，或怒骂坐卧，甚则逾墙上屋，此败血冲心多死，用花蕊石散[④]，或琥珀黑龙丹[⑤]，如虽闷乱，不至癫狂者，失笑散[⑥]加郁金；若饱闷呕恶腹满胀痛者，此败血冲胃，五积散[⑦]或平胃加姜、桂，不应，送来复丹，呕逆腹胀，血化为水者，《金匮》下瘀血汤[⑧]；若面赤呕逆欲死，或喘急者，此败血冲肺，人参、苏木，甚则加芒硝荡涤之。大抵冲心者，十难救一，冲胃者五死五生，冲肺者十全一二。又产后口鼻起黑色而鼻衄者，是胃气虚败而血滞也，急用人参、苏木，稍迟不救"。愚按产后原有瘀血上冲等证，张氏论之详矣。产后瘀血实证，必有腹痛拒按情形，如果痛处拒按，轻者用生化汤[⑨]，重者用回生丹[⑩]最妙。盖回生丹以醋煮大黄，直入病所而不伤他脏，内多飞走有情食血之虫，又有人参护正，何瘀不破，何正能伤。近见产妇腹痛，医者并不问拒按喜按，一概以生化汤从事，甚至病家亦不延医，每至产后，必服生化汤十数帖，成阴虚劳病，可胜悼哉！余见古本《达生篇》[⑪]中，生化汤方下注云：专治产后瘀血腹痛、儿枕痛[⑫]，能化瘀生新也。方与病对，确有所据。近日刻本，直云："治产后诸病"，甚至有注"产下即服者"，不通已极，可恶可恨。再《达生篇》一书，大要教人静镇，待造化之自然，妙不可言，而所用方药，则未可尽信。如达生汤下，"怀孕九月后服，多服尤妙"，所谓天下本无事，庸人自扰之矣。岂有不问孕妇之身体脉象，一概投药之理乎？假如沉涩之脉，服达生汤则可，若流利洪滑之脉，血中之气本旺，血分温暖，何可再用辛走气乎？必致产后下血过多而成痉厥矣。如此等不通之语，辨之不胜其辨，可为长太息也！

【词解】

①张石顽：名璐，字路玉，晚号石顽老人，清·江南长洲人，生于公元1617～1699年，著有《伤寒缵论》、《伤寒绪论》、《张氏医通》等书。

②恶露：指产妇分娩后，胞宫内遗留的瘀血或浊液。一般产后二至三周内恶露应完全排尽，如超过三个星期，仍然持续淋漓不断，或排出很少，均属病理范围。

③芎归汤：即当归、川芎。

④花蕊石散：花蕊石、上色硫黄。置瓦罐内煅用。

⑤琥珀黑龙丹：即五灵脂、当归、川芎、干地黄、良姜。治死胎胞衣不下，败血逆冲。

⑥失笑散：即蒲黄、五灵脂。

⑦五积散：即白芷、陈皮、厚朴、当归、川芎、芍药、茯苓、桔梗、苍术、枳壳、半夏、麻黄、干姜、肉桂、甘草，加姜葱煎。

⑧下瘀血汤：即大黄、桃仁、䗪虫，炼蜜为丸。

⑨生化汤：即当归、川芎、桃仁、黑姜、炙甘草。

⑩回生丹：即化癥回生丹。

⑪达生篇：书名。一卷，清·函斋居士撰。论胎前临产产后之法，难产救治之方。

⑫儿枕痛：产后少腹痛，其痛者微，乃产时血块未净，名儿枕痛。

【提要】 论述产后瘀血的证治。

【语释】 张石顽说：由于产后元气亏损，恶露败血乘虚向上冲逆，有的眼花缭乱头眩，或心下满闷，神昏口噤，或痰涎很多，出现这些情况，均可急用热童便来冲服。或子宫出血过多，而为眩晕，或神昏烦乱的，可用芎归汤加人参、泽兰、童便，使散中有补。张氏又认为败血上冲，有三种情况，叫做三冲：有的表现为歌舞谈笑，或怒骂而坐卧不宁，甚则逾墙上屋，这是败血冲心发狂，预后多死，可用花蕊石散或琥珀黑龙丹来治疗。如果虽然出现闷乱，还未至癫狂的，可用失笑散加郁金来治疗。如表现饱闷呕恶，腹满腹胀腹痛的，这是败血冲胃，可用五积散或平胃散加生姜、肉桂来治疗；如果不效，则兼送服来复丹，如果呕逆腹胀，血化为水的，可用《金匮》的下瘀血汤来治疗。如果面赤呕逆，烦闷欲死的，或兼有喘急的现象，这是败血冲肺，可用人参、苏木，即二味参苏饮来治疗；病情严重的，可再加芒硝以通下荡涤。一般来说，凡是败血冲心的，十难救一。败血冲胃的，五死五生。败血冲肺的，十全一二。又有产后出现口鼻起黑色而且鼻衄的，这是胃气虚败而血液凝滞的现象，应当急用人参、苏木，即二味参苏饮来救治，稍迟就不可救了。

我认为妇人产后，原有瘀血上冲等证，张石顽论述的是很详细的了。如果产后，是瘀血之实证，就必定有腹痛拒按等情况，如果痛处拒按；病情轻的，可用生化汤来治疗。病情重的，以用回生丹最好。这是因为回生丹有醋煮大黄，攻瘀血的力量较大，能直入病所而不伤他脏，况且还有一些虫类活血搜络的药物，又有人参来扶养正气，这样攻补兼施，何瘀不可破，正气又不能伤，是比较理想的方剂。近来见到妇人产后腹痛，医者并不问拒按、喜按，一律以生化汤来进行治疗，甚至有的病家也不请医生，每到产后，必服生化汤十数付，因为药不对证，犯虚虚之戒，有的造成阴虚劳病，这是多么可悲痛的啊！我看到古本《达生篇》中，生化汤方下的注解说：专治产后瘀血腹痛，儿枕痛，这是因为本方有化瘀生新的功效。方与病证相对，疗效是可靠的。近来的刻本，直接的说：治产后一切疾病，甚至有的注解为：分娩后即服的，这是不通之极，实在可恶可恨。再者《达生篇》一书，主要精神是告诉人们在分娩之前，产房环境要安静，产妇和助产护理人员要镇静，不要慌乱，如无其他毛病，自然就会顺利分娩，因为分娩本是一种自然现象，这是很正确的。但这本书所载的方药，有的并不完全正确，如达生汤下注解说："怀孕九月后服，多服尤妙"，这岂不本来是平安无事的，却被人为的招来许多麻烦吗！那有不问孕妇的身体情况如何，脉象如何，一概投药之理呢？假如孕妇是沉涩的脉象，说明是有瘀血停留，服达生汤是可以的，如果孕妇为流利洪滑的脉象，说明气血旺盛而无病，血中之气本来旺盛，血分温暖，血行通畅，如果再用达生汤辛味走气的药，必然会使产后下血过多，筋脉失养，而造成痉厥之病。像这样不通的话，辨之不胜再辨，真是非常可叹的。

产后宜补宜泻论

朱丹溪[①]云："产后当大补气血，即有杂病，从末治之；一切病多是血虚，皆不可发表"。张景岳[②]云："产后既有表邪，不得不解；既有火邪，不得不清；既有内伤停滞，不得不开通消导；不可偏执。如产后外感风寒，头痛身热，便实中满，脉紧数洪大有力，此表邪实病也。又火盛者，必热渴躁烦，或便结腹胀，口鼻舌黑焦，酷[③]喜冷饮，眼眵[④]尿痛，溺赤，脉洪滑，此内热实病也。又或因产过食，致停蓄不散，此内伤实病也。又或郁怒动肝，胸胁胀痛，大便不利，脉弦滑，此气逆实病也。又或恶露未尽，瘀血上冲，心腹胀满，疼痛拒按，大便难，小便利，此血逆实证也。遇此等实证，若用大补，是养虎为患，误矣"。愚按二子之说，各有见地[⑤]，不可偏废，亦不可偏听。如丹溪谓产后不可发表，仲景先师原有亡血禁汗之条，盖汗之则痉也。产后气血诚虚，不可不补，然杂证一概置之不问，则亦不可，张氏驳之，诚是。但治产后之实证，自有妙法，妙法为何？手挥目送是也。手下所治系实证，目中心中意中注定是产后。识证真，对病确，一击而罢；治上不犯中，治中不犯下，目中清楚，指下清楚，笔下再清楚，治产后之能事毕矣。如外感自上焦而来，固云治上不犯中，然药反不可过轻，须用多备少服法，中病即已，外感已即复其虚，所谓无粮之兵，贵在速战；若畏产后虚怯，用药过轻，延至三、四日后，反不能胜药矣。余治产后温暑，每用此法。如腹痛拒按则化瘀，喜按即补络，快如转丸⑥，总要医者平日用功参悟古书，临证不可有丝毫成见而已。

【词解】

①朱丹溪：著名医学家，金元四大家之一。字彦修，名震亨，金华（浙江义乌县）人，世居丹溪，故又称他丹溪翁或朱丹溪，生存于 1281～1358 年，三十岁始读《素问》，曾从罗知悌学医，并受到刘完素、张从正、王好古、李杲等医家著述的影响。著有《格致余论》、《局方发挥》等书。

②张景岳：名介宾，字会卿，明·山阴（会稽县）人，约生于公元 1563～1640 年，学医于金英。张氏钻研《内经》数十年，著成《类经》和《类经图翼》、《质疑录》，并结合一生临证经验，复辑成《景岳全书》等。

③酷：音库 kù，极，甚的意思。

④眵：音痴 chī，眼睛里分泌出的黄色粘质，俗称眼屎。

⑤见地：即见解的意思。

⑥转丸：形容快，顺易的意思。

【提要】 主要论述产后当补当泻的正确用法。

【语释】 朱丹溪说：妇人产后应当以大补气血为主，即使有杂病，应该放在后面治疗。因为产后一切病皆是血虚所致，都不能用发表法来治疗。张景岳说：妇人产后，既然有表证，就不得不用解表的方法治疗；既有热证，就不得不用清热的方法治疗；既有内伤饮食停滞之证，就不得不用开通消导的方法治疗；都不可偏执产后气血亏虚，不敢用上述方法来治。如果产后外感风寒之邪，表现为头痛发热，大便秘结，腹部胀满，脉象紧数洪大有力，这是外感表邪的实病。又有内热火盛的，表现为壮热口渴烦躁，或大便秘结，腹部胀满，口鼻舌苔焦黑，酷喜冷饮，饮不解渴，眼屎很多，尿道疼痛，小便短赤，脉洪滑有力，这是内热炽盛的实病。又或因产后饮食过饱，而致停蓄胃中不散，表现为脘腹胀满，嗳气酸腐食臭等，这是内伤饮食的实病。又有肝气郁结，恼怒伤肝，表现为胸胁胀痛，大便不利，脉象弦滑，这是肝气横逆的实病。又或妇人产后，恶露未尽，瘀血上冲，证见心腹胀满，疼痛拒按，大便难，而小便自利，这是产后血逆的实病。凡遇此等实证，若用大补气血的方法，那就是养虎为患，贻害是无穷的。

我认为朱、张二氏的说法，各有各的见解，我们不可片面的偏废那一家，但也不可片面的只偏听那一家。如丹溪所谓产后不可发表，张仲景的《伤寒论》和《金匮要略》均有亡血不可发汗的条文，亡血复汗，阴津更伤，筋脉失养，而成痉病。妇人产后，气血诚然是很虚的，不可不用补法，但是又患了杂证，一概不管，不予治疗，那也是不行的，张景岳批驳他，是有一定道理的。但是治疗妇人产后的实证，自有巧妙的方法，巧妙的方法是什么呢？主要是心灵手巧，辨证论治。我手下所治疗的确实是实证，但我的心意中却要随时的不要忘记是产后，辨证准确，在使用祛邪方法时，要掌握中病即止，即见到邪气已衰，就马上停止，不可过剂，以免伤正。治疗上焦的疾病，药要轻清，不可侵犯中焦无病之所，治疗中焦的疾病，用药切忌重镇，勿犯下焦无病之所。如果能做到辨证清楚，切脉精细，处方慎重，那么治疗产后疾病的方法，就算真正掌握了。如果外邪是从上焦而来，虽说是治上勿犯中，但用药亦不可过轻，须用多备少服法，就是说用药是不轻的，但是在服药量上，可以灵活一些，若服药后外感已解，可以停止后服，这就是中病即已的方法。本来是产后血虚，外感之后，可使正气更伤，这就好比无粮的军队，贵在速战速决。假如怕产后虚弱，不敢用多备少服之法，病重药轻，病必不解，耽误三、四天后，则正气更衰，反而就不能胜药力了，那会造成不良后果的。我治疗产后的温病、暑病，皆用这个办法，收效是理想的。如病人腹中刺痛拒按，这是有瘀血，就用化瘀法治疗；腹痛隐隐，喜按的，这是血虚，就用补络法治疗，很快都能得到痊愈。总之要求医者平素要用心学习钻研，领会前人著作的精神实质，再认真的临证，不可有丝毫的成见，才能辨证准确，立法选方遣药精当，提高疗效。

【按语】诊治产后疾患，也要辨证论治，不可偏执产后多虚之说，观仲景妇人产后病篇，既用大承气汤的攻下，又用下瘀血汤的逐瘀，所谓有斯证，则用斯药，"有故无殒，亦无殒也"。否则，必贻误病机，造成不良后果。但也要随时不可忘记是产后，《金匮要略》说："产后下利虚极，白头翁加甘草、阿胶汤主之。"就充分体现了这个精神。

产后六气为病论

产后六气为病，除伤寒遵仲景师外，当于前三焦篇中求之。斟酌轻重，或速去其邪，所谓无粮之师，贵在速战者是也。或兼护其虚，一面扶正，一面驱邪。大抵初起以速清为要，重证亦必用攻。余治黄氏温热，妊娠七月，胎已欲动，大实大热，目突舌烂，乃前医过于瞻顾①所致，用大承气一服，热退胎安，今所生子二十一岁矣。如果六气与痉瘛②之因，皭然③心目，俗传产后惊风之说可息矣。

【词解】

①瞻顾：即瞻前顾后，虑事周到的意思。

②瘛：音智 zhì，病名。一作"瘛疭"。筋急引缩为"瘛"，筋缓纵伸为"疭"；手足时缩时伸，抽动不止者，称为"瘛疭"。与抽搐同义，俗名抽风。

③皭然：皭，音矫 jiǎo，清白，清晰的意思。皭然，是形容很清楚的样子。

【提要】论述六气为病的治法。

【语释】妇人产后，风、寒、暑、湿、燥、火六淫为病，除伤寒证遵仲景用辛温解表法外，其余五气的治法，应当在前三焦篇中寻求治法。主要根据三焦篇治疗温、暑、风、湿、燥的原则，再斟酌患者病情的轻重，有的需要速去其邪，邪去正自安，这就是所谓无粮的军队，贵在速战速决的道理。有的需要兼顾其虚，一面扶助正气，一面驱除邪气，这就是攻补兼施的方法。一般来说，温热疾病初起，以采取速清其邪的方法为好，实热重证，也必须用攻下荡邪的方法，否则，病重药轻，病必不除。我曾治黄氏的温热病，已经怀孕七个月了，胎气已有欲运之势，患者大实大热，目突舌烂，这都是前医过于瞻前顾后，不敢用苦寒攻下之法所造成的结果，我用大承气汤一付，热退胎安，诸证顿解，现在所生之子已经二十一岁了。如果对六气和痉挛病的原因，医者的心目中能够十分的清楚，那么，俗传产后惊风的说法，就可自然会停息了。

产后不可用白芍辨

朱丹溪谓产后不可用白芍，恐伐生生①之气，则大谬不然，但视其为虚寒虚热耳。若系虚寒，虽非产后，亦不可用；如仲景有桂枝汤去芍药法，小青龙去芍药法。若系虚热，必宜用之收阴。后世不善读书者，古人良法不知守，此等偏谬处，偏牢记在心，误尽大事，可发一叹。按白芍花开春末夏初，禀厥阴风木之全体，得少阴君火之气化，炎上作苦，故气味苦平（《本经》芍药并无酸字，但云苦平无毒，酸字后世妄加者也）。主治邪气腹痛，除血痹，破坚积，寒热疝瘕②，止痛，利小便，益气，岂伐生生之气者乎？使伐生气，仲景小建中汤，补诸虚不足而以之为君乎？张隐庵《本草崇原》中论之最详。

【词解】

①生生：中国哲学术语。指变化和新事物的产生。

②疝瘕：病名。其证肤皮隆起，推之可移，腹痛牵引腰背。

【提要】　主要说明产后不可用白芍的说法是不对的。

【语释】　朱丹溪说：产后疾病，不能使白芍，因为恐怕戕伐产妇的生生之气。这种说法实际上是很不对的。这是因为产后疾病，主要辨其是虚寒证还是虚热证。如果是虚寒证，就是虽非产后，也不当应用；如张仲景《伤寒论》有桂枝汤去芍药法，有小青龙汤去芍药法。如果是虚热证，则必须用白芍以敛阴。后世学者，不善于读书的，前人的良好成法，不知道掌握应用，像这等偏谬错误的说法，却偏牢记不忘，误事的地方一定很多，实在令人叹息！

我认为白芍开花季节在春末夏初，春季是厥阴风木主令，夏季是少阴君火主令，所以白芍能禀受厥阴风木之气，也能得少阴君火之气化，火性炎上，在味属苦，所以它的气味苦平，主治邪气腹痛，除血痹，破坚积，能主治寒热疝瘕腹痛，能止痛，利小便，益气，白芍有这样的功效，怎么能会伐生生之气呢？假设白芍能伐生生之气，那么张仲景的小建中汤，就是桂枝汤倍白芍加饴糖，可以补诸虚不足，怎么能以白芍为君药呢？张隐庵在《本草崇原》这本书里，讨论的最为详尽。

【按语】　产后禁用白芍，这是误解。《金匮要略·妇人产后病脉证治》说："产后腹痛，烦满不得卧，枳实芍药散主之"。又说："产后腹痛，法当以枳实芍药散"。这说明妇人产后腹痛，是把白芍作为主药来用的，临床实践证明，疗效是可靠的，是没有什么副作用的。《张氏医通·妇人门下·产后》说："仲景凡治腹痛，多用芍药，以其能收阴气之散也，以其能除血痹之痛也，以其能缓中而止急痛也。本草谓主邪气腹痛，故多用之。"这就更进一步说明，产后禁用白芍，是不符合临床实际的。

产后误用归芎亦能致瘵论

当归、川芎，为产后要药，然惟血寒而滞者为宜，若血虚而热者断不可用。盖当归秋分始开花，得燥金辛烈之气，香窜异常，甚于麻、辛，不过麻、辛无汁而味薄，当归多汁而味厚耳。用之得当，功力最速，用之不当，为害亦不浅。如亡血液亏，孤阳上冒等证，而欲望其补血，不亦愚哉！盖当归止能运血，衰①多益②寡，急走善窜，不能静守，误服致瘵，瘵甚则脱。川芎有车轮纹，其性更急于当归，盖物性之偏长于通者，必不长于守也。世人不敢用白芍，而恣用当归、川芎，何其颠倒哉！

【词解】

①衰：衰弱，衰退，衰落的意思。

②益：补益的意思。

【提要】 主要说明产后用归、芎致瘕的道理。

【语释】 当归和川芎，是产后病常用的主要药物，可是只有血寒而滞的疾病，用之为宜，若血虚而热的疾患，断不可用。这是因为当归在秋分节气才开花，秋季是阳明燥金主令，所以当归得燥金辛烈之气，其性香窜的厉害，比麻黄、细辛的性能还要芳香走窜，只不过是麻黄、细辛没有汁液而味薄，当归多汁液而味厚，有这个区别罢了。所以在临床上如用的恰当，它的功效既迅速又明显，如用的不恰当，它的危害也是不小的。如失血过多，阴液亏损，阴不敛阳，孤阳上冒等证，想要用当归来补血，这是非常愚蠢的！要知道当归只能活血行血，衰减的功效多而补益的功效少，且其性味，辛走善窜，不能够静守，阴血亏虚的患者，如果误用可使阴血更伤而导致手足抽搐、瘈疭的疾患。如果抽风过剧，阴液因肝风吸烁而衰竭，进一步可产生虚脱的危险。川芎切开成片，可见到有车轮样纹路，其辛走善窜之性能，比之当归还厉害，一般来说，凡是物性之偏长于通，一定不能长于静守，现在的医生，对于产后疾病不敢用白芍，而却恣意的用当归、川芎，为什么这样的颠倒呢？

【按语】 当归、川芎二味，就是佛手散，亦名芎归汤，善于逐瘀活血，既可治瘀血的月经失调，又可治产后的瘀血腹痛。四物汤是补血之剂，但补血全靠白芍、熟地，佐当归、川芎者，取其补中有和，补而不腻，这一点是应当搞清楚的。

产后当究奇经①论

产后虚在八脉②，孙真人③创论于前，叶天士④畅明于后，妇科所当首识者也。盖八脉丽⑤于肝肾，如树木之有本也；阴阳交构，胎前产后，生生化化⑥，全赖乎此。古语云：医道通乎仙道者，此其大门⑦也。

【词解】

①奇经：指十二经脉以外的经脉，即叫做奇经。

②八脉：即奇经八脉，就是冲脉、任脉、督脉、带脉、阴维脉、阳维脉、阴跷脉、阳跷脉。

③孙真人：即孙思邈，初唐、京兆华原（今陕西省耀县）人，约生于公元

581～682 年（隋开皇元年至唐永淳元年），孙氏博学多闻，对中医学的研究尤为精深，著有《千金要方》和《千金翼方》。

④叶天士：名桂，号香岩，江苏吴县人，生于清·康熙乾隆年间（约公元1666～1745 年），祖、父两代俱业医，父死，从父之门人朱某习医业，闻人有擅长医道者，即以师礼事之，于是十年内先后从十七师，毕生忙于诊务，因此著作甚少。所传《温热论治》一卷，为门人顾景文手录其口授而成。相传《幼科心法》一卷，为叶氏手定；《临证指南医案》十卷，为其门人所辑。余如《本事方释义》十卷、《景岳全书发挥》四卷、《叶氏医案存真》三卷、《幼科要略》二卷之类，恐 俱非叶氏真传。

⑤丽：附着的意思。

⑥化化：即化生之意。

⑦大门：门径，入门的意思。

【提要】主要说明产后病当从奇经论治。

【语释】妇人产后疾病，多属奇经八脉，唐代孙思邈首先提出这个观点，清代叶天士又进行了补充和发挥，这是研究妇科者首先要认识的问题。因为奇经八脉，即冲脉、任脉、督脉、带脉、阴跷脉、阳跷脉、阴维脉和阳维脉，都是附着于肝肾的，好像树木之有根本一样。而阴阳交构，胎前产后，生发成长，完全都与肝肾二脏的功能有关。有句古话说：真正懂得医道的人都能够了解防病保健，延年益寿的方法，护养奇经和肝肾就是其入门的道路。

下死胎不可拘执论

死胎不下，不可拘执成方而悉用通法，当求其不下之故，参之临时所现之证若何，补偏救弊，而胎自下也。余治一妇，死胎不下二日矣，诊其脉则洪大而芤，问其证则大汗不止，精神恍惚①欲脱。余曰：此心气太虚，不能固胎，不问胎死与否，先固心气，用救逆汤②加人参，煮三杯，服一杯而汗敛，服二杯而神清气宁，三杯未服而死胎下矣。下后补肝肾之阴，以配心阳之用而愈。若执成方而用平胃③、朴硝，有生理乎？

【词解】

①恍惚：亦作"恍忽"、"慌惚"。即模模糊糊，不易捉摸；隐隐约约，不易辨认。或神思不定的意思。

②救逆汤：即于加减复脉汤内，去麻仁，加生龙骨、生牡蛎。详下焦篇第八节。

③平胃：即平胃散，苍术、厚朴、陈皮、甘草。

【提要】 说明下死胎也要辨证论治。

【语释】 胎死腹中而不下，在治疗时，不可以拘守成方而皆用通下的方法，应当探求其所以不下的原因，再参考当时孕妇的临床表现，进行辨证论治，补偏救弊，这样死胎就自然下来了。我曾经治一妇人，死胎不下已经二日了，诊按她的脉象是洪大而芤，询问她的症状，是大汗不止，精神恍惚，神思不定，有将要虚脱的现象。我说：这是心气太虚，不能固胎的缘故，不管胎儿死与未死，都应该先固心气，根据"温病误表，津液被动，心中震震，舌强神昏，宜复脉法复其津液，舌上津回则生；汗自出，中无所主者，救逆汤主之。脉虚欲散者，加人参"的精神，遂处方予以救逆汤加人参，令煮取三杯，结果服一杯而出汗就停止了，服第二杯，则神清气宁，显著好转，第三杯药还没有服，死胎就下来了。死胎下后；又滋补肝肾之阴，以配心阳之用，使阴阳达到相对的平衡，而获痊愈。如果执定平胃散加芒硝下死胎的成方来治疗的话，这个病人能有不死的道理吗？

【按语】 平胃散加芒硝，为下死胎的套方，诸妇科书多有记载，但临床用之，有效有不效，主要是未辨虚实寒热所致。吴氏提出下死胎也要辨证论治，因人而异，确是高论。

催生不可拘执论

催生亦不可拘执一辙①，阳虚者补阳，阴损者翕②阴，血滞者通血。余治一妇，素日脉迟，而有癥瘕寒积厥痛③，余用通补八脉大剂丸料，服半载而成胎，产时五日不下，是夕④方延⑤余诊视。余视其面青，诊其脉再至，用安边桂五钱，加入温经补气之品，作三杯，服二杯而生矣，亦未曾服第三杯也。次日诊其脉涩，腹痛甚拒按，仍令其服第三杯，又减其制⑥，用一帖，下癥块长七八寸，宽二三寸，其人腹中癥块本有二枚，兹下其一，不敢再通矣。仍用温通八脉由渐而愈。其他治验甚多，略举一、二，以见门径耳。

【词解】

①辙：音哲 zhé，指车轮碾过的痕迹，即车辙的意思。

②翕：音吸 xī，敛缩的意思。

③厥痛：病名。即寒痛之证。

④夕：音西 xī，日斜、日暮谓之夕。

⑤延：聘请，邀请的意思。

⑥减其制：即减轻其剂量的意思。

【提要】主要说明催生也要辨证论治。

【语释】催生也不能拘泥于一种方法，也应该先辨证，后论治，如阳虚的补阳，阴虚的补阴，血滞的用活血通瘀之法。我治一位妇人，平素脉象就迟，而有痞块寒积，腹痛而手足厥冷的疾患，我给她用通补八脉汤，以大剂作丸料服用，结果服用半年，就成胎怀孕了，生产时五日而胎儿不下，就在临产第五天的傍晚，邀请我前去诊视，我望其面青，脉搏一息只来两至，其为阳气虚寒，有沉寒痼冷可知，遂用安边桂五钱，加入温经补气的药物，令其煮取三杯，结果服第二杯，就平安顺产了，第三杯药也没有服。到了次日，诊其脉涩，腹痛的厉害，而且拒按，其为阴寒仍未散除可知，令其把所剩的第三杯药吃了，又以上方减轻其分量，吃一付，下癥块一条，长七八寸，宽二三寸，这个病人原来腹中有痞块二枚，现在下来一枚，遵照《素问·六元正纪大论》"大积大聚，其可犯也，衰其大半而止"的精神，就不敢再通了。仍用温通八脉之法，渐渐痊愈。其他治验的例子是很多的，现仅略举一二，以使学者能得其门径罢了。

产后当补心气论

产后心虚一证，最为吃紧①。盖小儿禀父之肾气，母之心气而成，胞宫之脉，上系心包，产后心气十有九虚，故产后补心气亦大扼要。再水火各自为用，互相为体，产后肾液虚，则心体亦虚，补肾阴以配心阳，取坎②填离③法也。余每于产后惊悸脉芤者，用加味大定风珠，获效多矣。产后一切外感，当于本论三焦篇中求之，再细参叶案④则备矣。

【词解】

①吃紧：亦作"赤紧"。当真，实在的意思。

②坎：代表肾水。

③离：代表心火。

④叶案：指《临证指南医案》。

【提要】说明产后当补心气的道理。

【语释】产后心虚的病证，最为严重。这是因为小儿是禀受父亲的肾气和母亲的心气而成的，且胞宫的经脉，上与心包相连，所以妇人产后，十个有九个都有心气亏虚的病证的，因此治疗产后病，补益心气是最为重要的方法。再者水（肾）与火（心）是各自为用，相互为体的，如心为离火，是用阳而体阴；肾为坎水，是用阴而体阳。产后肾液亏虚，则肾水不能上启于心，则心体亦必亏虚，用滋补肾阴而养心体（阴），以配心阳，使心阴、心阳达到相对的平衡，这就是"取坎填离"的治法。我每遇产后惊悸，脉洪大中空的，皆用加味大定风珠来治疗，均取得了很好的疗效。对产后一切外感病，应当按本书前面三焦篇中所论述的治法处理，再能仔细参考《临证指南医案》的治法，那就更完备了。

【按语】 产后心气虚者固多，但必须有心气虚的临床症状，方可用"取坎填离法"治之，所谓有斯证则用斯药。若无心气虚的临床表现，则亦不必用药，否则，那就是无的放矢了。

产后虚寒虚热分别论治论

产后虚热，前则有三甲复脉三方，大小定风珠二方，专翁膏一方，增液汤一方。三甲、增液，原为温病善后而设；定风珠、专翁膏，则为产后虚损，无力服人参而设者也。古人谓产后不怕虚寒，单怕虚热。盖温经之药，多能补虚，而补虚之品，难以清热也。故本论详立补阴七法，所以补丹溪之未备。又立通补奇经丸，为下焦虚寒而设。又立天根月窟膏，为产后及劳伤下焦阴阳两伤而设也，乃从阳补阴，从阴补阳互法，所谓天根月窟间来往，三十六宫都是春也。

【提要】 说明产后虚寒、虚热的治疗方法。

【语释】 治疗产后虚热证，前则有一甲复脉汤、二甲复脉汤及三甲复脉汤三方，大定风珠、小定风珠二方，专翁大生膏一方，增液汤一方。三甲复脉汤和增液汤四个方子，原来是为温病善后而制订的。大小定风珠、专翁大生膏，则为产后患虚损证，没有力量服用人参而制订的方子。古人说：产后不怕患虚寒证，只怕患虚热证。这是因为凡是温经的药物，皆是甘温之品，故多能补虚，而补虚的药物，则多没有清热的作用。所以本书详立补阴七个方剂，所以补充朱丹溪著作中不足的地方。又立通补奇经丸这个方子，是为妇人产后，患下焦虚寒证而制证的。又立天根月窟膏这个方子，是为妇人产后及劳伤而患下焦阴阳两伤的病证而制订的，因为阳虚则阴无所恋，阴虚则阳无所附，所以必须从阳补阴，从阴补阳，这是阴阳互根的道理，所谓"天根月窟间往来，三十六宫都是春"，正是这个道理。

保胎论一

每殒①胎五、六月者，责之中焦不能荫②胎，宜平日常服小建中汤；下焦不足者，天根月窟膏，蒸动命门真火，上蒸脾阳，下固八脉，真精③充足，自能固胎矣。

【词解】

①殒：音允 yǔn，通"陨"。坠落的意思。又死亡之意。

②荫：音阴 yīn，庇护的意思。

③真精：肾为元真所在，藏先天之精，是人体的生长发育最根本的物质，故称。

【提要】指出殒胎的原因及治法。

【语释】有的孕妇每到五、六月时必堕胎，这叫习惯性流产，主要原因可能是中焦虚弱，健运无力，水谷精微的来源不足，以致冲、任亏虚，不能护养胎元所致，应当平日常服小建中汤，以温运脾阳，建立中气。若属于下焦肝肾不足，阴阳皆亏的，应当用天根月窟膏，壮肾阳以蒸动命门真火，上蒸脾阳，下固奇经八脉，这样可使孕妇真精充足，胎元就自能稳固，不至于再流产了。

保胎论二

每殒胎必三月者，肝虚而热，古人主以桑寄生汤。夫寄生临时保胎，多有鞭长莫及之患，且方中重用人参合天冬，岂尽人而能用者哉！莫若平时长服二十四味专翕膏①，轻者一料，即能大生②，重者两料，永不堕胎。每一料得干丸药二十斤，每日早中晚服三次，每次三钱，约服一年。必须戒房事，毋令速速成胎方妙。盖肝热者成胎甚易，虚者又不能保，速成速堕，速堕速成，尝见一年内二三次堕者，不死不休，仍未曾育一子也。专翕纯静，翕摄阳动之太过，药用有情③者半，以补下焦精血之损；以洋参数斤代人参，九制以去其苦寒之性，炼九日以合其纯一之体，约费不过三四钱人参之价可办矣。愚制二十一味专翕膏，原为产后亡血过多，虚不肯复，痉厥心悸等证而设，后加鹿茸、桑寄生、天冬三味，保三月殒胎三四次者，获效多矣，故敢以告来者。

【词解】

①二十四味专翕膏：即专翕大生膏，加鹿茸、桑寄生、天冬。

②大生：即正产的意思。

③有情：指动物药为血肉有情之品。

【提要】主要说明三月滑胎的治法。

【语释】有的妇女每怀孕三个月，就一定流产，这也是习惯性流产，多由肝虚而热所致，古人多用桑寄生汤来治疗。一般来说，桑寄生汤只能临时保胎，有药力不足之患，疗效恐怕是不可靠的，且方中重用人参、天冬，人参价值太贵，那能是任何人都能办得到的！不如平时长服二十四味专翕膏，病情轻的，只用一料，就能够达到正产的目的，病情重的，只须两料，就可永不堕胎，习惯流产可得到根除。二十四味专翕膏每一料得干丸药二十斤，每天早、中、晚各服一次，每次服三钱，约需一年的时间方能服完。必须使病人谨忌房事，不要使其很快受孕为好，等待将药服完，病愈之后再怀孕最为理想。这是因为妇女肝有热，受孕最容易，但肝虚而胎又不能保，这样怀孕易而流产也易，流产易而怀孕也易，常见一年之内有二、三次流产的，由于肝虚有热，阳动太过，故胎易成易堕，始终不能生育一个孩子。二十四味专翕膏药性纯静，有摄敛真阴而制阳动太过的功效。其方药组成有一半是血肉有情之品，来补益下焦精血的亏损，精血足则肝虚热自愈。用洋参代替人参，经过九制以去其苦寒之性，熬炼九日，使药性归于纯一，药物的费用不过三、四钱人参的价值就可办到了。我制订的二十一味专翕膏方，原是为产后出血过多，阴虚不复，而致痉厥心悸等证而设立的，后加鹿茸、桑寄生、天冬三味药物，专治三月滑胎三、四次的，疗效是非常可靠的，所以我敢把这个经验介绍给后之学者。

通补奇经丸方

(甘咸微辛法)

鹿茸八两（力不能者以嫩毛角代之） 紫石英（生研极细）二两 龟板（炙）四两 枸杞子四两 当归（炒黑）四两 肉苁蓉六两 小茴香（炒黑）四两 鹿角胶六两 沙苑蒺藜二两 补骨脂四两 人参（力绵者以九制洋参代之，人参用二两，洋参用四两） 杜仲二两

上为极细末，炼蜜为丸，小梧子大，每服二钱，渐加至三钱。大便溏者加莲子、芡实、牡蛎各四两，以蒺藜、洋参熬膏法丸。淋带者加桑螵蛸、菟丝子各四两。癥瘕久聚少腹痛者，去补骨、蒺藜、杜仲，加肉桂、丁香各二两。

［方解］以鹿茸补督脉之阳；龟板益任脉之阴；当归、紫石英暖冲脉而益肝血；鹿角胶益精血而安胎；肉苁蓉、补骨脂、小茴香温肾散寒扶阳；沙苑蒺藜补肾涩精；枸杞子滋补肾阴；人参大补元气；杜仲补肝肾而安胎。共成补督、任、冲三脉，益肾精，养肝血，益气安胎之功。大便溏者，为脾虚不摄，故加莲子、芡实、牡蛎之健脾固涩；小便淋漓不禁或腰酸带下者，为肾虚不能封藏，故加桑螵蛸、菟丝子固肾益精，缩小便而止带下。癥瘕久聚少腹痛者，为寒凝

气聚，故去补骨脂、蒺藜、杜仲之益肾涩精，加肉桂、丁香以温阳散寒理气。

天根月窟膏方

（酸甘咸微辛法，阴阳两补，通守兼施复法也）

鹿茸一斤　乌骨鸡一对　鲍鱼二斤　鹿角胶一斤　鸡子黄十六枚　海参二斤　龟板二斤　羊腰子十六枚　桑螵蛸一斤　乌贼骨一斤　茯苓二斤　牡蛎二斤　洋参三斤　菟丝子一斤　龙骨二斤　莲子三斤　桂元肉一斤　熟地四斤　沙苑蒺藜二斤　白芍二斤　芡实二斤　归身一斤　小茴香一斤　补骨脂二斤　枸杞子二斤　肉苁蓉二斤　萸肉一斤　紫石英一斤　生杜仲一斤　牛膝一斤　草薢一斤　白蜜三斤

上三十二味，熬如专翕膏法。用铜锅四口，以有情归有情者二，无情归无情者二，文火次第煎炼取汁，另入一净锅内，细炼九昼夜成膏；后下胶、蜜，以方中有粉无汁之茯苓、莲子、芡实、牡蛎、龙骨、鹿茸、白芍、乌贼骨八味为极细末，和前膏为丸梧子大。每服三钱，日三服。

此方治下焦阴阳两伤，八脉告损，急不能复，胃气尚健，无湿热证者；男子遗精滑泄，精寒无子，腰膝酸痛之属肾虚者；老年体瘦痹中，头晕耳鸣，左肢麻痹，缓纵不收，属下焦阴阳两虚者；妇人产后下亏，淋带癥瘕，胞宫虚寒无子，数数殒胎，或少年生育过多，年老腰膝尻胯酸痛者。

[方解] 以鹿茸补督脉壮元阳；乌骨鸡、鲍鱼、鹿角胶、鸡子黄、海参、龟板、羊腰子大队血肉有情之品，益精血，扶阳补阴；桑螵蛸、乌贼骨、龙骨、牡蛎、莲子、芡实、沙苑蒺藜固肾健脾涩精；茯苓、草薢淡渗利湿；洋参益气养阴；当归、白芍、熟地补肝养血；菟丝子、补骨脂、肉苁蓉、萸肉，补肝肾益精气；桂元肉、枸杞子益肾养心；紫石英、生杜仲暖血海，补肝肾以安胎；小茴香散寒理气；牛膝（怀产）补肝肾，强腰膝；白蜜甘寒养阴。共成阴阳并补，肝肾脾同调，涩通兼用，补和并施之功。所以下焦阴阳两伤，八脉俱损者，此方能治之。因本方适用于纯虚无邪者，故有湿热者不宜。因本方有补肾涩精，强壮腰膝之功，故男子遗精滑泄，精寒无子，腰膝酸痛者，服之有效；故凡属下焦阴阳两虚，而致的老年痹中，妇人不孕，习惯流产等俱有效。

卷六　解儿难

解儿难题词

儿曷^①为乎有难？曰：天时人事为之也，难于天者一，难于人者二。天之大德曰生，曷为乎难儿也？曰：天不能不以阴阳五行化生万物；五行之运，不能少有所偏，在天原所以相制，在儿任^②其气则生，不任其气则难，虽天亦莫可如何也，此儿之难于天者也。其难于人者奈何^③？曰：一难于儿之父母，一难于庸陋之医。天下之儿皆天下父母所生，天下父母有不欲其儿之生者乎？曷为乎难于父母耶^④？曰：即难于父母欲其儿之生也。父母曰：人生于温死于寒。故父母惟恐其儿之寒也。父母曰：人以食为天，饥则死。故父母惟恐其儿之饥也。天下之儿得全其生者此也；天下之儿，或受其难者，亦此也。谚^⑤有之曰：小儿无冻饿之患，有饱暖之灾。此发乎情，不能止乎义礼，止知以慈^⑥为慈，不知以不慈为慈，此儿之难于父母者也。天下之医，操^⑦生人之术，未有不欲天下之儿之生，未有不利天下之儿之生，天下之儿之难，未有不赖天下之医之有以生之也。然则医也者，所以补天与父母之不逮^⑧以生儿者也，曷为乎天下之儿，难于天下之医乎？曰：天下若无医，则天下之儿难犹少，且难于天与父母无怨也。人受生于天与父母，即难于天与父母，又何怨乎？自天下之医愈多，斯天下之儿难愈广，以受生于天于父母之儿，而难于天下之医，能无怨乎？曷为乎医愈多，而儿之难愈广也？曰：医也者，顺天之时，测^⑨气之偏，适人之情，体^⑩物之理，名^⑪也，物^⑫也，象^⑬也，数^⑭也，无所不通，而受之以谦，而后可以言医，尤必上与天地呼吸相通，下与小儿呼吸相通，而守之以诚，而后可以为医。奈何挟生人之名，为利己之术，不求岁气^⑮，不畏天和，统举四时，率投三法，毫无知识，囿^⑯于见闻，并不知察色之谓何，闻声之谓何，朝微夕甚之谓何，或轻或重之谓何，甚至一方之中，外自太阳，内至厥阴，既与发表，又与攻里；且坚执小儿纯阳之说，无论何气使然，一以寒凉为准，无论何邪为病，一以攻伐为先；谬造惊风之说，惑⑰世诬⑱民；妄为疳疾⑲之丸，戕生伐性；天下之儿之难，宁有终穷乎？前代贤医，历有辨难，而未成书；瑭虽不才，愿解儿难。

【词解】

①曷：音何 hé，什么，何故的意思。

②任：保养，听凭的意思。

③奈何：怎么，怎么办，对付的意思。

④耶：音也 yē，表疑问语气。

⑤谚：音彦 yàn，谚语的意思。

⑥慈：慈爱的意思。

⑦操：掌握的意思。

⑧逮：音带 dài，及，到的意思。

⑨测：估计，观测的意思。

⑩体：体验的意思。

⑪名：中国古代逻辑名词。指概念的意思。

⑫物：内容，实质的意思。

⑬象：现象的意思。

⑭数：中国哲学名词。唯心主义先验论者所谓气数，即命运。

⑮岁气：即一年的主气之意。

⑯囿：音又 yòu，拘泥，局限的意思。

⑰惑：欺骗，蒙蔽的意思。

⑱诬：欺骗的意思。

⑲疳疾：病名，前人谓"疳者干也。"是泛指小儿因多种慢性疾患而致形体干瘦，津液干枯之证。

【提要】　主要说明造成小儿病难的原因。

【语释】　小儿为什么有难呢？回答说：主要是自然界的气候不正和人为造成的，小儿的难，来于自然界气候的占一半，来于人为的占一半。自然界主要是生化万物的，为什么能造成小儿的难呢？回答说：自然界不能不以阴阳五行的规律来化生万物，但五行在每年的主气，不可能不少有所偏，这在自然界原是为制约他气而形成的现象，在小儿能适应这个变化的就无病，不能适应这个变化的则成为病难，这是小儿的病难来于自然界的情况。小儿的病难来于人为的又是什么情况呢？回答说：小儿的病难来于其父母的占一半，来于庸陋医生的占一半。天下的小儿均是其父母所生养的，天下的父母哪有不愿自己的孩子平安健康呢？为什么说小儿的难来于其父母呢？回答说：小儿的病难，就是由于父母对小儿的溺爱所造成的。做父母的说：人都是喜欢温暖，惧怕寒冷的，所以父母就最怕她的孩子冻着。做父母的又说：人以吃饭为生命之本，饥饿是会影响健康甚会要命的，所以父母就最怕她的孩子受饿的。天下的小儿，能够健康的生存是依赖这一点；天下的小儿，其所以得到病难的，也是在这一点。有个谚语说：小孩子没有冻饿的患难，只有饱暖的灾害，这是发于人的常情，但不能做到适可而止，达到卫生保健的要求，做父母的只以疼爱为慈，不知道以不疼爱，勿使小儿过饱为慈这就是小儿的病难，来于其父母的原因所在。

天下的医生，掌握治病救人的技术，没有不愿意使天下的孩子都能健康成长，也没有不愿意使天下的小儿有不利健康成长的因素，天下小儿的病难，也没有不依赖天下的医生进行解除的。所以医生的责任就是补自然界和其父母不够的地方，使小儿达到健康成长的目的。为什么说，天下的小儿，其病难是来于天下的医生呢？回答说：天下如果没有医生，则天下小儿的病难或许还可少一些，小儿的病难来自然界和父母的也没有什么抱怨的了。因为人的生命本来是来源于自然界和其父母的，所以又有什么抱怨呢？这样天下的医生越多，则天下小儿的病难也就越多，以受命于自然界和其父母的小儿，其病难反来于天下的医生，能没有抱怨的心情么？为什么说医生愈多，而小儿的病难也就愈多呢？回答说，医生的任务，是顺应自然界的变化，观测气候的偏胜，适合人的常情，体察事物的道理，对一般事物的概念，实质，现象，规律等，应该无所不通，而且态度又非常谦虚，善于吸收别人的长处，这样方可以当个好医生。更重要的是对于自然界气候变化的规律能够通达，对于小儿的生理、病理规律能够了解，而且要有一颗诚心，有解救小儿疾苦的心愿，这样方可以当个好医生。无奈现在的一些医生，多是挂治病救人的虚名，而行唯利是图，专门利己之实，对于岁气的变化不学习研究，不论春、夏、秋、冬，治疗疾病就是用汗、吐、下三法，没有什么知识学问，拘泥于所见所闻，并不知道望气色是怎么回事，闻声音是怎么回事，不了解有的病朝轻暮重是为什么，有时轻有时重是为什么，甚至在一个处方中，外自太阳经，内至厥阴经，六经并治，既有发表药，又有攻里药，相拼乱凑。而且坚信拘执小儿纯阳之说，不论风寒湿燥何气为病，一律以寒凉药为标准，不论是什么邪气为病，一律以攻伐之法为主；错误的提出惊风的说法，来欺骗民众。毫无道理的自制治疗疳疾的丸药，来戕伐小儿的生理功能。这样天下小儿的病难，能有个终了么？前代一些高明的医生，历来都有些很好的议论，可惜没有写成书，我虽然才识不算高，但愿解除小儿的病难。

儿科总论

古称难治者，莫如小儿，名之曰哑科。以其疾痛烦苦，不能自达；且其脏腑薄，藩篱①疏，易于传变；肌肤嫩，神气怯②，易于感触；其用药也，稍呆则滞，稍重则伤，稍不对证，则莫知其乡，捉风捕影③，转救转剧，转去转远；惟较之成人，无七情六欲之伤，外不过六淫，内不过饮食胎毒而已。然不精于方脉④妇科，透彻生化之源者，断不能作儿科也。

【词解】

①藩篱：用竹木编成篱笆或围墙。此处比喻为抵御病邪的防线。

②怯：胆小，害怕，虚弱的意思。

③捉风捕影：即望风捕影，不知目的所在的意思。

④方脉：指内科，专治成人疾病的。

【提要】 主要说明治疗儿科疾病的特点。

【语释】 历来最难诊治的，莫过于小儿科的疾患，相传小儿科为之哑科。这是因为小儿的疾苦，不能自己诉说，有的儿童虽能诉说，但受到年龄智力的限制，诉说的不够准确；况且在生理上的特点，小儿脏腑薄弱，腠理不固，感受外邪，容易发生传变。小儿肌肤娇嫩，神气怯弱，又容易感受外邪。在用药方面，稍微呆补则壅滞，药力稍重则受伤，药稍不对证，则往往造成不良的后果，捕风捉影，越治越重，使诊治与病情越离越远。不过小儿与成人相比较，没有七情六欲的伤害，在外不过是六淫之邪，在内只不过饮食和先天胎毒罢了。可是不精于内科、妇科的理法和通晓生化原理的人，是很难做一个好的儿科医生的。

俗传儿科为纯阳辨

古称小儿纯阳，此丹灶家①言，谓其未曾破身②耳，非盛阳之谓。小儿稚阳未充，稚阴未长者也。男子生于七，成于八；故八月生乳牙，少有知识；八岁换食牙，渐开智慧；十六而精通，可以有子；三八二十四岁真牙③生而精足，筋骨坚强，可以任事，盖阴气长而阳亦充矣。女子生于八，成于七；故七月生乳牙，知提携④；七岁换食牙，知识开，不令与男子同席；二七十四而天癸至；三七二十一岁而真牙生，阴始足，阴足而阳充也，命之嫁。小儿岂盛阳者哉！俗谓女子知识恒早于男子者，阳进阴退故也。

【词解】

①丹灶家：丹灶是炼丹的炉灶；丹灶家，即指道家。

②破身：初次性交，为之破身。

③真牙：指大臼齿，也叫智齿。

④提携：搀扶，带领的意思。

【提要】 主要说明小儿非纯阳的道理。

【语释】 古称小儿为纯阳之体，这实际上是道家的说法，只是说小儿还是童身的意思罢了，并不是说小儿是纯阳。因为小儿的稚阳既未充满，稚阴也未成长，也就是说小儿的阴阳发育的皆不完全。男子生于七的阳数，成于八的阴数；所以八个月开始生乳牙，开始少有点知识；八岁开始换食牙，智慧渐开；十六岁而精气充满，开始有生育能力了；三八二十四岁开始生智齿，而精力充足，筋骨坚强，可以能胜任一些工作了，这是因为阴气长而阳气亦充的缘故。女子生于八的阴数，成于七的阳数；故七个月开始生乳牙，开始稍有知识，知道叫携抱；七岁开始换食牙，知识渐开不能让其与男子同居了；二七一十四岁，开始月经来潮；三七二十一岁开始生智齿，阴气充足，阳气亦充足，阴阳完全发育成熟，就可以结婚了。从以上男女阴阳的发育情况来看，小儿那能是纯阳之体呀！一般认为女子的知识，常早开于男子，这是因为生长发育的过程，女子以七为纪，男子以八为纪，七为少阳之数，八为少阴之数，就是阳进阴退的缘故。

儿科用药论

世人以小儿为纯阳也，故重用苦寒。夫苦寒药，儿科之大禁也。丹溪谓产妇用白芍，伐生生之气，不知儿科用苦寒，最伐生生之气也。小儿，春令也，东方也，木德也，其味酸甘，酸味人或知之，甘则人多不识。盖弦脉者，木脉也，经谓弦无胃气者死。胃气者，甘味也，木离土则死，再验之木实①，则更知其所以然矣，木实惟初春之梅子，酸多甘少，其他皆甘多酸少者也。故调小儿之味，宜甘多酸少，如钱仲阳②之六味丸是也。苦寒之所以不可轻用者何？炎上作苦，万物见火而化，苦能渗湿。人，倮虫③也，体属湿土，湿淫固为人害，人无湿则死。故湿重者肥，湿少者瘦；小儿之湿，可尽渗哉！

在用药者以为泻火，不知愈泻愈瘦，愈化愈燥。苦先入心，其化以燥也，而且重伐胃汁，直致痉厥而死者有之。小儿之火，惟壮火可减；若少火则所赖以生者，何可恣用苦寒以清之哉！故存阴退热为第一妙法，存阴退热，莫过六味之酸甘化阴也。惟湿温门中，与辛淡合用，燥火则不可也。余前序温热，虽在大人，凡用苦寒，必多用甘寒监之，惟酒客不禁。

【词解】

①木实：指树木的果实之意。

②钱仲阳：名乙，宋代东平人，约生于公元 1035～1117 年，是一位著名的儿科大家，著有《小儿药证直诀》。

③倮虫：倮 luǒ，同裸。倮虫，旧时总称羽毛鳞甲蔽身的动物。

【提要】　主要说明小儿用药禁用苦寒的道理。

【语释】　世人一般都认为小儿为纯阳之体，故治疗用药都往往重用苦寒药。岂不知苦寒的药物，是儿科之大禁的。丹溪说产妇用白芍，能伐生生之气，不知儿科用苦寒药，最能伐生生之气了。小儿取象，在季节上比做春天，在方位上比做东方，在五行上合于木德，在五味上属于酸甘，酸味人们大都知道，甘味则人多不理解。这是因为弦脉，是肝木的脉象，《内经》说："弦无胃气者死。"胃气属土，就是甘味，如果没有胃气，就好像树木离开土壤一样，是会要死的。再来体验树木的果实，这个道理就更明白了。树木的果实，只有初春的梅子，它的味道，是酸多甘少，其他的果实，都是甘多而酸少。所以小儿用药，也应当甘多酸少，钱仲阳的六味地黄丸就是酸甘合用，甘多酸少的代表方剂。

为什么说苦寒的药物不能轻用呢？因为火性炎上，它的味道是苦，万物见到火没有不焚化的，且苦味药皆能燥湿渗湿。人，是个没有羽毛鳞介的动物，在五行属于湿土，湿邪太盛固然能令人生病，为人之害，但没有湿气，人也是不能存活的，所以人体凡是湿重的多肥，凡是湿少的多瘦；小儿的湿气，怎么能完全渗利干净呢！有的医生用苦寒药，是为的泻火，不知道苦寒燥湿，越泻火越瘦，苦寒化燥，愈化愈燥。这是因苦先入心，心属火，故化为燥，因而重伤胃汁，津液亏虚，肝阴已损，肝风内动，遂成痉厥之病而死的，亦属常见。小儿之火，惟邪热旺盛之壮火，可以用清热的办法治疗；至于少火，是人身不可缺少的温阳之火，小儿全依靠此火来生长发育的，怎么能够任意的用苦寒药来清除呢！所以在临床上以存阴退热为第一妙法，存阴退热，再没有六味地黄丸酸甘化阴，更为合适的了。惟独治疗湿温病，应该与辛、淡之药合用，如果治疗燥火，就不能用辛淡之品了。我前面论述温热病，虽在大人，凡用苦寒药，必用甘寒之品以监制之，惟酒客多湿者不禁。

儿科风药禁

近日行方脉者，无论四时所感为何气，一概羌、防、柴、葛。不知仲景先师，有风家禁汗，亡血家禁汗，湿家禁汗，疮家禁汗四条，皆为其血虚致痉也。然则小儿痉病，多半为医所造，皆不识六气之故。

【提要】 主要说明儿科禁用风药发汗。

【语释】 近来诊治成人内科疾病的，不论四时感受哪一种邪气，一般的都是用川羌、防风、柴胡、葛根等风药来发汗。不了解后汉张仲景在其所著《伤寒杂病论》中，有素患风病又感受外邪的，禁发汗；素患失血病又感受外邪的，禁发汗；素患湿病又感受外邪的，禁发汗；素患疮疡流脓流血又感受外邪，禁发汗这四条禁忌，皆因为汗为心之液，发汗则伤阴耗血，筋脉失于濡养，而成为痉病。可见小儿的痉病，多半为医生治疗不当所造成，其主要根源，在于医者没有正确认识外感六气和六气病变均能致痉的缘故。

痉因质疑

痉病之因，《素问》曰："诸痉项强，皆属于湿"。此湿字，大有可疑，盖风字误传为湿字也。余少读方中行先生《痉书》，一生治病，留心痉证，觉六气皆能致痉。风为百病之长，六气莫不由风而伤人；所有痉病现证，皆风木刚强屈佝①之象。湿性下行而柔，木性上行而刚；单一湿字，似难包得诸痉。且湿字与项强字即不对，中行《痉书》一十八条，除引《素问》、《千金》二条，余十六条内，脉二条，证十四条，俱无湿字证据。如脉二条，一曰：夫痉脉按之紧如弦②，直上下行；二曰：《脉经》云：痉家，其脉伏坚，直上下。皆风木之象，湿之反面也。余十四条：风寒致痉居其十，风家禁下一条，疮家禁汗一条，新产亡血二条，皆无所谓湿也者。即《千金》一条，曰：太阳中风，重感于寒湿则变痉也。上下文义不续，亦不可以为据。中行注云：痉，自《素问》以来，其见于《伤寒论》者，乃叔和③所述《金匮》之略也；《千金》虽有此言，未见其精悉④。可见中行亦疑之。且《千金》一书，杂乱无章，多有后人羼杂⑤，难以为据。《灵枢》、《素问》二书，非神圣不能道，然多述于战国汉人之笔，可信者十之八九，其不可信者一二；如其中多有后世官名地名，岂轩岐⑥逆料后世之语，而先言之哉？且代远年湮，不无脱简错误之处。瑭学述⑦浅陋，不敢信此湿字，亦不敢直断其非，阙疑以俟来者。

【词解】

①屈㘨：㘨，同拗，音熬 ǎo，亦音谬 miù，屈㘨，即拘急不顺从的意思。

②紧如弦：即紧而弦的意思。

③王叔和：西晋著名医家。生于公元三世纪。名熙，高平（今山西高平，一说山东兖州人）人。曾任太医令，精研脉学，著有《脉经》。

④精悉：精细全面的意思。

⑤羼杂：羼，音掺 chàn。即搀杂的意思。

⑥轩岐：轩是轩辕黄帝。岐是岐伯。

⑦学述：即学术的意思。

【提要】　主要对"诸痉项强，皆属于湿"提出疑问。

【语释】　痉病的病因，《素问》说："诸痉项强，皆属于湿。"这个湿字，大有可疑，大概这个湿字是风字之误。我年少的时候，曾读过方中行先生所著的《痉书》，因此我一生临床治病，最留心痉病，通过长期的临床观察，我认为六气为病，皆能致痉。因为风为百病之长，六气之中，无一不是由风邪兼挟而侵入人体；所有痉病的临床表现，都是风木强劲的现象。湿邪的性质，是下行而柔，风邪的性质是上行而刚；单举一个湿字，好像很难包括所有的痉病。况且这个湿字与项强这两个字也对不起头来，方中行《痉书》论痉一十八条，除引《素问》《千金》二条外，其余十六条内，有脉二条，证十四条，都找不到有湿字的证据。如讲脉象二条，一说：痉病的脉象紧弦而劲急，寸关尺三部脉都是一个样；二说：《脉经》说：痉病，其脉伏坚弦急，寸关尺三部相同。都是风木刚劲的现象，是湿的反面。其余十四条：风寒之邪导致痉病的有十条，风家禁下的一条，疮家禁汗的一条，新产亡血的二条，都没有湿的字样和现象。就是《千金》一条，说：太阳中风，又重感于寒，湿则变成痉病。上下文义不相连续，也不能以此作为根据。方中行自注说：痉病，有《素问》以后，在《伤寒论》中见到的，是王叔和编次《金匮要略·痉湿暍病脉证并治》中有关痉病的节略；《千金》虽然也曾谈到痉病，但不够精细完备。可见方中行对此也提出怀疑了。

况且《千金》一书，杂乱无章，后人的东西掺杂进去的不少，所以难以为据。《灵枢》《素问》二书，说理精通，不是学识渊博，临床经验丰富的所能写出的，但多数是属于战国或汉代时人们所记述的，其中可信的十之八、九，不可信的有十之一、二；比如该书中多有后世的官名和地名，怎么能会是黄帝岐伯逆料后世的话，而先讲出的呢？况且年代久远，不可能没有脱简和错误的地方。我学术浅薄，不敢相信这个湿字，但也不敢直断其不是，我仅提出个人的看法，以供后世学者的参考。

【按语】 吴氏对《内经》"诸痉项强，皆属于湿"的湿字，提出大胆的怀疑，但由于材料尚不够充足，论据尚不够充分，而又不敢直断为非。这种严谨的实事求是的治学态度，是非常正确的，是很值得我们学习的。

湿痉或问

或问子疑《素问》痉因于湿，而又谓六淫之邪皆能致痉，亦复有湿痉一条，岂不自相矛盾①乎？曰：吾所疑者，诸字皆字，似湿之一字，不能包括诸痉，惟风可以概括②，一也；再者湿性柔，不能致强，初起之湿痉，必兼风而后成也。且俗名痉为惊风，原有急慢二条。所谓急者，一感即痉，先痉而后病；所谓慢者，病久而致痉者也。一感即痉者，只要认证真，用药确，一二帖即愈，易治也。病久而痉者，非伤脾阳，肝木来乘；即伤胃汁肝阴，肝风鸱张③，一虚寒，一虚热，为难治也。吾见湿因致痉，先病后痉者多，如夏月小儿暑湿泄泻暴注，一昼夜百数十行，下多亡阴，肝乘致痉之类。霍乱最能致痉，皆先病后痉者也。当合之杂说中《风论》一条参看，以卒④得痉病而论，风为百病之长，六淫之邪，皆因风而入。以久病致痉而论，其强直背反瘛疭之状，皆肝风内动为之也。似风之一字，可以包得诸痉。要知痉者筋病也，知痉之为筋病，思过半矣。

【词解】

①矛盾：亦作"矛楯"。矛是枪头，盾是防卫的兵器，《韩非子·难一》说："吾楯之坚，物莫能陷也"。又誉其矛曰："吾矛之利，于物无不陷也。"或曰："以子之矛，攻子之楯，何如？"后以矛盾适举，比喻相互抵触，互不相容的意思。

②概括：包括的意思。

③鸱张：鸱，音痴 chī，即鹞鹰。鸱张，即嚣张，凶暴的意思。

④卒：同猝，突然的意思。

【提要】 进一步说明"诸痉项强，皆属于湿"的湿字应是风字之误的道理。

【语释】 有人问道你怀疑《素问》痉的病因是湿，而又说六淫之邪都能致痉，当然也包括湿痉一条，这不是自己互相矛盾抵触吗？回答说：我所怀疑的是诸字和皆字，我认为一个湿字，不能包括所有诸痉病，只有一个风字方可能包括得了，这是一点；再者，湿邪的性质柔软，不能成项背强直的痉病，初起的湿痉，必须兼挟风邪才能成痉病。况且俗称痉病为惊风，所谓惊风，一般有急、慢两种类型，所谓急惊风者，是一感病邪，就发痉，也就是先发痉而后病；所谓慢惊风者，是先患病，而且病程已久，而后发痉。一感即痉的急惊风，只要辨证不错，用药准确，一二付药就可治愈，是比较易治的。病久而痉的慢惊风，不是脾阳受伤，肝木来乘；就是胃汁肝阴虚损，肝风暴动所致。一是属于虚寒，一是属于虚热，都是比较难治的。我在临床上所见到因湿邪而致的痉，都是先病而后痉的多，如夏季小儿患暑湿泄泻，一昼夜可泄一百余次，由泄泻伤阴，肝木失养，肝气乘脾，肝风内动，而成痉病。霍乱病也是以吐、泻为主证，所以也最容易导致发痉，这都是先病而后发痉的例子。应当结合前面杂说篇中《风论》一条参看。以突然得痉病来说，根据其颈项强直，角弓反张，痉挛抽风的现象来看，都是肝风内动的缘故。所以一般来说，好像风之一字，可以包括各种痉证。总的说，痉是筋脉为病，因肝主筋，若能知道痉是筋病，那么对于痉证的治疗，也就基本上掌握了。

痉有寒热虚实四大纲论

六淫致痉，实证也；产妇亡血，病久致痉，风家误下，温病误汗，疮家发汗者，虚痉也。风寒、风湿致痉者，寒证也；风温、风热、风暑、燥火致痉者，热痉也。俗称慢脾风①者，虚寒痉也；本论后述本脏自病者，虚热痉也。

【词解】

①慢脾风：此证因慢惊日久，吐泻损脾，或因吐泻日久，体虚发热而致。多见面青额汗，舌短头低，眼合不开，睡中摇头吐舌，频呕腥臭，噤口咬牙，手足微搐而不收，或身冷，或身温而四肢冷，脉沉微，虎口脉纹，必有紫丝青丝或黑丝，隐隐相杂。

【提要】 主要说明痉病有虚、实、寒、热的不同。

【语释】 六淫之邪所致的痉病是实证；产妇亡血病久以后致痉，素患风病误下致痉，温病误用辛温发汗致痉，素患疮疡复发其汗致痉，这都是虚证。风寒、风湿之邪所导致痉病，是寒证；风温、风热、风暑、燥火等病邪所致之痉，为热痉。俗叫做慢脾风的，为虚寒痉；本书后面所论述的本脏自病的痉病，为虚热痉。

小儿痉病瘛病共有九大纲论

将小儿痉病，根据其病因的不同，分做九个类型：即寒痉、风温痉、温热痉、暑痉、湿痉、燥痉、内伤饮食痉、客忤痉和本脏自病痉。

寒痉

仲景先师所述方法具在，但须对证细加寻绎①，如所云太阳证体强，几几然②，脉沉迟之类，有汗为柔痉③，为风多寒少，而用桂枝汤加法；无汗为刚痉④，为寒痉，而用葛根汤，汤内有麻黄，乃不以桂枝立名，亦不以麻黄立名者，以其病已至阳明也。诸如此类，须平时熟读其书，临时再加谨慎，手下自有准的⑤矣。

风寒咳嗽致痉者，用杏苏散辛温例，自当附入寒门。

【词解】

①寻绎：反复推求的意思。

②几几然：几，音殊 shū，几几然，是形容强直的样子。

③柔痉：是风寒痉的一个类型。即痉病而兼有太阳表虚证者。

④刚痉：是风寒痉的一个类型。即痉病而兼有太阳表实证者。

⑤准的：即标准的意思。

【提要】论述风寒痉病的证治。

【语释】张仲景在《金匮要略》里所论述的证治非常具体，但必须在临床辨证时，须细加推敲，如所云太阳证，身体强，几几然，脉反沉迟之类，有汗的就为之柔痉，为风多而寒少，而用栝蒌桂枝汤，即是桂枝汤加栝蒌根，所以不叫桂枝加栝蒌根汤的原因，就是因为此方栝蒌根为主药；无汗的为刚痉，为寒痉，而用葛根汤来主治，因为该方内有麻黄、桂枝，所以不以桂枝立名，也不以麻黄立名，其原因是因为病邪已到阳明之经，而阳明的经脉已缺少津液的濡养了。像这样的一类问题，须平时熟读其书，临证时再谨慎处理，这样手下处方就自有标准了。

风寒咳嗽而致发痉的，用杏苏散辛温发散，宣肺化痰宁咳治疗，自然当附于寒痉门中。

【按语】《金匮要略·痉湿暍病脉证并治》的痉病，其病因是风寒之邪。其证型有三：即柔痉、刚痉、阳明实热痉。柔痉用栝蒌桂枝汤；刚痉用葛根汤；阳明实热痉用大承气汤。其目的皆在于退热，热退则痉自止。

风温痉

乃风之正令，阳气发泄之候，君火主气之时，宜用辛凉正法。轻者用辛凉轻剂，重者用辛凉重剂，如本论上焦篇银翘散、白虎汤之类；伤津液者加甘凉，如银翘加生地、麦冬，玉女煎以白虎合冬、地之类；神昏谵语，兼用芳香以开膻中，如清宫汤、牛黄丸、紫雪丹之类；愈后用六味、三才、复脉辈，以复其丧失之津液。

风温咳嗽致痉者，用桑菊饮、银翘散辛凉例，与风寒咳嗽迥别，断不可一概用杏苏辛温也。

【提要】指出风温痉的证治。

【语释】本病多发于春季风气当令，阳气发泄，君火主气的时候，在治疗时，应当用辛凉正法。病情轻的，用辛凉轻剂，病情重的，用辛凉重剂，如本书上焦篇银翘散、白虎汤等方剂；如果津液受伤的，则在辛凉剂中加入甘凉的药物，如银翘 散加生地、麦冬，玉女煎以白虎汤合麦冬、生地之类；如果出现神昏谵语者，则兼芳香开窍，以清心包之热，如清宫汤、牛黄丸、紫雪丹之类；愈后津液不复的，用六味地黄汤、三才汤、加减复脉汤辈，以恢复其丧失的津液。

风温咳嗽而发痉的，用桑菊饮、银翘散等辛凉剂，与风寒咳嗽的治法，绝对不同，万万不可一概用杏苏散辛温的方法治疗。

【按语】风温病多发于春季，正如叶天士说："春月受风，其气已温，故名风温。"春季正是风气当令，阳气发泄的时候，而且是厥阴风木主气。春季过后，则是少阴君火主气，这时的温病，则为温热病了。既有风温的表证而发痉的，就为风温痉，当然只能用辛凉解肌的方法以退热，热退其痉自止。恰与风寒痉治法相对照。至于选用那个方剂，是否配合甘寒药和开窍剂，就须要视其具体情况而定了。

温热痉

即同上风温论治。但风温之病痉者轻而少，温热之致痉者多而重也。药之轻重浅深，视病之轻重浅深而已。

【提要】指出温热痉的证治。

【语释】温热痉病，用风温痉相同的方法来治疗。不过在临床上，风温病之发痉的病情轻而少有，温热病之致痉的，则病情重而多见。在具体治疗时，用药的轻重浅深，主要根据病情的轻重浅深来决定罢了。

【按语】 温热病发痉，主要是按温热病处理，同样是热退则痉自止。

暑痉

按俗名小儿急惊风者，惟暑月最多，而兼证最杂，非心如澄潭①，目如智珠②，笔如分水犀③者，未易辨此。盖小儿肤薄神怯，经络脏腑嫩小，不奈三气④发泄。邪之来也，势如奔马，其传变也，急如掣电⑤，岂粗疏⑥者所能当此任哉！如夏月小儿身热头痛，项强无汗，此暑兼风寒者也，宜新加香薷饮；有汗则仍用银翘散，重加桑叶；咳嗽则用桑菊饮；汗多则用白虎；脉芤而喘，则用人参白虎；身重汗少，则用苍术白虎；脉芤面赤多言，喘喝欲脱者，即用生脉散；神识不清者，即用清营汤加钩藤、丹皮、羚羊角；神昏者，兼用紫雪丹、牛黄丸等；病势轻微者，用清络饮之类，方法悉载上焦篇，学者当与前三焦篇暑门中细心求之。但分量或用四之一，或用四之二，量儿之壮弱大小加减之。痉因于暑，只治致痉之因，而痉自止，不必沾沾⑦但于痉中求之。若执痉以求痉，吾不知痉为何物。夫痉病名也，头痛亦病名也。善治头痛者必问致头痛之因，盖头痛有伤寒头痛、伤风头痛、暑头痛、热头痛、湿头痛、燥头痛、痰厥头痛、阳虚头痛、阴虚头痛、跌扑头痛，心火欲作痈脓之头痛、肝风内动上窜少阳胆络之偏头痛、朝发暮死之真头痛，若不问其致病之因，如时人但见头痛，一以羌活、藁本从事，何头痛之能愈哉！况痉病之难治者乎！

【词解】

①澄潭：即清澈明净的水潭。

②智珠：聪明如明珠的意思。

③分水犀：是形容非常犀利的意思。

④三气：指暑、湿、热三气。

⑤掣电：犹言闪电。形容迅疾的意思。

⑥粗疏：粗鲁不细心的意思。

⑦沾沾：沾通觇。看的意思。沾沾，即盯着之意。

【提要】 指出暑痉的证治。

【语释】 一般俗称为小儿急惊风症的，只有暑月最为多见，而且兼证也最为复杂，不是心地非常清明，目光非常聪慧，笔下又非常犀利的医生，不容易辨识清楚。这是因为小儿肌肤薄嫩，神气怯弱，经络脏腑的功能尚不够健全，因此，不能耐受夏天暑、湿、热三气的发泄。病邪的来侵，如奔马那样快，它的传变，又如闪电那样急，怎么能是医术不精，心又不细的医生所能治愈的！如果夏季小儿出现身热头痛，项强无汗，这是暑兼风寒，治宜辛温解表，兼清暑热，用新加香薷饮来治疗。如果发热头痛，项强有汗的，仍宜辛凉解表，用银翘散，重加桑叶以辛凉祛风。兼咳嗽的，用辛凉轻剂，桑菊饮来治疗。壮热，烦渴，汗多，脉洪大的，用辛凉重剂，白虎汤来治疗。兼脉芤而喘的，治宜清暑热兼养气阴，用人参白虎汤治疗。如果兼身重而汗少的，这是暑热兼湿，治宜清热燥湿，用苍术白虎汤来治疗。如见脉芤无力，面赤多言，汗多，喘喝欲脱的，这是气阴亏虚，将要虚脱之象，治宜补气养阴固脱，急用生脉散来治疗。如神识不清，舌绛不渴，这是邪热入营，肝风内动，治宜清营熄风，用清营汤加钩藤、丹皮、羚羊角来治疗。如神昏重的，宜清凉开窍，兼用紫雪丹、牛黄丸等。如果病情非常轻微的，就用清络饮之类的方剂来治疗。方法都载入在本书上焦篇，学者当在前三焦篇暑门中细心研究，找出治法。因患者是小儿，原方分量宜斟酌减轻，或用原分量的四分之一，或用原分量的四分之二，根据患儿的强弱大小而加减用量。痉的发生，是由于感受暑邪，只要治其致痉的病因，而痉自然就停止了，没有必要仅仅限于见痉治痉，否则，反而弄不清楚痉究竟是什么。所谓痉，是一个病名，给头痛一样，也是一个病名。擅长于治头痛的医生，必须辨别清楚所以致成头痛的原因，一般来说，头痛有伤寒头痛，有伤风头痛，有伤暑头痛，有伤热头痛，有伤湿头痛，有伤燥头痛，有痰厥头痛，有阳虚头痛，有阴虚头痛，有跌仆损伤的头痛，有心火上炎欲作痈脓的头痛，有肝风内动，上窜少阳胆络的偏头痛，有早晨发病晚上即死亡的真头痛，若不辨别清楚致成头痛的原因，如像现在的医生，凡一见头痛，都是用羌活、藁本来治疗，这样，头痛怎么能会治好呢！不辨病因，一个病情较轻的头痛尚不能治愈，更何况病情较重而且治疗比较困难的痉病呢！

【按语】暑痉、暑痫、暑风、暑厥，病名虽不一，但其病证及病情，多无二致，所以本篇可补上焦篇34节大人暑痫治法的不足。再根据本篇论述暑痉的临床表现，可以肯定现在的流行性乙型脑炎，属此范围。观《蒲辅周医疗经验》对乙脑的治疗，与本篇所论很相类似，可知蒲老对于本书是非常有研究的。

湿 痉

按中湿即痉者少，盖湿性柔而下行，不似风刚而上升也。其间有兼风之痉，《名医类案》中有一条云："小儿吐呃①欲作痫者，五苓散最妙"；本论湿温上焦篇，有三仁汤一法；邪入心包，用清宫汤去莲心、麦冬，加银花、赤小豆皮一法；用紫雪丹一法；银翘马勃散一法；千金苇茎汤加滑石、杏仁一法；而寒湿例中，有形似伤寒，舌白不渴，经经拘急，桂枝姜附汤一法，凡此非必皆现痉病而后治。盖既感外邪，久则致痉，于其未痉之先，知系感受何邪，以法治之，而痉病之源绝矣，岂不愈于见痉治痉哉！若儿科能于六淫之邪，见几于早，吾知小儿之痉病必少。湿久致痉者多，盖湿为浊邪，最善弥漫三焦，上蔽清窍，内蒙膻中，学者当于前中焦下焦篇中求之。由疟痢而致痉者，见其所伤之偏阴偏阳而补救之，于疟痢门中求之。

【词解】

①呃：音现（xiàn），小儿呕乳的意思。

【提要】 指出湿痉的证治。

【语释】 一般来说，感受湿邪随即发痉的，比较少见，这是因为湿的性质柔而善于下行，不像风的性质刚而易于上升的缘故。其中有湿邪兼风的痉，《名医类案》中有一条说：小儿呕吐乳汁欲作癫痫的，用五苓散治疗最好。本书上焦篇湿温门中，有三仁汤一法；邪入心包，神昏肢逆，用清宫汤去莲心、麦冬，加银花、赤小豆皮一法；用紫雪丹一法；有湿温喉阻咽痛，用银翘马勃散一法；有湿温喘促，用千金苇茎汤加滑石、杏仁一法；而寒湿例中，有形似伤寒，舌白不渴，经络拘急，用桂枝姜附汤一法，凡是这些情况，都不是一定出现发痉而后才治疗。这是因为感受外邪，时久以后必定致痉，在其未发痉之先，辨其所感何邪，针对病因进行治疗，这样痉病就不会发作了，这不比见痉治痉好的多吗！假使儿科医生能及早的辨认六淫外感，而趁早做出妥善的治疗，那么，小儿的痉病，就必然会大大的减少了。

温病久而未愈，因而致痉的为多。这是因为湿为重浊之邪，最容易弥漫上、中、下三焦，上蔽清窍，内蒙膻中，学者当于前中焦篇、下焦篇中去研究寻求治法。由疟疾、痢疾病而发痉的，要辨其所伤之偏阴偏阳，而进行适当的补救，当于疟病、痢病门中去研究寻求治法。

【按语】 湿邪挟风，最易发痉。湿热之邪，侵袭经络，亦可致痉。薛生白《湿热病篇》说："湿热证，三四日即口噤，四肢牵引拘急，甚则角弓反张，此湿热侵入经络脉隧中，宜鲜地龙、秦艽、威灵仙、滑石、苍耳子、丝瓜藤、海风藤、酒炒川连等味。"可做参考。

燥痉

燥气化火，消铄津液，亦能致痉，其治略似风温，学者当于本论前三焦篇秋燥门中求之。但正秋之时，有伏暑内发，新凉外加之证，燥者宜辛凉甘润，有伏暑则兼湿矣，兼湿则宜苦辛淡，甚则苦辛寒矣，不可不细加察焉。燥气化寒，胁痛呕吐，法用苦温，佐以甘辛。

【提要】指出燥痉的证治。

【语释】燥气化火，是为温燥，最易消铄津液，使筋脉失养，所以也能致成痉病，其治疗方法，与风温痉相似，学者当于前三焦篇中秋燥门中去探讨研究。但正当秋季的时候，有伏暑内发，再受新凉的痉证，燥痉应以辛凉疏解，佐以养阴，故宜辛凉甘润法。有伏暑的则是兼湿了，兼湿，病情轻的宜用苦辛淡法，病情重的则用苦辛寒法。不可不详细加以鉴别。燥气化寒，则为凉燥，证见胁痛呕吐的，则宜用苦温佐以甘辛法治疗。

内伤饮食痉

按此证必先由于吐泻，有脾胃两伤者，有专伤脾阳者，有专伤胃阳者，有伤及肾阳者，参苓白术散、四君、六君、异功、补中益气、理中等汤，皆可选用。虚寒甚者，理中加丁香、肉桂、肉果、诃子之类，因他病伤寒凉药者，亦同此例。叶案中有阴风入脾络一条，方在小儿痫痉厥门中，其小儿吐泻门中，言此证最为详细。案后华岫云[1]驳俗论最妙，学者不可不静心体察焉！再参之钱仲阳、薛立斋[2]、李东垣、张景岳诸家，可无余蕴[3]矣。再按此证最险，最为难治，世之讹[4]传妄治已久，四海同风，历有年所，方中行驳之于前，诸君子畅论于后，至今日而其伪风不息[5]，是所望于后之强有力者，悉取其伪书而焚耳。细观叶案治法之妙，全在见吐泻时，先防其痉，非于既痉而后设法也。故余前治六淫之痉，亦同此法，所谓上工不治已病治未病，圣人不治已乱治未乱也。

【词解】

①华岫云：医家，是叶天士的学生，曾参与编辑《临证指南医案》。

②薛立斋：名已，字新甫，明·吴县人，生于公元 1488～1558 年。父铠，官太医院医士，以儿科见长。立斋幼承家学，初为疡医，后以内科驰名。正德

时选为御医，擢太医院判，嘉靖时迁太医院使，中年告归，肆力于著述。所著有《内科摘要》、《妇科撮要》、《保婴粹要》、《正体类要》、《疬疡机要》、《外科枢要》、《口齿类要》等。

③余蕴：蕴是蕴藏之意；余蕴，是多余的，以外的蕴藏的意思。

④讹：读俄é，错误，谣言的意思。

⑤息：停止的意思。

【提要】指出内伤饮食痉的治法。

【语释】一般来说，内伤饮食痉，必先由于小儿吐泻所致，在辨证方面，有属脾胃两伤的，有专伤脾阳的，有专伤胃阳的，有伤及肾阳的，在治疗上，参苓白术散、四君子汤、六君子汤、五味异功散、补中益气汤、理中汤等，均可酌情选用。虚寒甚的，可用理中汤加丁香、肉桂、肉果、诃子之类以健脾温阳散寒，固肠止泻，因其他疾病而伤寒凉之药的，其治疗亦同此法。在《临证指南医案》中有阴风入脾络一条，这个方治，在该书小儿痫痉厥门中，有所记载，在该书小儿吐泻门中，对内伤饮食痉，论述的最详细。在小儿吐泻门后，有华岫云写的按语，批驳对此证的俗论最妙，学者不可不很好的来细心体会一下。再去参考钱仲阳、薛立斋、李东垣、张景岳诸家的有关此病论述，那么对本病的理解，就更加全面了。

再者，一般来说，内伤饮食痉病情最险，也最为难治，现在对此证的错误理论和错误治法，已由来已久，甚至到处都流行这个风气，多少年来，有方中行批驳于前，有叶天士、华岫云等对此病的理法方药畅论于后，但到现在对此病的错误认识得不到纠正，而错误的风气不能熄灭，这就希望后之学者，能对这种病证的错误理论和治法，得到彻底的纠正。

仔细观察叶天士对此症治法之妙，完全在于当小儿吐泻时，先防其发痉，并不是既发痉之后再设治法。我以前论述六淫发痉的证治，也同样是用这个方法。所谓高明的医家不治已病治未病，高明的政治家不治已乱治未乱，就是这个精神。

【按语】叶氏对内伤饮食痉的治疗，于痉既发作的，多标本兼治。《临证指南·痫痉厥·唐案》说："面青脉濡，神呆，舌缩不伸，语寂寂然，痫证，四肢皆震，口吐涎沫，此阴风已入脾络矣。人参、生术、蜈蚣、全蝎、姜汁炒南星、姜汁炒白附。"这就是标本兼治之法。更重要的，是在其未发痉之先，进行预防性治疗，因为本病多由吐泻致成，主要根据不同病因，治其吐泻，吐泻止，健康复，则痉自可除。《临证指南医案·吐泻·吴案》说："身热，吐乳自利，温邪内扰脾胃，稚年防痉。藿香叶，飞滑石。"又某案说："暑邪犯肺，交土王用事，脾胃素弱不运，暑湿，腹鸣，泄泻，恶心，露睛，怕成慢惊。人参、藿香、炒厚朴、木瓜、川连、茯苓、炒扁豆、泽泻。"这就是预防性的治疗，也就是治未病。

客忤^① 痉

按小儿神怯气弱，或见非常之物，听非常之响，或失足落空，跌扑之类，百证中或有一、二，非小儿所有痉病，皆因于惊吓^②也。证现发热，或有汗，或无汗，面时青时赤，梦中呓语^③，手足蠕动，宜复脉汤^④去参、桂、姜、枣，加丹参、丹皮、犀角，补心之体，以配心之用。大便结者，加元参；溏者，加牡蛎；汗多神不宁有恐惧之象者，加龙骨、整琥珀、整朱砂块，必细询病家确有所见者，方用此例。若语涉支离^⑤，猜疑不定者，静心再诊，必得确情，而后用药。

愚儿三岁，六月初九日辰时，倚门落空，少时发热，随热随痉，昏不知人，手足如冰，无脉，至戌时而痉止，身热神昏无汗，次日早，余方与复脉汤去参、桂、姜、枣，每日一帖，服三四杯。不饮不食，至十四日巳时，得战汗而愈。若当痉厥神昏之际，妄动乱治，岂有生理乎？盖痉厥则阴阳逆乱，少不合拍^⑥则不可救，病家情急，因乱投药饵，胡针乱灸而死者，不可胜纪。病家中无主宰，医者又无主宰，儿病其何堪哉！如包络热重，唇舌燥，目白睛有赤缕者，牛黄清心丸，本论牛黄安宫丸，紫雪丹辈，亦可酌而用之。

【词解】

①客忤：小儿神气虚弱，忽触非常之物，或见不识之人，与儿神气相忤，以致发病者，即为客忤。

②惊吓：即惊骇，惊异的意思。

③呓语：呓，读艺 yì。呓语，即梦话。

④复脉汤：即炙甘草汤。

⑤支离：分散，奇离不正，异于常态之意。

【提要】指出客忤痉的证治。

【语释】一般来说，小儿的神气怯弱，如果见到非常的形象，听到非常的声音，或失足落空，或突然跌倒而引起发痉的，在百证不过有一二而已，并非小儿所有的痉病，都是惊吓而得。由于这种情况而引起的痉，即为客忤痉。其症状为发热，或有汗，或无汗，面色时青时红，说梦话，手足蠕动，在治疗上，宜用复脉汤去人参、桂枝、生姜、大枣，加丹参、丹皮、犀角，以养阴补心之体，以配心之用。大便秘结的，加元参以配复脉汤之生地、麦冬为增液汤，以润肠通便；大便溏薄的，加生牡蛎，使涩便而不伤阴。如果汗多而精神不宁有恐惧的现象时，加龙骨、整琥珀、整朱砂块，取其气而不用其质，以镇静安神。必须详细询问病家，确有见到小儿客忤的事实，才能用这个方法治疗。假若不能肯定有这种情况时，应静心再诊，必须辨证明确，才能处方用药。

我儿在三岁的时候，于六月九日早晨，倚门落空，没有多大一会就开始发热，随发热随抽风，昏迷不省人事，手足冰凉，脉象摸不到，直到晚上发痉才停止，仍然身热神昏无汗。次日早晨，我才给予复脉汤去人参、桂枝、生姜、大枣，每日一付，服三四杯，孩子不饮不食，到十四中午，经过战汗逐渐痉愈。如果当痉厥神昏的时候，不辨证准确，胡乱治疗，怎么能有治愈的希望呢？一般来说，痉厥的时候，本是阴阳逆乱的现象，处理稍有不当，即不可救。往往因病家惊恐，医生乱投药物，或胡乱针灸而造成死亡的，实在无法统计。病家没有主宰，医生也没有主宰，小儿的疾病那还得了吗！如患儿心包热重的，出现唇舌干燥，两眼白睛有红丝的，牛黄清心丸、安宫牛黄丸、紫雪丹，亦可酌情选用。

本脏自病痉

按此证由于平日儿之父母，恐儿之受寒，覆被过多，着衣过厚，或冬日房屋热炕过暖，以致小儿每日出汗，汗多亡血，亦如产妇亡血致痉一理。肝主血，肝以血为自养，血足则柔，血虚则强，故曰本脏自病。然此一痉也，又实为六淫致痉之根；盖汗多亡血者，本脏自病，汗多亡卫外之阳，则易感六淫之邪也。全赖明医参透此理，于平日预先告谕①小儿之父母，勿令过暖汗多亡血，暗中少却②无穷之病矣，所谓治未病也。治本脏自病法，一以育阴柔肝为主，即同产后亡血致痉一例，所谓血足风自灭也。六味丸、复脉汤、三甲复脉三方、大小定风珠二方、专翕膏，皆可选用。专翕膏为痉止后，每日服四、五钱，分二次，为填阴善后计也。六淫误汗致痉者，亦同此例。救风温、温热误汗者，先与存阴，不比伤寒误汗者急与护阳也，盖寒病不足在阳，温病不足在阴也。

【词解】
①告谕：犹晓谕，告以道理，使之明了。
②却：是退，退避的意思。

【提要】指出本脏自病痉的证治。

【语释】一般来说，本脏自病痉是由于平日小儿的父母，恐怕孩子受凉，睡觉盖被太多，白天穿衣又太厚，或冬日房屋或睡的热炕太暖，以致使小儿每天出汗，汗与血同源，皆是津液之所化，汗多亡血，筋脉失其所养，因而致痉，也好像产妇亡血致痉是一个道理。肝主藏血，肝以血为体，血足则筋柔，血虚则肝风内动，筋脉强急，所以说是本脏自病。然而这一痉证，又实为六淫致痉的根本原因。这是因为汗为阴液，由于汗多而血液减少，致肝脏失其濡养而本身自病，又因汗多而卫外之阳受伤，而六淫之邪就容易乘虚袭入，因而发热而成痉。这全靠医者明白这个道理，于平素预先告知小儿的父母，也使其明白这个道理，不要叫其孩子过暖，以致汗多亡血，造成此病，医者对小儿家长的这种宣传，对减少小儿的许多疾病是非常起作用的。这就是未病先防的治未病。

治疗本脏自病痉的方法，主要是以育阴柔肝为主，这同产后亡血致痉的治疗方法一样，这就是所谓阴血充足，而肝风自灭的道理。六味地黄丸，复脉汤，三甲复脉汤三方，大定风珠，小定风珠二方，专翕大生膏，皆可选用。在发痉停止后，用专翕大生膏，每日服四、五钱，分二次服，是填补阴液，善后调理的方法。感受六淫之邪，误汗致痉的，治疗方法与此相同。救治风温病、温热病之误用辛温发汗的，应先与生津存阴为主，与伤寒不当汗而误汗的，应先与护阳大不相同，这是因为伤寒病不足的是在阳气，温病不足的是在阴津。

小儿易痉总论

按小儿易痉之故，一由于肌肤薄弱，脏腑嫩小，传变最速；一由近世不明六气感人之理，一见外感无论何邪，即与发表。既痉之后，重用苦寒，虽在壮男壮女，二三十岁，误汗致痉而死者，何可胜数！小儿薄弱，则更多矣。余于医学，不敢自信，然留心此证几三十年，自觉洞彻此理，尝谓六气明而痉必少，敢以质[①]之明贤，共商救世之术也。

【词解】

①质：依据事实来问明或辨别是非；如质问，质疑。

【提要】概述小儿易痉的道理。

【语释】一般来说，小儿容易发痉的原因，不外有两种情况，一是由于小儿肌肤薄弱，脏腑嫩小，正气未充，一旦感受外邪，传变最速；二是由于医者遇到外感疾病，不论是什么邪气，一概用辛温发表，致汗多消耗津液，筋脉失养，而成痉病。既发痉之后，医者又重用苦寒药，致津液更伤，虽然二三十岁的壮男壮女，误用发汗致痉而死的，实在是太多了！小儿脏腑肌肤薄弱，正气不充，这就更多了！我对于医学，虽然也是不敢自信的，可是我留心小儿痉证几乎近三十年，自觉对小儿发痉的道理是十分明白的，我曾常说，六气的道理明白了，小儿发痉必然减少。这个见解，是否正确，还要请教于高明之士，共同商定救世的医术。

痉病瘛病总论

《素问》谓太阳所至为痉，少阳所至为瘛。盖痉者，水也；瘛者，火也；又有寒厥、热厥之论最详，后人不分痉、瘛、厥①为三病，统言曰惊风痰热，曰角弓反张，曰搐搦②，曰抽掣，曰痫③、痉、厥。方中行作《痉书》，其或问中所论，亦混瘛而为痉，笼统议论，叶案中治痫、痉、厥最详，而统称痉厥，无瘛之名目，亦混瘛为痉。考之他书，更无分别，前痉病论因之，从时人所易知也。谨按痉者，强直之谓，后人所谓角弓反张，古人所谓痉也。瘛者，蠕动引缩之谓，后人所谓抽掣、搐搦，古人所谓瘛也。抽掣搐搦不止者，瘛也。时作时止，止后或数日，或数月复发，发亦不待治而自止者，痫也。四肢冷如冰者，厥也；四肢热如火者，厥也；有时而冷如冰，有时而热如火者，亦厥也。大抵痉、瘛、痫、厥四门，当以寒热虚实辨之，自无差错。仲景刚痉柔痉之论，为伤寒而设，未尝议及瘛病，故总在寒水一门，兼风则有有汗之柔痉，盖寒而实者也；除寒痉外，皆瘛病之实而热者也。湿门则有寒痉有热瘛，有实有虚；热病久耗其液，则成虚热之瘛矣。前列小儿本脏自病一条，则虚热也。产后惊风之痉，有寒痉，仲景所云是也；有热瘛，本论所补是也。总之痉病宜用刚而温，瘛病宜用柔而凉。又有痉而兼瘛，瘛而兼痉，所谓水极而似火，火极而似水也。至于痫证，亦有虚有实，有留邪在络之客邪，有五志过极之脏气，叶案中辨之最详，分别治之可也。瑭因前辈混瘛与痉为一证，故分晰而详论之，以备裁采。

【词解】

①厥：病证名。简称厥，指突然昏倒，不省人事，手足逆冷，无抽风，移时即醒，醒后如常的一种病证。《素问·厥论》有巨阳、阳明、少阳、太阴、少阴、厥阴之厥等。历代文献有尸厥、薄厥、煎厥、痰厥、食厥、气厥、血厥等名称。

②搐搦：搐，读触 chù；搦，读诺 nuò。搐搦，牵制的意思，如小儿惊风证手足瘛疭之类是。

③痫：病证名，即癫痫病。

【提要】 主要论述痉病与瘛病的区别。

【语释】《素问》说："太阳之气所至为痉"，"少阳之气所至为瘛"。因太阳属寒水，少阳属相火，所以痉病属水，属寒；瘛病属火，属热；又有寒厥、热厥等论述最为详细。后人不分痉、瘛、厥为三种病，只笼统地说惊风痰热、角弓反张、搐搦、抽掣、痫痉、厥。方中行所著的《痉书》，在《或问》中的论述，亦混称瘛病而痉病，来笼统的议论。叶天士《临证指南医案》中治痫、痉、厥，讨论得最详，而统称为痉厥，无瘛病的名称，也是混瘛病为痉病。查考其他医书，更没有分别，我在前面的痉病，也是沿用这个名称，主要为了叫人易于理解罢了。一般来说，痉字，是强直的意思，后人所说的角弓反张，就是古人所说的痉病。瘛字，是蠕动引缩的意思，后人所说的抽掣、搐搦，就是古人所说的瘛，抽掣搐搦而不停止的，就是瘛病。有时发作，有时停止，停止后或数日，或数月而复发的，发作后，不等治疗而自行停止，这叫做痫证，现一般叫癫痫。四肢寒冷如冰的，叫做厥证；四肢烫热如火的，也叫做厥证；有时四肢寒冷如冰，有时四肢而烫热如火的，也叫做厥证。大致的说，痉、瘛、痫、厥为四种疾病，主要应当以寒、热、虚、实来分辨，这样就自无差错了。

张仲景在《金匮要略》中，有刚痉、柔痉的论述，这主要是为伤寒而设，并没有谈到瘛病，所以都归入寒水门中，兼有风邪，则有汗的柔痉，都属于寒而实的病证。除寒痉以外，都属于实而热的瘛证了。在湿门中，因有寒湿，有湿热，所以既有寒痉，又有热瘛，有实有虚；在热病中，因热盛耗津，则只有虚热的瘛证了。前面列小儿本脏自病痉一条，也是属虚热的。产后惊风的痉证，可以有寒痉，这是仲景所说的刚痉、柔痉；但也有热瘛，就是本篇所补的瘛证。

总而言之，对痉病的治疗，应当用刚而温的药物；对瘛病的治疗，应当用柔而凉的药物。又有痉而兼瘛的，也有瘛而兼痉的，这就是所谓水极而似火，火极而似水的道理。至于痫证，也是有虚有实的不同区别，既有实证，如邪留在络之客邪；也有虚证，如五志过极之脏病等；叶氏《临证指南医案》中，分辨得最为详细，分别按法调治就可以了。我以为前辈医家，混瘛与痉为一证，所以我对这两个病详加分析和比较，是否正确，以供参考。

【按语】 痉与瘛，在临床表现上，本无明显区别，不必强为划分，主要以辨其寒热虚实为要。若执定痉为寒而瘛为热，那么，《金匮要略·痉湿暍病脉证并治》"痉为病，胸（腹）满口噤，卧不着席，脚挛急，必齘齿，可与大承气汤"的阳明实热痉，将如何解释。本书下焦篇第13节的"热邪深入下焦，脉沉数，舌干齿黑，手指但觉蠕动，急防痉厥，二甲复脉汤主之。"又如何解释？

六气当汗不当汗论

六气六门，只有寒水一门，断不可不发汗者。伤寒脉紧无汗，用麻黄汤正条；风寒挟痰饮，用大小青龙一条。饮者，寒水也，水气无汗，用麻黄甘草①、附子麻黄等汤，水者，寒水也，有汗者即与护阳。湿门亦有发汗之条，兼寒者也；其不兼寒而汗自出者则多护阳之方。其他风温禁汗，暑门禁汗，亡血禁汗，疮家禁汗，禁汗之条颇多，前已言之矣。盖伤于寒者，必入太阳，寒邪与寒水一家，同类相从也。其不可不发者何？太阳本寒标热②，寒邪内合寒水之气，止有寒水之本，而无标热之阳，不成其为太阳矣。水来克火，如一阳陷于二阴③之中，故急用辛温发汗，提阳外出。欲提阳者，乌得不用辛温哉！若温暑伤手太阴，火克金也，太阴本燥标湿④，若再用辛温，外助温暑之火，内助脏气之燥，两燥相合，而土之气化无从，不成其为太阴矣，津液消亡，不痉何待！故初用辛凉以救本脏之燥，而外退温暑之热；继用甘润，内救本脏之湿，外敌温暑之火，而脏象化气，本来面目可不失矣。此温暑之断不可发汗，即不发汗之辛甘，亦在所当禁也。且伤寒门中，兼风而自汗者，即禁汗，所谓有汗不得用麻黄。无奈近世以羌活代麻黄，不知羌活之更烈于麻黄也。盖麻黄之发汗，中空而通，色青而疏泄，生于内地，去节方发汗，不去节尚能通能留，其气味亦薄；若羌活乃羌地⑤所生之独活，气味雄烈不可当。试以麻黄一两，煮于一室之内，两三人坐于其侧，无所苦也。以羌活一两，煮于一室内，两三人坐于其侧，则其气味之发泄，弱者即不能受矣。温暑门之用羌、防、柴、葛，产后亡血家之用当归、川芎、泽兰、炮姜，同一杀人利剑，有心者共筹⑥之。

【词解】
①麻黄甘草：即《金匮》的甘草麻黄汤。甘草二两，麻黄四两。
②附子麻黄：即《金匮》麻黄附子汤。麻黄三两，甘草二两，附子一枚（炮）。
③太阳本寒标热：太阳以寒为本，少阴中气，太阳为标。
④二阴：寒水为阴，寒邪亦为阴。

⑤羌地：指羌族居住的地方，今四川省。

⑥筹：计谋，谋划的意思。

【提要】主要论述六气当汗不当汗的道理。

【语释】六气分为六门，只有寒水一门，断不可不用辛温发汗之法。对伤寒脉紧无汗的病例，原有用麻黄汤治疗的条例，如《伤寒论·3条》说："太阳病或已发热，或未发热，必恶寒、体痛、呕逆，脉阴阳俱紧者，名曰伤寒"。又35条说："太阳病，头痛、发热、身痛、腰痛、骨节疼痛、恶风、无汗而喘者，麻黄汤主之。"风寒挟痰饮的病例，原有大小青龙汤治疗的条文，如《金匮要略·痰饮咳嗽病脉证并治》说："病溢饮者，当发其汗，大青龙汤主之，小青龙汤亦主之。"饮的性质，就是寒水，饮邪泛滥于全身的，就是水气病，水气病以浮肿为主证，水气病无汗的，以甘草麻黄汤来治疗；水气病无汗而脉沉的，用麻黄附子汤来治疗。水，就是寒水，如有汗的，即防阳虚，就用护阳的方法。湿门中亦有发汗的条例，这是湿邪兼寒；其不兼寒而汗自出的，也应防阳虚，多用护阳的方法治疗。其他如风温禁汗，暑温禁汗，亡血禁汗疮家禁汗等等，禁汗的条例颇多，前面已经论述了，兹不再赘。一般来说，凡伤于寒邪的，必侵入太阳之经，这是因为寒邪与寒水本是一家，也是同类相从的缘故。为什么说伤寒不可不用辛温发汗呢？太阳之经是本寒而标热，感受之寒邪入内与寒水本气相结合，以致太阳一经便只有寒水本气，而没有标热之阳气，太阳而无阳，这样便根本不成为太阳了。以五行学说来讲，寒为水，阳为火，是属于水来克火，惟一的阳气，陷在寒邪、寒水二阴之中，所以必须用辛温发汗，以提阳气外出。想着提阳气外出，不用辛温药怎么能办得到呢！如温暑伤手太阴肺，温暑为火邪，肺属金，这是火来克金，因为太阴本燥而标湿，若再用辛温药物，则外助温暑之火邪，内助脏气本燥之燥，两燥相合，湿土无从行使气化，只燥无阴，便不成其为太阴了，津液为燥火消耗殆尽，怎么能够不发痉呢？所以在治疗上，开始用辛凉药物，以救本脏的燥热，外退温暑的热邪；继用甘润药物，内救本脏的湿气，外敌温暑的火邪，从而内脏得以行使其固有的气化作用，它的本来面目就可以恢复了。这就是温暑断不可用辛温发汗的道理所在，即不是发汗的辛甘药物，因辛甘可以化阳，所以亦在所禁用。

况且伤寒门中，兼挟风邪而自汗的，即应禁汗，所谓有汗不得用麻黄。可是近来医者多以羌活代替麻黄，不知道羌活的辛温之性，比麻黄更雄烈。关于麻黄的发汗作用，它中空而通，色青而泄，去节方能发汗，不去节尚能通能留，它的气味也薄。可是羌活，它的辛温而燥的气味，雄烈的厉害。试用麻黄一两，在室内煎煮，两三人坐于其旁，并不感到不舒服。若以羌活一两，在室内煎煮，两三人坐于其旁，则觉的辛温雄烈气味的发散，体弱的人就不能忍受了。治疗温暑病之用川羌、防风、柴胡、葛根，与治疗产后亡血家的用当归、川芎、泽兰、炮姜，都是像杀人的利剑，愿有心于医学的人，共同来讨论。

疳疾论

疳者，干也，人所共知。不知干生于湿，湿生于土虚，土虚生于饮食不节，饮食不节，生于儿之父母之爱其子，惟恐其儿之饥渴也。盖小儿之脏腑薄弱，能化一合①者，与一合有半，即不能化，而脾气郁矣。再小儿初能饮食，见食即爱，不择精粗，不知满足，及脾气已郁而不舒，有拘急之象，儿之父母，犹认为饥渴而强与之。日复一日，脾因郁而水谷之气不化，水谷之气不化而脾愈郁，不为胃行津液，湿斯停矣。土恶湿，湿停而脾胃俱病矣。中焦受气，取汁变化而赤，是谓血，中焦不受水谷之气，无以生血而血干矣。再水谷之精气，内入五脏，为五脏之汁；水谷之悍气②，循太阳外出，捍卫外侮之邪而为卫气。中焦受伤，无以散精气，则五脏之汁亦干；无以行悍气，而卫气亦馁③，卫气馁故多汗，汗多而营血愈虚，血虚故肢体日瘦，中焦湿聚不化而腹满，腹日满而肢愈瘦，故曰干生于湿也。医者诚能识得干生于湿，湿生于土虚，且扶土之不暇④，犹敢恣用苦寒，峻伤其胃气，重泄其脾气哉！治法允⑤推东垣、钱氏、陈氏⑥、薛氏、叶氏，诚得仲景之心法者也。疏补中焦，第一妙法；升降胃气，第二妙法；升陷下之脾阳，第三妙法；甘淡养胃，第四妙法；调和营卫，第五妙法；食后击鼓，以鼓动脾阳，第六妙法；《难经》谓伤其脾胃者，调其饮食，第七妙法；如果生有疳虫，再少用苦寒酸辛，如芦荟、胡黄连、乌梅、史君⑦、川椒之类，此第八妙法，若见疳即与苦寒杀虫便误矣；考洁古⑧东垣，每用丸药缓运脾阳，缓宣胃气，盖有取乎渣质有形，与汤药异岐，亦第九妙法也。

近日都下⑨相传一方，以全蝎三钱，烘干为末，每用精牛肉四两，作肉团数枚，加蝎末少许，蒸熟令儿逐日食之，以全蝎末完为度，治疳疾有殊功。愚思蝎色青，属木，肝经之虫，善窜而疏土，其性阴，兼通阴络，疏脾郁之久病在络者最良，然其性慓悍有毒。牛肉甘温，得坤土之精，最善补土，禀牡[1]⑩马之贞，其性健顺，既能补脾之体，又能运脾之用。牛肉得全蝎而愈健，全蝎得牛肉而不悍，一通一补，相需成功，亦可备用。一味金鸡散⑪亦妙。小儿疳疾，有爱食生米、黄土、石灰、纸、布之类者，皆因小儿无知，初饮食时，不拘何物即食之，脾不能运，久而生虫，愈爱食之矣。全在提携之者，有以谨之于先；若既病治法，亦惟有暂运脾阳，有虫者兼与杀虫，断勿令再食，以新推陈，换其脏腑之性，复其本来之真方妙。

【校勘】

〔1〕牡：《增补评注温病条》作牝。是。

【词解】

①合：音各 gě，容量单位，市制十合为一升。

②悍气：指水谷精微之动的、偏于阳的慓悍之气。

③馁：音内 něi，饥饿的意思。引申为衰弱之意。

④暇：音霞 xiá，空闲的意思。

⑤允：公平得当的意思。

⑥陈氏：即陈文中，字文秀，宋宿州人，为和安郎，判太医局，兼翰林良医，明大小方脉，于小儿痘疹尤精。凉佑中与保安翰林医正郑惠卿，同编《幼幼新书》及《小儿痘疹方论》。

⑦史君：即使君子。

⑧洁古：即张洁古，名元素，宋金时易州（今河北省易水县）人，李东垣、王好古都是他的弟子。他与刘完素同时，而年少于刘，故亦受到刘完素的一定影响，著有《珍珠囊》、《脏腑标本药式》、《医学启源》、《药注难经》等书。

⑨都下：指清代的首都，北京。

⑩牝：鸟兽的雌性。

⑪一味金鸡散：即一味鸡内金为散。

【提要】 论述疳疾的形成和治法。

【语释】 疳，就是干的意思，这是人所共知的。却不知道干是生于湿的，湿是生于脾土虚，脾土虚是由于饮食不节，而饮食不节，主要是由于当父母的溺爱她们的孩子，惟恐怕她的孩子饿着渴着。这是因为小儿的脏腑薄弱，正气未充，小儿只能消化一合食物，却偏要给他一合半，这样必定造成消化不良，而使脾气郁结。再则小儿刚刚开始会吃饭，见食即爱，不择食物的粗细，而且不知满足，及至饮食太多不能消化，脾气本已郁而不舒，有拘急的现象，小儿的父母犹认为小儿饥渴而强给其食物。这样日复一日，逐渐的形成脾气郁结，而不能消化，水谷不化而致脾气郁结更加重，这样脾的功能丧失，不能为胃行其津液，因此湿邪就产生了。脾为阴土，土恶湿，湿停则脾胃的功能都受到影响，而导致脾胃皆病了。《内经》说：中焦受气，取汁变化而赤，是谓血，今脾胃俱病，中焦不能受水谷之精气，养营来源不足，因此不能生血，而血液就要干枯了。再者，水谷的精气，内入而营养五脏的，为五脏的汁液；水谷的悍气，循太阳之经外出，以捍卫外来的邪气，这就叫做卫气。现在中焦脾胃受伤，既不能散水谷之精气，因而五脏之汁液亦干；又不能行水谷之悍气，而捍卫外邪的卫气亦亏，卫气既亏不能固表，故多汗，汗与血同源，汗多而营血愈虚，血愈虚而肢体日渐消瘦，中焦则因湿聚不化而出现腹满，腹愈满而水谷不化，其肢体愈瘦，所以说，干是生于湿的。医生如果真能懂得干生于湿，湿生于土虚的道理，那么健脾扶土尚觉着来不及，又怎敢恣意的用苦寒药物，以大伤其胃气，和重泄其脾气呢！治疗方法最为公允恰当的，当推李东垣、钱仲阳、陈文中、薛立斋、叶天士诸家，他们是深得张仲景的精神的。疏补中焦，健脾和胃，补中有和，为第一妙法；胃以降为和，升降胃气，为第二妙法；脾以升为健，以升陷下之脾阳，为第三妙法；胃阴不足，不饥不食，甘淡养胃，为第四妙法；营卫不和，寒热不食，调和营卫，为第五妙法；运动可以帮助消食，食后击鼓，以鼓动脾阳，为第六妙法；《难经》说损伤脾胃的，要调其饮食，使饮食易于消化而富有营养，为第七妙法；如果生有疳虫，再少用苦寒酸辛，如芦荟、胡黄连、乌梅、使君子、川椒之类，以安蛔杀虫，为第八妙法，若见到疳疾，即与苦寒杀虫治疗，那便错误了；应当参考张洁古、李东垣治疗疳疾的方法，多用丸药来缓运脾阳和缓宣胃气，与用汤剂取其荡涤的不同，这为第九妙法。

近来京都相传一方，以全蝎三钱，烘干为末，每用瘦牛肉四两，作成肉团数枚，加蝎末少许，蒸熟令小儿每日吃用，以全蝎末用完为止，治疗疳疾，有极好的疗效。我想蝎色青属木，为肝经的虫类，善于走窜而疏土，其性属阴，能通阴络，疏脾郁之久病在络的有效，这是因为虫类能搜剔经络所致，但其药性慓悍而有毒。牛肉性味甘温，得坤土的精气，最善补土，又禀雌马的德性，其性顺良，健壮善走，既能补脾之体，又能运脾之用。牛肉得全蝎而愈健，全蝎得牛肉而不悍，一主通一主补，相互为用，相得益彰，可以备用。再者，一味鸡内金为散，治疗疳疾，亦有妙用。

有的小儿疳疾，有爱吃生米、黄土、石灰、纸、布之类的东西，皆因小儿无知，开始会饮食时，不管什么东西都吃，以致脾不能运化，日久而生虫，生虫之后，就愈加爱吃了。全在于养育人员，预先的采取措施，培养其卫生习惯，得到合理的饮食调剂。待既病之后的治疗方法，也只有暂运脾阳，有虫的兼与杀虫，断勿令小儿再乱吃各种东西，使其获得正常的新陈代谢的作用，改变其脏腑的异常癖好，恢复其原来的生理功能，这是最好的治疗方法。

【按语】对疳疾的病因病理，讲的颇为精确全面。对民间有效验方，加以推崇肯定，并从理论上予以阐明，这种态度是可贵的，值得提倡的。至于疳疾之嗜食异物者，主要是肠寄生虫所致，如蛔虫病，特别是钩虫病，有嗜食异物虫的最为多见，去其虫则偏嗜之证自止。临床实践证明，乌梅丸对制止嗜食异物有效。

痘证总论

《素问》曰：治病必求其本。盖不知其本，举手便误，后虽有锦绣心思，皆鞭长莫及矣。治痘明家，古来不下数十，可称尽善，不比温病毫无把握，尚俟①愚陋之鄙论也。但古人治法良多，而议病究未透彻来路，皆由不明六气为病，与温病之源。故论痘发之源者，祇②及其半，谓痘证为先天胎毒，由肝肾而脾胃而心肺，是矣。总未议及发于子午卯酉之年，而他年罕③发者何故。盖子午者，君火司天；卯酉者，君火在泉；人身之司君火者，少阴也。少阴有两脏，心与肾也。先天之毒，藏于肾脏，肾者，坎也，有二阴以恋一阳，又以太阳寒水为腑，故不发也，必待君火之年，与人身君火之气相搏，激而后发也。故北口④外寒水凝结之所，永不发痘。盖人生之胎毒如火药，岁气之君火如火线，非此引之不发。以是知痘证与温病之发同一类也。试观《六元正纪》所载温厉大行，民病温厉之处，皆君相两火加临之候，未有寒水湿土加临而病温者，亦可知愚之非臆说矣。

【词解】
①俟：音寺 sì，等待的意思。
②祇：音纸 zhǐ，是只的繁体字。
③罕：音阚 hǎn，稀少，难得的意思。
④北口：一般指张家口。
⑤臆说：臆，音亿 yì，臆说，是想当然的言论，无稽之谈。

【提要】主要论述发痘的原因。

【语释】《素问》说："治病必求其本"。这是因为如果不知道发病的原因，就进行盲目的治疗，那会举手便错的，既经错误的治疗以后，虽再经高明的医生诊治，也是非常困难的。治痘的明家，自古以来不下数十家，可算称之为比较完善的了，不像温病那样，理论尚不够系统，认识尚不够清楚，尚待我作浅陋的论述。但古人对痘的治疗方法虽然很多，而对痘证的发病原因，尚不够清楚，这都是因为不明白六气为病和温病的发病原因所致。所以讨论发痘的原因的，就比较少见，一般来说，都认为痘证的发病原因，为先天的胎毒，其病理演变，是由肝肾而脾胃，再由脾胃而心肺，这个说法，一般是对的，但是没有讨论过为什么在子午卯酉之年发痘的多，而在其他的年份就发病的少。这是因为按五运六气学说来讲，子午之年，都是君火司天的年份；卯酉之年，都是君火在泉的年份；人身上的君火是少阴经，少阴经有两脏，即手少阴属心，足少阴属肾。小儿先天的胎毒，藏于肾脏，肾属坎，而坎是中虚，有两个阴夹着一个阳，又与太阳寒水相表里，所以先天的胎毒在一般情况下是不发的，必待君火司天之年，或君火在泉之年，自然界气候之火，与小儿先天的胎毒之火相搏结，这样才会发痘的。所以北方寒水凝结的地方，是永不发痘的。这是因为人身的胎毒好像火药，岁气的火热好像火线，非此火线触引而胎毒不能发作。从此可以知道痘证与温病的发作同是一个道理。试观《素问·六元正纪》所记载的："温疫大行"，"其病为温疫"等条，都在少阴君火司天或加临之气为少阴相火的时候，没有见过太阳寒水司天而加临之气为太阴湿土的时候而发温病的，就可以知道我的论述，并非是没有古典医籍根据的。

【按语】痘即天花，其发病与其他温病一样，都是由于气候失常，病毒流行，人易感染而成，所谓"痘证与温病之发同一类也"，是正确的。至于说"北口外寒水凝结之所，永不发痘"，这是不够正确的，我们只可作为参考。建国以来，由于爱国卫生运动的深入开展，牛痘疫苗的普遍接种，人民群众生活水平的普遍提高，天花在我国已经绝迹。

痘证禁表药论

表药者，为寒水之气郁于人之皮肤经络，与人身寒水之气相结，不能自出而设者也。痘证由君火温气而发，要表药何用？以寒水应用之药，而用之君火之证，是犹缘木而求鱼①也。缘木求鱼，无后灾；以表药治痘疮，后必有大灾。盖痘以筋骨为根本，以肌肉为战场，以皮肤结痂为成功之地。用表药虚表，先坏其立功之地，故八、九朝②灰白塌陷，咬牙寒战，倒靥③黑陷④之证蜂起矣。古方精妙不可胜数，惟用表药之方，吾不敢信。今人且恣用羌、防、柴、葛、升麻、紫苏矣。更有愚之愚者，用表药以发闷证⑤是也。痘发内由肝肾，外由血络，闷证有紫白之分：紫闷⑥者，枭⑦毒把持太过，法宜清凉败毒，古用枣变百祥丸，从肝肾之阴内透，用紫雪⑧芳凉，从心包之阳外透；白闷⑨则本身虚寒，气血不支之证，峻用温补气血，托之外出，按理立方，以尽人力，病在里而责之表，不亦愚哉！

【词解】

①缘木求鱼：爬到树上去捉鱼。比喻行动和目的相反，一定得不到结果。

②朝：本来早晨叫朝。此处是代表一天。

③倒靥：靥，音夜 yè；倒靥，即脓成之后不结痂，反成腐烂，和皮脱去。

④黑陷：指痘疮颜色发黑，枯萎凹陷。

⑤闷证：指痘疮隐约不见，以纸燃照之，毛孔中微有针尖样小红点，以手按之，仍觉有粟米样小疙瘩。

⑥紫闷：指闷证见痘点而色紫的。

⑦枭：音消 xiāo，一种凶猛的鸟。此处就是凶猛的意思。

⑧紫雪：即紫雪丹。

⑨白闷：指闷证见痘点色白的。

【提要】 主要论述痘证禁用表药的道理。

【语释】 发表的药物，主要为寒水之气郁于人之皮肤经络，与人身的太阳寒水之气相搏结，而人体的正气不能自动驱邪外出而设的。痘疮是由少阴君火主气，温邪流行而发的，用发表药物有何用处？而以辛温治寒水的药物，而用它去治疗火热的痘证，岂不是好像爬上树木去捉鱼，怎么能有好结果呢！爬树捉鱼，除了得不到鱼外，别的还没有什么害处；用发表药去治疗痘疮，到后来必然造成不良的后果。这是因为痘疮的发生发展过程，由于痘毒先从肝肾开始，肝主筋，肾主骨，故以人身的筋骨为根本，肝肾不败，筋骨尚强，痘出必顺而吉；痘毒透出，见点、起胀、灌浆，均在肌肉，故以肌肉为邪正斗争的战场。正胜邪退，灌浆足，按期结痂，反之则成逆证。灌浆后，如期收靥，并形成痘痂，痂落后皮肤平复，标志病已痊愈，故以皮肤结痂为胜利成功的地方。如果用发表药先虚其表，就是先破坏其立功的地方，所以八九天后，痘疮灰白，空壳无浆，或内含清水，疮顶塌陷，咬牙寒战，倒靥腐烂，痘黑塌陷，种种坏证，就纷然而起了。

古方治疗痘证的有效方子是很多的，只是使用发表药的方子，我认为其疗效是靠不住的。现在的医生则更进一步滥用羌活、防风、柴胡、葛根、升麻、紫苏等发表药物了。有的庸医，用发表药物，来治疗闷证，更是大错特错了。痘疮是先天胎毒，由肝肾而发，由内而外出血络，闷证有紫、白两种类型，紫闷的是毒太猛，把持太过，在治疗上，应当用清凉解毒法，古方用枣变百祥丸，从肝肾的阴分内透；用紫雪丹，芳凉开窍，从心包之阳外透。白闷的是本身阳气虚寒，气血亏虚，不能支撑之证，在治疗上，必须峻用温补气血之法，托毒外出，按理立方，以尽人力，病变在内而但用发表药治疗其表，这是何等愚蠢啊！

痘证初起用药论

痘证初起，用药甚难，难者何？预护之为难也。盖痘之放肥①、灌浆、结痂，总从见点之初立根基，非深思远虑者不能也。且其形势未曾显张，大约辛凉解肌，芳香透络，化浊解毒者，十之七、八；本身气血虚寒，用温煦②保元③者，十之二、三。尤必审定儿之壮弱肥瘦，黑白青黄，所偏者何在？所不足者何在？审视体质明白，再看已未见点，所出何苗？参之春夏秋冬，天气寒热燥湿，所病何时？而后定方。务④于七日前先清其所感之外邪，七日后只有胎毒，便不夹杂矣。

【词解】

①放肥：即起胀的别称。

②温煦：煦，音旭 xù，春风和煦之意；温煦，指用温热的药物，以温养其阳气。

③保元：元，指元气；保元，指益气扶正的意思。

④务：必须，一定的意思。

【提要】论述痘证初起的用药大法。

【语释】痘证初起，用药是比较困难的，困难在什么地方呢？主要是如何用药防护，比较困难。这是因为痘证的发展过程，先见点，再起胀，再灌浆，再结痂，其转归的好坏，往往决定于开始见点初立根基时的情况，只有经验丰富，深思远虑的医者，才能防护恰当，用药合理，况且这个时候，临床表现也不十分明显，在治疗用药上，大约宜辛凉解肌，芳香透络，化浊解毒的，十之七、八；患儿本身气血虚寒，须用温煦保元的，十之二三。更为重要的必须审定患儿体质的壮弱肥瘦，皮肤颜色的黑白青黄，所偏的在什么地方？所不足的在什么地方？以上这些情况审视明白以后，再看有没有见点，所出是什么苗？再参考春夏秋冬四季气候的寒热燥湿，得病在什么时间？而后才能定方。务必于七日以前，先清其所感之外邪，则七日之后，只有胎毒，便不夹杂，处理就容易了。

治痘明家论

治痘之明家甚多，皆不可偏废者也。若专主于寒、热、温、凉一家之论，希图省事，祸斯亟①矣。痘科首推钱仲阳、陈文中二家，钱主寒凉，陈主温热，在二家不无偏胜，在后学实不可偏废。盖二家犹水火也，似乎极不同性，宗此则害彼，宗彼则害此。然万物莫不成于水火，使天时有暑而无寒，万物焦矣，有寒而无暑，万物冰矣，一阴一阳之谓道，二家之学，似乎相背，其实相需②，实为万世治痘立宗旨。宗之若何？大约七日以前，外感用事，痘发由温气之行，用钱之凉者，十之八九，用陈之温者一二。七日以后，本身气血用事，纯赖脏真之火，炼毒成浆，此火不外鼓，必致内陷，用陈之温者多，而用钱之凉者少也。若始终实热者，则始终用钱；始终虚寒者，则始终用陈。痘科无一定之证，故无一定之方也。丹溪立解毒、和中、安表之说，亦最为扼要。痘本有毒可解，但须解之于七日之前，有毒郁而不放肥，不上浆者，乌得不解毒哉！如天之亢阳不雨，万物不生矣。痘证必须和中，盖脾胃最为吃紧，前所谓以中焦作战场也。安表之论，更为妙谛③，表不安，虽至将成犹败也，前所谓以皮肤结痂，为成功之地，而可不安之也哉！安之不暇，而可混发以伤之也哉！至其宗钱而非陈，则其偏也。万氏④以脾胃为主，魏氏⑤以保元为主，亦确有见识，虽皆从二家蜕化，而稍偏于陈。费建中⑥《救偏琐言》，盖救世人不明痘之全体大用，偏用陈文中之辛热者也；书名救偏，其意可知，若专主其法，悉以大黄、石膏从事，则救偏而反偏矣。胡氏辄⑦投汗下，下法犹有用处，汗法则不可也。翁仲仁⑧《金镜录》一书，诚为痘科宝筏⑨，其妙处全在于看，认证真确，治之自效，初学必须先熟读其书，而后历求诸家，方不误事。后此翟氏⑩、聂氏⑪，深以气血盈亏，解毒化毒，分晰阐扬钱氏、陈氏底蕴⑫，超出诸家之上，然分别太多，恐读者目眩。愚谓看法必宗翁氏，叶氏有补翁仲仁不及之条；治法兼用钱、陈，以翟氏、聂氏为钱、陈之注，参考诸家可也。近日都下盛行《正宗》一书，大抵用费氏、胡氏之法而推广之，恣用大汗大下，名归宗汤，石膏、大黄始终重用，此在枭毒太过者则可，岂可以概治天下之小儿哉！南方江西江南等省，全恃种痘，一遇自出之痘，全无治法；医者无论何痘，概禁寒凉，以致有毒火者，轻者重，重者死，此皆偏之为害也。

【词解】

①亟：通极。

②相需：相互需要的意思。

③谛：音蒂 dì，指真理，实理的意思。

④万氏：指万全，字密斋，明·罗田县诸生，隐于医，于痘疹尤精。著有《养生四要》、《育婴家传》、《广嗣精要》、《痘疹启微》、《片玉新书》、《保全歌》、《痘疹世医心法》、《妇人秘科》、《幼科发挥》、《痘疹碎金赋》等书。

⑤魏氏：指魏直，字廷豹，明·萧山县人，医名著吴越间，治痘疹奇验，著《博爱心鉴》。

⑥费建中：字启泰，明清间乌程县人，博通经史，尤精岐黄术，志活万人。又善痘，著有《救偏琐言》、《一见能医》。

⑦辄：是常的意思。

⑧翁仲仁：字嘉德，明·信州人，以幼科名家，著有《麻疹心法》、《痘疹金镜录》。

⑨筏：音伐 fá，筏子，渡水用具。

⑩翟氏：指翟良，字玉华，明益都县人，著有《脉诀汇编》、《药性对答》、《本草古方讲意》、《痘科类编》、《医学启蒙》、《痘疹全书》等书。

⑪聂氏：指聂久吾，名尚德，明·清江县人，长于幼科，尤精痘疹，著有《医学汇函》、《活幼心法》、《痘疹心法》、《痘疹论》等书。

⑫底蕴：指事物的内容，内部情况的意思。

【提要】 主要论述治痘各名家的得失。

【语释】 治疗痘证的名家甚多，我们在学习时都不可偏废。假如专主于寒、热、温、凉某一家的论点或论述的话，希图简便省事，其祸害是非常厉害的。在诊治痘证的名家中，首先推崇钱仲阳、陈文中二家，钱氏主张用寒凉，陈氏主张用温热，在这两家来说是不无偏胜之处，但是在后学来讲，确实不可偏废。这是因为钱、陈二家如像水火样的相对立，似乎极不同性，宗水则有害于火，宗火则有害于水。可是万物没有水火二性都是不能生成的，假使自然界的气候有暑而无寒，则万物就要焦枯了，有寒而无暑，则万物都要冰冻了，所以《易经》说："一阴一阳之谓道"，钱、陈二家之学，好像是相互对立的，而其实是相需相成的，二家的学说和主张，永远是治疗痘证的大宗旨。在临床上，我们怎样来宗法他们呢？大约痘证七日以前，主要是外感邪气为主，痘疮的发生，是由于温气的流行，适用钱氏之凉法的十之八、九，适用于陈氏之温法的十之一二。痘证七日以后，外邪已解，主要是本身的气血为主，主要依靠本身的脏真之火，来炼毒成浆，这种脏真之火不向外鼓动，就一定要内陷，而变为逆证，因此适用于陈氏之温法的多，而适用钱氏之凉法的就少了。若痘证始终是实热的，则始终适用钱氏的方法；如始终是虚寒的，则始终适用陈氏的方法；痘证的临床表现，其症状不是一成不变的，因此就没有一定的方剂。朱丹溪治痘证创立解毒、和中、安表之说，也是最为扼要的。痘证本来是有毒可解的，但须在发病以后七日之内，如果有毒郁不解，而不能起胀，不能灌浆，这样不解毒怎么能行呢！好像自然界气候炎热而不下雨，则万物是不能生长的。痘证必须和中，这是因为脾胃最为紧要，脾胃主肌肉，痘证的起胀、灌浆，都在肌肉，如前面所说的痘是以中焦作战场的。安表的议论，更为真理，表不安，治痘是不能成功的，因为灌浆之后，结为痘痂，痘痂脱落，皮肤平复就算痊愈了，如前面所说的以皮肤结痂，为成功之地，不安表怎么能行呢！安表尚恐来不及，怎么还敢乱发其表而使表气受伤呢！至于朱丹溪他片面的宗尚钱氏，而批判陈氏，这就是他的偏差了。万全氏以调理脾胃为主，魏直氏以保护元气为主，也是确有见识的，这两位医家虽都是从钱、陈二家脱化而来，而是稍偏于陈氏的。费建中氏著《救偏琐言》，他的用意，在于补救人们对痘证的认识不够全面，多偏重于陈氏辛热方法，故其书名《救偏》，假若专用他的方法，都是以大黄、石膏为主，则本来救偏而反更偏了。又胡氏治痘，经常用汗、下的方法，下法有时还可以用，汗发则是不能应用的。翁仲仁的《痘疹金镜录》一书，的确是痘科的好著作，其妙处全在于诊断方面，只要辨证真确，治疗才能有效，初学痘科的必须先熟读这本书，而后再探求各家之长，这样才不至于误治。以后有翟良氏、聂久吾氏，都能以气血的盈亏，解毒化毒的方法，来分晰发扬钱氏、陈氏二家学说的精髓，而超出其他各家以上，但是他们分类太多，过于复杂，恐怕使学者头昏目眩。我的意见，对痘证的诊断必须宗翁仲仁氏，叶天士有补翁仲仁不足的地方；治疗方法则兼用钱仲阳氏、陈文中氏，以翟直氏、聂久吾氏为钱、陈二家的注释，再参考其他各家就可以了。

近来京都盛行《正宗》一书，基本上是用费氏、胡氏的方法，又加以推而广之，恣意的用大汗、大下之法，名为归宗汤，石膏、大黄自始至终都是重用，这种方法则毒热太过的尚可，怎么能够一概用这种方法来治疗痘证呢！南方江西、江南等省，都依靠接种牛痘，这个方法是很好的，但一遇到自出的痘证，便没有办法治疗了。并且那里的医生，不论什么性质的痘证，一律禁用辛凉，以致有毒火的痘证，由轻变重，由重变死，这都是认识太偏的祸害。

痘疮稀少不可恃①论

相传痘疮稀少，不过数十粒，或百余粒，根颗圆绽②者，以为状元痘，可不服药。愚则以为三四日间，亦须用辛凉解毒药一帖，毋庸③多服；七八日间，亦宜用甘温托浆药一帖，多不过二帖，务令浆行满足。所以然者何？愚尝见稀少之痘，竟有浆行不足，结痂后患目，毒流心肝二经，或数月，或半年后，烦躁而死，不可救药者。

【词解】

①恃：音侍 shì，依靠，凭借的意思。

②圆绽：音栈 zhàn，圆绽，即形圆而饱满的意思。

③庸：须，用的意思。

【提要】 主要说明痘疮稀少也要服药治疗。

【语释】 相传痘疮出的稀少，有的数十粒，或百余粒，而且痘的形状是圆而饱满的，一般叫做状元痘，多认为是痘科中预后最好的一种，其理由是病毒轻，正气足，可以不必服药治疗。我则认为在发病三四日的时候，也须服用一付辛凉解毒药，不用多服；在发病七八日的时候，也应当服用一付甘温托浆药，多者不过两付，一定要使痘疮浆行满足，使毒气尽量由内提出。为什么要这样呢？我常见到稀少之痘，竟然有的灌浆不足，结痂后患眼部疾患，余毒流于心、肝二经，有的数月，有的半年后，烦躁而死，用药无效的。

痘证限期论

痘证限期，近日时医，以为十二日结痂之后，便云收功；古传百日内，皆痘科事也。愚有表侄女，于三四月间出痘，浆行不足，百日内患目，目珠高出眼外，延至次年二月方死，死时面现五色，忽而青而赤而黄而白而黑，盖毒气遍历五脏，三昼夜而后气绝。至今思之，犹觉惨甚，医者可不慎哉！十二日者，结痂之限也，况结痂之限，亦无定期。儿生三岁以后者，方以十二日为准；若初周以后，只九日限耳；未周一岁之孩，不过七日限。

【提要】 主要论述痘证的病程。

【语释】 关于痘证的病程期限，近来的医生，多认为十二日结痂之后，就是算痊愈了，所以痘证的病程，都以为是十二天。可是自古相传，发痘之后，凡在百日之内，出现了其他疾患，皆是痘疮的余毒未尽，与发痘的关系不能分开。我有一表侄女，于三、四月出痘，由于浆行不足，毒邪未有提净，毒攻于肝，在百日之内即患眼疾，结果眼球溃烂突出高出于眼眶之外，拖延到次年二月方死，死时面部呈现五色，忽而变青色，忽而变赤色，忽而变黄色，忽而变白色，忽而变黑色，这是毒气遍历五脏的缘故，三个昼夜后而呼吸停止。到现在想起来，尚觉着悲惨，当医生的怎能不谨慎从事呢！十二日，是结痂的期限；况且结痂的期限，是没有一定的。患儿年龄在三岁以上的，方能以十二日为准；

若在一岁以后，结痂的期限只有九日；不足一周岁的，结痂的期限，不过七天。

行浆务令满足论

近时人心不古^①，竞尚粉饰^②，草草了事。痘顶初浑，便云浆足，病家不知，惟医是听。浆不足者，发痘毒犹可医治；若发于关节隐处，亦致丧命，或成废人；患目烦躁者，百无一生，即不死而双目失明矣。愚经历不少，浆色大约以黄豆色为准，痘多者腿脚稍清犹可。愚一生所治之痘，痘后毫无遗患，无他谬巧^③，行浆足也。近时之弊，大约有三：一由于七日前过用寒凉，七日后又不知补托，畏温药如虎，甚至一以大黄从事，此用药之不精也；二由于不识浆色，此目力之不精也；三由于存心粉饰，心地之不慈也。余存心不敢粉饰，不忍粉饰，口过直而心过慈，以致与世不合，目击儿之颠连^④疾苦而莫能救，不亦大可哀哉！今作此论，力矫^⑤时弊，实从数十年经历中得来。见痘后之证，百难于痘前。盖痘前有浆可上，痘后无浆可行；痘前自内而外出，外出者顺，痘后自外而内陷，内陷者逆也。毒陷于络，犹可以法救之；毒陷于脏而脏真伤，考古竟无良法可救。由逆证而死者，医可以对儿；由治法不精，而遗毒死者，其何以对小儿哉？阅是论者，其思慎之于始乎！

【词解】

①不古：浇薄的意思。

②粉饰：打扮，装饰。即涂饰表面，以图掩盖的意思。

③谬巧：技巧，窍门的意思。

④颠连：困顿不堪的意思。

⑤矫：矫正的意思。

【提要】 主要论述痘证灌浆满足的重要性。

【语释】 近来人心浇薄，多注重表面，对疾病的诊断和治疗，往往草草从事。出痘之后，痘顶刚刚发浑，便说这是行浆已足，病家不了解情况，惟以医生的话是听。如果行浆不足，痘毒不能尽提于外，以致痘毒留滞，如发于皮肤表面的，医治还比较容易；若发于关节部位，或发于隐处不易被发现的部位，可以导致死亡，或可成为残废；痘毒不尽，患眼病而烦躁的，百无一生，即不死也是会成瞎子的。我经历的是很多了。

痘疮灌浆，浆色呈黄豆颜色才算达到标准，痘疮多的，腿脚部位的浆色稍清还可以。我一生所治的痘证，痘疮愈后皆没遗患，没有别的技巧和窍门，就是令其行浆足而已。近时的弊病，大约有三条：一条是由于发痘后七日之前，过用寒凉药物，七日之后是本身气血用事，而又不知用补托的方法，怕温药如怕老虎，甚至于一以大黄为主，这是用药的不精当；二条是不会辨认痘浆的颜色，这是诊断的不精当；三条是粉饰表面，欺骗病家，存心敷衍了事，这是医者没有医德，心地不够慈善。我一向不敢欺骗病家，敷衍塞责，我也不忍这样做，但是我说话过于爽直，心地过于善良，以致与当前的有些医生和病家不合，当我看到小儿的困顿疾苦，而不能挽救时候，真是太悲伤了！现在特写这篇文章，为了是矫正现时的一些弊病，实从我数十年临床经验中得来的。

我看痘疮结痂之后的病证，其治疗比痘疮结痂之前困难百倍。这是因为痘疮结痂之前，有浆可上，可以提毒外出，痘疮结痂之后，便无浆可上，不能提毒外出了。痘疮结痂之前，邪毒是自内而出外，邪毒外出的为顺，痘疮结痂之后，邪毒是自外而陷内，邪毒内陷为逆。邪毒陷于络脉的，病位尚浅，病情尚轻，犹可用适当的方法来治疗；邪毒陷于内脏，病位则深，病情则重，脏真受伤，遍查古的医书，皆无良法可治。由于痘疮的逆证而死的，医者尚可以对得起患儿；由于治法错误，而致遗毒逗留而死的，医者怎么能对得起患儿呢？看我这篇文章的医者，应该想到诊治痘证，当谨慎于开始阶段。

疹 论

若明六气为病，疹不难治。但疹之限期最迫，只有三日。一以辛凉为主，如俗所用防风、广皮、升麻、柴胡之类，皆在所禁。俗见疹必表，外道也。大约先用辛凉清解，后用甘凉收功。赤疹误用麻黄、三春柳等辛温伤肺，以致喘咳欲厥者，初用辛凉加苦梗、旋覆花，上提下降；甚则用白虎加旋覆、杏仁；继用甘凉加旋覆花以救之；咳大减者去之。凡小儿连咳数十声不能回转，半日方回如鸡声者，千金苇茎汤合葶苈大枣泻肺汤主之；近世用大黄者，杀之也。盖葶苈走肺经气分，虽兼走大肠，然从上下降，而又有大枣以载之缓之，使不急于趋下；大黄则纯走肠胃血分，下有形之滞，并不走肺，徒伤其无过之地故也。若固执病在脏泻其腑之法，则误矣。

【提要】主要论述麻疹及百日咳的证治。

【语释】假若能明白六气为病的道理，麻疹是不难治的。但是麻疹的病程比较短，从见疹开始，只有三天就可出齐了，出齐之后，即陆续收没，热退而痊愈。在治疗上，应当一以辛凉透发为主，如世俗所用防风、广皮、升麻、柴胡之类，多是辛温升提，都是应该禁忌的。世俗见疹必用辛温发表，这是没有什么道理的。治疗麻疹，大约先用辛凉药清解，后用甘凉药以作善后处理。如果疹色鲜红，这是热毒盛，若误用麻黄、三春柳等辛温发表伤肺，可以导致喘咳痉厥之患。如果在发疹期间，出现喘咳，这是疹毒郁肺，开始用辛凉透邪加苦桔梗、旋覆花，上提下降；待麻疹出齐之后，喘咳不止，则继用白虎汤加旋覆花、杏仁，其他如银花、连翘、鱼腥草清热解毒之品，亦可随意加入；再继用甘凉药加旋覆花以养肺阴而善其后。如果咳喘已平，也就不必再用了。

凡小儿连咳数十声而不能停止，半日方止，咳停的最后发出特殊的吸气性吼声，如鸣鸣样回声的，这叫顿咳，又叫呛咳或鹭鸶咳，现在一般叫百日咳，可用千金苇茎汤合葶苈大枣泻肺汤来主治；近日有用大黄来治疗顿咳的，是不会取得好的效果的。因为葶苈子专走肺经的气分，虽亦能兼走大肠，但是先从上焦肺经，而后转入肠，而又有大枣的甘缓来缓它和它，使不急于趋下。大黄则是单纯的走肠胃血分，而且能下有形的积滞，并不能入肺经，所以用大黄来治顿咳，这不是徒伤其无病的肠胃吗？若固执的认为这是病在肺之脏，而特泻其大肠之腑，那是错误的。

【按语】麻疹多为风温病毒所引起，初起宜辛凉透疹者多，适用辛温发表者较少。《医宗金鉴·疹门》说："凡麻疹出，贵透彻，宜先用发表，使毒尽达于肌表，若过用寒凉，冰伏毒热，则必不能出透，多致毒气内攻，喘闷而毙。至若已出透者，又当用清利之品，使内无余热，以免疹后诸证。且麻疹属阳热，甚则阴分受伤，血为所耗，故没后须以养血为主，可保万全。"这是麻疹从头至尾的主治大法，临床用之，确有效验。又说："喘为恶候，麻疹尤忌之。如初出未透，无汗喘急者，此表实拂郁其毒也，宜用麻杏石甘汤发之；疹已出，胸满喘急，此毒气内攻，肺金受克，宜用清气化毒饮（前胡、桔梗、瓜蒌仁、连翘、桑皮、杏仁、黄芩、黄连、元参、麦冬、甘草）清之。"都是有效治法，值得参考。

至于顿咳，赵学敏《本草纲目拾遗》说："顿咳，从少腹下逆上而咳，连咳数十声，少住又作，甚或嗽发必呕，牵制两胁，涕泪皆出，连月不愈者，鹭鸶丸（杏仁、栀子炒黑、石膏、蛤粉、天花粉各二两，牛蒡子三两，生甘草四钱，麻黄八钱，青黛、射干各一两，细辛五钱，鹭鸶涎三两，加蜜为丸，如弹子大。每服一丸，灯心、竹叶煎汤送下）主之"。可做参考。

泻白散不可妄用论

钱氏制泻白散，方用桑白皮、地骨皮、甘草、粳米，治肺火皮肤蒸热，日晡尤甚，喘咳气急，面肿热郁肺逆等证。历来注此方者，只言其功，不知其弊。如李时珍[①]以为泻肺诸方之准绳，虽明如王晋三[②]、叶天士，犹率意[③]用之。愚按此方治热病后与小儿痘后，外感已尽真气不得归元，咳嗽上气，身虚热者，甚良；若兼一毫外感，即不可用。如风寒、风温正盛之时，而用桑皮、地骨，或于别方中加桑皮，或加地骨，如油入面，锢结[④]而不可解矣。考《金匮》金疮门中王不留行散[⑤]，取用桑东南根白皮以引生气，烧灰存性以止血，仲景方后自注云：小疮即粉之，大疮但服之，产后亦可服，如风寒，桑根勿取之。沈目南注云：风寒表邪在经络，桑根下降，故勿取之。愚按：桑白皮虽色白入肺，然桑得箕星[⑥]之精，箕好风，风气通于肝，实肝经之本药也。且桑叶横纹最多而主络，故蚕食桑叶而成丝，丝，络象也；桑皮纯丝结成象筋，亦主络；肝主筋，主血，络亦主血，象筋与络者，必走肝，同类相从也。肝经下络阴器，如树根之蟠结于土中；桑根最为坚结，《诗》称："彻彼桑土"[⑦]，《易》言："系于苞桑"[⑧]是也。再按：肾脉之直者，从肾上贯肝膈，入肺中，循喉咙，挟舌本；其支者，从肺出络心，注胸中。肺与肾为子母，金下生水。桑根之性，下达而坚结，由肺下走肝肾者也。内伤不妨用之，外感则引邪入肝肾之阴，而咳嗽永不愈矣。吾从妹[⑨]八、九岁时，春日患伤风咳嗽，医用杏苏散[⑩]加桑白皮，至今将五十岁，咳嗽永无愈期，年重一年，试思如不可治之嗽，当早死矣，如可治之嗽，何以至四十年不愈哉？亦可以知其故矣。愚见小儿久嗽不愈者，多因桑皮、地骨，凡服过桑皮、地骨而嗽不愈者，即不可治，伏陷之邪，无法使之上出也。至于地骨皮之不可用者，余因仲景先师风寒禁桑皮而悟入者也。盖凡树木之根，皆生地中，而独枸杞之根，名地骨者何？盖枸杞之根，深入黄泉，无所终极，古又名之曰仙人杖，盖言凡人莫得而知其所终也。木本之入下最深者，未有如地骨者，故独异众根，而独得地骨之名。凡药有独异之形，独异之性，得独异之名者，必有独异之功能，亦必有独异之偏胜也。地骨入下最深，禀少阴水阴之气，主骨蒸之劳热，力能至骨，有风寒外感者，而可用之哉！或曰：桑皮、地骨，良药也，子何畏之若是？余曰：人参、甘草，非良药耶？实证用人参，中满用甘草，外感用桑皮、地骨，同一弊也。

【词解】

①李时珍：明代杰出的医药学家。字东璧，号濒湖，蕲州（今湖北蕲春）人，生于 1518～1593 年，著有《本草纲目》、《濒湖脉学》、《奇经八脉考》等书。

②王晋三：名子接，清长州县人，著有《绛雪园古方选注》、《得宜本草》、《伤寒古方通》等书。

③率意：即轻率，草率的意思。

④锢结：锢，音固 gù，以金属溶液填塞空隙，谓之锢。锢结，即锢结不能解开的意思。

⑤王不留行散：《金匮要略》方，药为王不留行、蒴藋细叶、桑东南根皮、甘草、川椒、黄芩、干姜、厚朴、芍药。

⑥箕星：星名。指箕宿，二十八宿之一。

⑦彻彼桑土：《诗经》说："彻彼桑土，绸缪牖户。"桑土，即指桑根。

⑧系于苞桑：苞是桑本，凡物系于桑本的必牢固。

⑨从妹：即叔、伯所生的女儿。

⑩杏苏散：见上焦篇。

【提要】 主要论述泻白散不可轻用的道理。

【语释】 钱仲阳氏制泻白散，方药组成为桑白皮、地骨皮、甘草、粳米，治肺火皮肤蒸热，日晡发热尤甚，喘咳气急，面肿热郁肺逆等证。历来注解此方的，只说明它的功效，而不了解它的弊病。如李时珍氏认为是泻肺诸方的标准，虽高明如王晋三、叶天士等医家，在临床上也是任意应用。我认为这个方子治温热病后和小儿痘后，外感之邪气已经完全解除，而真气不得恢复，表现为咳嗽上气，身有虚热的，应用最效。假若兼有一毫外感之邪，即绝对不能应用。如风寒证、风温证邪气正盛的时候，而用泻白散的桑白皮、地骨皮，或于别的方剂中加桑白皮，或者加地骨皮，均好像以油入面，外邪锢结而不能再为解散了。查考《金匮要略·疮痈肠痈浸淫病脉证并治》："病金疮，王不留行散主之。"取用桑东南根皮以引生气，烧灰存性以止血，仲景方后自注说：创伤较小，可以用粉剂，外敷止血，创伤较大，可以内服，产后亦可服，用本方如风寒外感，桑根皮不能用。沈目南注说：风寒证是表邪在经络，桑根下降，故不能用。我认为桑白皮虽然色白入肺经，然桑得箕星之精华，箕星主风，肝经也主风，所以桑白皮实际上是肝经的药物。况且桑叶横的筋纹最多，故主络，蚕虫吃桑叶而成丝，丝，就是象征为络；桑皮纤维最长象筋，亦象征为络；肝主筋，主血，络脉也主血，凡象筋与络的，必定入肝，这是同类相从的道理。肝的经脉下络阴器，好像树根蟠结在土中一样；桑根的纤维质，最为坚韧，《诗经》说："彻彼桑土，绸缪牖户"，就是说：取来桑根皮，可以拴织门户，是最坚牢的。《易经》说："系于苞桑"，苞是桑本，就是说凡物系于桑本的就牢固。再者，《灵枢·经脉》篇说：肾的经脉，其直者，从肾上贯肝膈，入肺中，循喉咙，挟舌本；其支者，从肺出络心，注胸中。肺属金，肾属水，肺与肾为母子之脏，金能生水。桑根皮的性质，下达而坚韧，这好像由肺下走肝肾一样。内伤的咳嗽，应用无何妨碍，外感咳嗽，如用之则邪入肝肾的阴分，而咳嗽则永无愈期了。我的从妹八九岁时，春日患伤风咳嗽，医者用杏苏散加桑白皮来治疗，结果，到现在快五十岁啦，而咳嗽永不痊愈，而且一年加重一年，试想如是不可治的咳嗽证，应当早就该死了，假如是可治的咳嗽证，怎么能会四十年而不愈呢？也就可以明白其不愈的缘故了。我见到凡是小儿久嗽而不愈的，多是因为服用桑皮、地骨皮的原因，凡是服过桑皮、地骨皮而咳嗽不止的，这种咳嗽，即不可治了，这是因为伏陷之邪太深，没法使其上出了。至于地骨皮凡有表证而不可用的道理，我是由张仲景风寒禁用桑皮而悟出来的。大概凡是树木之根，都是在地下，而惟独枸杞之根，名为地骨，是何道理？这是因为枸杞之根，深入黄泉之下，无所终极，古人又名之为仙人杖，这大概是说枸杞之根，没有知道它到底有多么深。树木之根入地最深的，没有能比地骨的。所以独异其他树根，独具地骨的名称。凡是药物有独异的形态，独异的性质，获得独异的名称，必定有独异的功能，也必定有独异的偏胜。地骨入地下最深，禀足少阴水阴之气，主要功能为治骨蒸的劳热，力能至骨，所以凡有风寒外感的，怎么能应用呢？或许别的人说：桑皮、地骨皮，是好药呀，你为什么怕的这样？我说：人参、甘草都能大补中气，不是好药么？如果实证用人参，中满用甘草，外感用桑皮、地骨皮，都是药不对证，同一弊病。

万物各有偏胜论

无不偏之药，则无统治之方。如方书内所云：某方统治四时不正之气，甚至有兼治内伤产妇者，皆不通之论也。近日方书盛行者，莫过汪讱庵[①]《医方集解》一书，其中此类甚多，以其书文理颇通，世多读之而不知其非也。天下有一方而可以统治四时者乎？宜春者即不宜夏，宜春夏者更不宜秋冬。余一生体认[②]物情，只有五谷作饭[③]，可以统治四时饿病，其他未之闻也。在五谷中尚有偏胜，最中和者莫过饮食，且有冬日饮汤，夏日饮水之别，况于药乎！得天地五运六气之全者，莫如人，人之本源虽一，而人之气质，其偏胜为何如者？人之中最中和者，莫如圣人，而圣人之中，且有偏于任[④]，偏于清，偏于和之异。千古以来不偏者，数人而已，常人则各有其偏，如《灵枢》所载阴阳五等⑤可知也。降人一等，禽与兽也；降禽兽一等，木也；降木一等，草也；降草一等，金与石也；用药治病者，用偏以矫其偏。以药之偏胜太过，故有宜用，有宜避者，合病情者用之，不合者避之而已。无好尚，无畏忌，惟病是从。医者性情中正和平，然后可以用药，自不犯偏于寒热温凉一家之固执，而亦无笼统治病之弊矣。

【词解】

①汪讱庵：名昂，清代医学家，安徽休宁人，著有《素问灵枢类纂约注》、《本草备要》、《医方集解》、《汤头歌诀》等书，行文浅显扼要，流传较广。

②体认：即体察，考查观察的意思。

③饣：俗饭字。

④任：责任，职责的意思。

⑤阴阳五等：即《灵枢·阴阳二十五人》篇所论述的阴阳之人的差异。

【提要】 主要论述万物各有偏胜的道理。

【语释】 没有不偏胜的药物，因此也没有统治百病的方剂。如有的方书内说：某方统治四时不正之气，甚至有的说可兼治内伤及产妇的，这都是不通的说法。近来方书比较盛行的，没有再胜过汪讱庵所著的《医方集解》一书了，其中像这类的说法很多，因为他写的书，文字比较通顺易懂，所以阅读其书的很多而却不知他讲的不对。天下那里会有一个方子，能统治四时各种疾病的呢？适宜于治春天疾病的就不适宜于夏天，适宜于治疗春夏疾病的就不适宜于秋冬。我一生体验事物的情理，只有以五谷做饭，可以统治四时的饥病，其他再没有统治四时疾病的方子了。就是五谷中尚有偏胜，最中正和平的莫过于饮食了，但也有冬天寒冷，宜饮以汤，夏日炎热，宜饮以水的不同，饮食尚且如此，更何况是药物哩？得天地五运六气之全的，再不比人了，人的本源虽是一样，而人的气质，却各有偏胜，各不相同。在人最中和的，没有比圣人了，而圣人之中，却有的偏于信守职责，有的偏于清白无污，有的偏于和平温顺的差别，自有史以来不偏的人，仅有数人而已。一般人皆各有所偏，如《灵枢·二十五人》篇所讨论那样，就可明白这个情况了。降人一等，就是禽与兽了；降禽兽一等，就是树木了；降木一等，就是花草了；降花草一等，就是金与石了；用药物来治病，就是以药物之偏胜矫正疾病的偏胜。因为药物偏胜太过，所以在临床上有的特意用它的偏胜，有的要回避它的偏胜，合乎病情就用它，不合乎病情的就避它罢了。临床用药，要不偏爱，不偏憎，惟以病情需要为根据。所以当医生的，要性情中正和平，然后才能用药，这就不会犯偏于寒热温凉一家的成见，也就没有笼统治病的弊害了。

草木各得一太极①论

古来著本草者，皆逐论其气味性情，未尝总论夫形体之大纲，生长化收藏之运用，兹特补之。盖芦②主生，干与枝叶主长，花主化，子主收，根主藏，木也；草则收藏皆在子。凡干皆升，芦胜于干；凡叶皆散，花胜于叶；凡枝皆走络，须胜于枝；凡根皆降，子胜于根；由芦之升而长而化而收，子则复降而升而化而收矣。此草木各得一太极之理也。

愚之学，实不足以著书，是编之作，补苴③罅④漏而已。末附二卷，解儿难、解产难，简之又简，只摘其吃紧大端，与近时流弊，约略言之耳。览者谅之。

【词解】

①太极：哲学名词。太极生两仪，两仪生四象，四象生八卦。指根本原理的意思。

②芦：指芽头的意思。

③苴：音居 jū，通粗。

④罅：音下 xià，瓦器的裂缝。引申为凡物的缝隙。又引申为漏洞。

【提要】主要论述草木各有其原理和规律，以及写本书的说明。

【语释】从古以来著本草书的医者，都是对每味药逐条的论述它的气味和性情，而没有论述它的形体与生、长、化、收、藏的关系，今特为补充说明。凡是木，它的芦头主生，身干和枝叶主长，开的花主化，结的子主收，木的根主藏；凡是草，主收藏作用的主要在子。草的身干皆主升，而芦芽升胜于干；凡是草的叶皆主散，而它的花，则散胜于叶；凡是草的枝皆走络，草须走络则胜于枝；凡是草的根皆主降，它的子，降胜于根；由芦起始升、长、化、收，子又复下降，而升、化、收，是生生不息的。由此可知草木之中，各有阴阳升降的性能，这也符合太极有阴阳两仪的道理的。

根据我的学术，实不足以著书，我写这本书，主要是补粗漏罢了。最后附二卷，一为解儿难，一为解产难，则更为简略，只是就其关键的问题和世俗的流弊，进行了论述。请阅读者谅解。

附

方 剂 索 引

一画

一甲煎 …………………………………… 169
一甲复脉汤 ……………………………… 169
一物瓜蒂汤 ………………………………… 62
一加减正气散 …………………………… 126

二画

二金汤 …………………………………… 136
二甲复脉汤 ……………………………… 172
二加减正气散 …………………………… 126
人参乌梅汤 ……………………………… 219
人参泻心汤 ……………………………… 122
人参石脂汤 ……………………………… 157
九痛丸 …………………………………… 120

三画

三仁汤 ……………………………………… 58
三石汤 …………………………………… 105
三香汤 …………………………………… 123
三黄二香散 ………………………………… 39
三加减正气散 …………………………… 127
三神丸 …………………………………… 218
三才汤 …………………………………… 196
三甲复脉汤 ……………………………… 173
大承气汤 …………………………………… 77
大定风珠 ………………………………… 174
大黄附子汤 ……………………………… 207
千金苇茎汤加杏仁滑石汤 ………………… 61
小青龙汤 ………………………………… 202

小承气汤 …………………………………… 82
小建中汤 ………………………………… 191
小定风珠 ………………………………… 173
小半夏加茯苓汤 ………………………… 131
小柴胡汤 ………………………………… 147
小半夏加茯苓汤再加厚朴杏仁方 ………… 48
小陷胸加枳实汤 ………………………… 102
小柴胡加干姜陈皮汤 …………………… 149

四画

五汁饮 ……………………………………… 28
五苓散 …………………………………… 109
五苓散加防己桂枝薏仁 ………………… 119
五苓散加寒水石 ………………………… 156
五加减正气散 …………………………… 129
牛乳饮 …………………………………… 163
化斑汤 ……………………………………… 32
化癥回生丹 ………………………………… 74
水仙膏 ……………………………………… 39
双补汤 …………………………………… 215
乌梅丸 …………………………………… 220
专翁大生膏 ……………………………… 225
天台乌药散 ……………………………… 208
天根月窟膏 ……………………………… 273

五画

白虎汤 ……………………………………… 42
白虎加人参汤 ……………………………… 24
白虎加苍术汤 ……………………………… 46
白虎加桂枝汤 ……………………………… 63
加减银翘散 ………………………………… 66

加味清宫汤 ·········· 105
加减木防己汤 ·········· 134
加减人参泻心汤 ·········· 141
加减生脉散 ·········· 55
加味异功汤 ·········· 211
加减理阴煎 ·········· 216
加减泻心汤 ·········· 223
加味参苓白术散 ·········· 223
加味露姜饮 ·········· 144
加减芩芍汤 ·········· 154
加减附子理中汤 ·········· 158
加减小柴胡汤 ·········· 159
加减黄连阿胶汤 ·········· 160
加减补中益气汤 ·········· 160
加味白头翁汤 ·········· 161
加减复脉汤 ·········· 167
加减复脉汤仍用参方 ·········· 187
加减桃仁承气汤 ·········· 188
半夏汤 ·········· 189
半硫丸 ·········· 210
半夏桂枝汤 ·········· 190
半苓汤 ·········· 107
半夏泻心汤去人参干姜
  大枣甘草加枳实生姜方 ·········· 132
半夏泻心汤去干姜甘草加枳实杏仁方 ······
  ·········· 104
术附汤 ·········· 210
术附姜苓汤 ·········· 200
玉竹麦门冬汤 ·········· 162
玉女煎去牛膝熟地加细生地元参 ······ 25
瓜蒂散 ·········· 30
生脉散 ·········· 46
冬地三黄汤 ·········· 98
四苓加木瓜草果厚朴汤 ·········· 110
四苓合芩芍汤 ·········· 152
四逆汤 ·········· 118
四加减正气散 ·········· 128
四苓加厚朴秦皮汤 ·········· 108

甘草汤 ·········· 184
立生丹 ·········· 121

六画

安宫牛黄丸 ·········· 34
安肾汤 ·········· 199
导赤承气汤 ·········· 91
竹叶玉女煎 ·········· 186
地黄余粮汤 ·········· 218
肉苁蓉汤 ·········· 224

七画

局方至宝丹 ·········· 35
杏仁汤 ·········· 65
杏苏散 ·········· 71
杏仁滑石汤 ·········· 106
杏仁薏苡汤 ·········· 134
杏仁石膏汤 ·········· 137
麦冬麻仁汤 ·········· 142
补中益气汤 ·········· 145
附子理中汤去甘草加厚朴广皮汤 ······ 113
附子粳米汤 ·········· 158
连梅汤 ·········· 193
连翘赤豆饮 ·········· 138
沙参麦冬汤 ·········· 68
扶阳汤 ·········· 213
护胃承气汤 ·········· 89
护阳和阴汤 ·········· 187
苍术白虎汤加草果方 ·········· 140
走马汤 ·········· 121

八画

承气合小陷胸汤 ·········· 85
青蒿鳖甲汤 ·········· 147、171
抵当汤 ·········· 180
苦酒汤 ·········· 185
苓姜术桂汤 ·········· 114
参茸汤 ·········· 220

参芍汤 ………………………… 221
泻心汤 ………………………… 155

九画

复亨丹 ………………………… 75
宣痹汤 …………………… 60、132
宣白承气汤 …………………… 91
宣清导浊汤 …………………… 209
保和丸 ………………………… 139
茵陈蒿汤 ……………………… 97
茵陈四逆汤 …………………… 111
茵陈白芷汤 …………………… 215
茵陈五苓散 …………………… 137
茯苓皮汤 ……………………… 124
草果茵陈汤 …………………… 111
草果知母汤 …………………… 140
厚朴草果汤 …………………… 150
活人败毒散 …………………… 153
香附旋覆花汤 ………………… 197
独胜散 ………………………… 122

十画

桑菊饮 ………………………… 68
桑杏汤 ………………………… 67
桂枝汤 ………………………… 16
桂枝姜附汤 …………………… 62
柴胡桂枝各半汤加吴黄楝子茴香木香汤 … 73
桃仁承气汤 …………………… 178
桃花汤 ………………………… 181
桃花粥 ………………………… 183
益胃汤 ………………………… 86
桔梗汤 ………………………… 184
调胃承气汤 …………………… 83
通补奇经丸 …………………… 272

十一画

银翘散 ………………………… 27
银翘散去牛蒡子元参加杏仁滑石方 …… 55

银翘散加生地丹皮赤芍麦冬方 ………… 55
银翘散去牛蒡子元参芥穗加杏仁
　石膏黄芩方 ………………… 55
银翘散去豆豉加细生地丹皮大青叶
　倍元参方 …………………… 33
银翘汤 ………………………… 87
银翘马勃散 …………………… 60
紫雪丹 ………………………… 34
清暑益气汤 …………………… 42
清络饮 ………………………… 47
清络饮加甘桔甜杏仁麦冬汤 ………… 47
清络饮加杏仁薏仁滑石汤 ………… 50
清营汤 …………………… 31、49
清燥汤 ………………………… 88
清宫汤 ………………………… 33
清宫汤去莲心麦冬加银花赤小豆皮方 … 59
清燥救肺汤 …………………… 70
减味竹叶石膏汤 ……………… 78
减味乌梅丸 …………………… 214
断下渗湿汤 …………………… 216
雪梨浆 ………………………… 28
栀子豉汤 ……………………… 29
栀子豉加甘草汤 ……………… 92
栀子豉加姜汁 ………………… 92
栀子柏皮汤 …………………… 96
理中汤 ………………………… 116
救中汤 ………………………… 120
救逆汤 ………………………… 168
黄芩滑石汤 …………………… 130
黄连白芍汤 …………………… 142
黄土汤 ………………………… 200
黄连阿胶汤 …………………… 170
黄连黄芩汤 …………………… 93
麻杏石甘汤 …………………… 203
犀角地黄汤 ……………… 27、177
猪肤汤 ………………………… 183
控涎丹 ………………………… 197
鹿附汤 ………………………… 199

十二画

普济清毒饮去升麻柴胡黄芩黄连 ……… 37

翘荷汤 ……………………… 69

滑石藿香汤 …………… 155

葶苈大枣泻肺汤 ………… 204

椒桂汤 ……………………… 207

椒附白通汤 …………… 112

温脾汤 …………………… 213

十三画

新加香薷饮 ……………… 44

新加黄龙汤 ……………… 90

新制橘皮竹茹汤 ……… 125

十五画以上

增液汤 …………………… 86

增液承气汤 …………… 92

橘半桂苓枳姜汤 ……… 206

薏苡竹叶散 …………… 133

露姜饮 …………………… 143

鳖甲煎丸 ……………… 212